A DIETA DA Barriga ZERO!

LIZ VACCARIELLO • CYNTHIA SASS

A DIETA DA Barriga ZERO!

Tradução
Patrícia Azeredo

Revisão Técnica
Marta Moeckel

3ª edição

CIP-BRASIL. CATALOGAÇÃO-NA-FONTE
SINDICATO NACIONAL DOS EDITORES DE LIVROS, RJ.

V128d
3ª ed.
Vaccariello, Liz
 A dieta da barriga zero / Liz Vaccarello, Cynthia Sass; tradução: Patrícia Azeredo. - 3ª ed. - Rio de Janeiro : BestSeller, 2012.
Tradução de: Flat belly diet!
ISBN 978-85-7684-444-0
1. Dieta de emagrecimento. 2. Abdome. I. Sass, Cynthia. II. Título.

11-4300

CDD: 613.25
CDU: 613.24

Título original inglês
FLAT BELLY DIET
Copyright © 2008 by Rodale Inc
Copyright da tradução © 2011 by Editora Best Seller Ltda.

Texto revisado segundo o novo Acordo Ortográfico da Língua Portuguesa.

Publicado mediante acordo com a Rodale Press.

Capa: Folio Design
Editoração eletrônica: Trio Studio

Todos os direitos reservados. Proibida a reprodução, no todo ou em parte, sem autorização prévia por escrito da editora, sejam quais forem os meios empregados.
Direitos exclusivos de publicação em língua portuguesa para o Brasil adquiridos pela
EDITORA BEST SELLER LTDA.
Rua Argentina, 171, parte, São Cristóvão
Rio de Janeiro, RJ — 20921-380
que se reserva a propriedade literária desta tradução

Impresso no Brasil

ISBN 978-85-7684-444-0

Seja um leitor preferencial Record.
Cadastre-se e receba informações sobre nossos lançamentos e nossas promoções.

Atendimento e venda direta ao leitor
mdireto@record.com.br ou (21) 2585-2002

PARA OS MILHÕES QUE ODEIAM

SUAS BARRIGAS, QUE ELES POSSAM

ENFIM APRENDER A AMÁ-LAS

Liz e Cynthia

sumário

	AGRADECIMENTOS PÁGINA 9	**6**	Capítulo 6 AS REGRAS DA DIETA DA BARRIGA ZERO PÁGINA 119
1	Capítulo 1 PREPARE-SE PARA A BARRIGA ZERO PÁGINA 13	**7**	Capítulo 7 O PLANO DE QUATRO SEMANAS: REFEIÇÕES RÁPIDAS E FÁCEIS PÁGINA 141
2	Capítulo 2 A MAGREZA NO PNEUZINHO PÁGINA 27	**8**	Capítulo 8 O PLANO DE QUATRO SEMANAS: RECEITAS PÁGINA 163
3	Capítulo 3 A MÁGICA DOS AGMIs PÁGINA 43	**9**	Capítulo 9 EXERCÍCIOS PARA CHEGAR À BARRIGA ZERO PÁGINA 261
4	Capítulo 4 A LIGAÇÃO ENTRE A MENTE E A BARRIGA PÁGINA 63	**10**	Capítulo 10 O GUIA PARA DEPOIS DO 33º DIA PÁGINA 309
5	Capítulo 5 O PLANO INICIAL DE QUATRO DIAS CONTRA O INCHAÇO PÁGINA 85		TABELAS DE CONVERSÕES PÁGINA 321 NOTAS PÁGINA 324

agradec

mentos

Nós dedicamos o livro *A dieta da barriga zero* aos leitores da revista *Prevention* — todos os 11 milhões —, que nos disseram de modo bem claro que a gordura abdominal era o seu maior desafio físico.

Somos gratos à família Rodale. As suas revistas, livros e sites se comprometeram há gerações com a missão especial de dar às pessoas ferramentas e inspiração para viver a vida inteira. Nossos agradecimentos mais sinceros para o CEO Steve Murphy, cuja liderança faz da Rodale o tipo de empresa onde se estimula criatividade e os padrões mais altos são definidos — e alcançados — todos os dias. Tudo começa na edição, Steve!

Como revistas, livros são um esforço colaborativo, e este aqui não é exceção. Agradecimentos muito especiais para Gregg Michaelson ("Vamos fazer isso acontecer!"), Janine Slaughter, Liz Perl Erichsen e Jim Berra (o herói desconhecido por trás de tudo na *Prevention*). Agradecemos também a Robin Shallow, sempre capaz de melhorar as ideias que recebe, e Karen Mazzotta, incansável em seu entusiasmo, apoio e crença nesse programa. E para Fotoulla Euripidou, por compreender tão bem o público da *Prevention* e nos ajudar a descobrir se os leitores da revista estariam interessados nesse tipo de livro de dieta, perguntando diretamente a eles!

Também gostaríamos de estender nossa gratidão aos membros originais de nosso grupo inicial de teste, realizado no verão de 2007. Eles foram os primeiros a abrir nossos olhos para o fato de *A dieta da barriga zero* ser tão especial. Obrigada Mary Aquilar, Syndi Becker, Katherine Brechner, Donna Christiano, Evelyn Gomer, Diane Kastareck, Patti Lloyd, Kevin Martin, Nichole Michl, Colleen O'Neill-Groves, Julie Plavsic e Mary Anne Speshok, por dedicarem o verão a este projeto e nos fornecer insights essenciais que nos ajudaram a desenvolver este livro além dos planos diários de refeições. Também agradecemos a Gina Allchin, presidente da Health Trek P. T. T., que mediu todos os integrantes do grupo com precisão e carinho — uma combinação difícil!

Você não estaria com este livro nas mãos se não fosse pela editora executiva Nancy Hancock ("de bom a ótimo!"). Todos os agradecimentos à sua equipe dedicada, incluindo Chris Krogermeier, Marina Padakis, Anthony Serge, JoAnn Brader, Keith Biery, Hope Clarke, Wendy Gable e Ana Palmiero. E não podemos nos esquecer de Ina Yalof, uma das escritoras mais rápidas e mais criativas que já conhecemos, nós lhe oferecemos uma salva de palmas.

Um grande abraço à excelente diretora de criação da *Prevention*, Jill Armus, cuja capacidade de transmitir elegância, autoridade e força por meio da cor e do design tomou conta de toda a linha de produtos da *Prevention* (os exemplos mais recentes são a capa e o interior deste livro). E à diretora de fitness da *Prevention*, Michele Stanten, cuja contribuição e revisão rigorosa do Capítulo 9 ajudou a torná-lo uma das fontes de informação mais confiáveis no que diz respeito a eliminar a gordura abdominal com exercícios.

Também agradecemos a Miriam Backes, Merritt Watts, Amy Gorin, Katie Kackenmeister e Kristen Watson, que nos ajudaram a coordenar o grupo de teste e a editar e verificar informações no rascunho, mesmo à noite e nos fins de semana. A Lori Conte, Courtenay Smith e Polly Chevalier, por manterem o trem andando na linha. E à equipe de foto e arte mais inteligente do pedaço, que conta ainda com o pessoal da *Prevention*: Helen Cannavale, Kim Latza, Faith Enemark, Jessica Sokol e Donna Agajanian. E não podemos nos esquecer de

Rosalie Rung, que ajudou a capturar o enorme sucesso dos participantes do nosso teste em fotos e vídeos.

Nossa gratidão mais profunda foi reservada para a editora de marca Leah McLaughlin, colega e amiga de longa data. De desenvolver a ideia inicial até garantir que o rascunho mais encantador e confiável fosse mandado para a gráfica, e em todos os momentos entre essas duas fases Leah foi fundamental para o lançamento deste livro.

Por fim, gostaríamos de agradecer a nossos maridos, Steve Vaccariello e Jack Bremen, e a nossas famílias (especialmente Olivia e Sophia Vaccariello e Diane Salvagno!), por suportarem nossos atrasos — e quantos atrasos! — à noite e as intermináveis conversas sobre *A dieta da barriga zero* para cá e *A dieta da barriga zero* para lá. (Sim, agora nós finalmente vamos tirar aquele fim de semana de folga pessoal!)

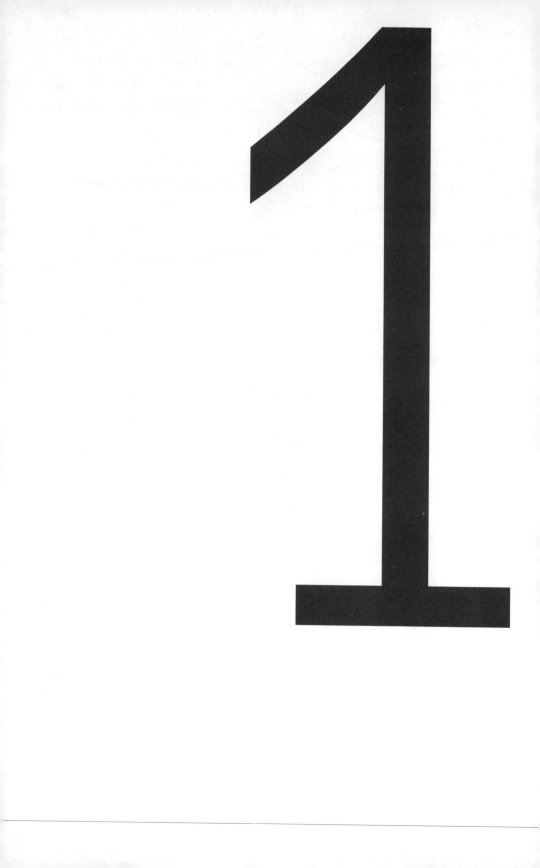

PREPARE-SE
PARA A BARRIGA
ZERO

NÃO IMPORTA QUAL seja o seu bloqueio pessoal: peso ganho após a gravidez, fome matadora ou (repita comigo) "o envelhecimento". A gordura abdominal *não* é o seu destino. Tenho prazer de dizer que você pode — e vai! — livrar-se dela. Os editores da revista *Prevention* encontraram um jeito de atacar essa gordura que é saudável, real, de longo prazo e funciona para todos.

Antes de começarmos, acho importante fazer um teste de caráter e determinação. Se você gastou seu dinheiro suado num livro chamado *A dieta da barriga zero*, há uma boa chance de que você deseje ter a barriga de alguém ou deseje ter a sua própria barriga — de 20 anos atrás.

Se esse é o seu caso, eu lhe pediria para mudar de ideia. Seja gentil com a sua barriga. Não importa se é flácida, arredondada, balançante ou dura — ela é sua. Ela, provavelmente, é o centro de alguma de suas lembranças mais profundas. Pense nisso: a gargalhada gostosa que você deu, os jantares românticos que saboreou, o friozinho que sentiu, as crianças que você talvez tenha dado à luz. Tudo isso aconteceu — *sim* — na sua barriga. E por tudo isso ela merece respeito, apreço, bastante amor e compreensão... Mesmo quando você estiver lutando para abotoar as calças.

COMO EU ME SINTO SOBRE A MINHA BARRIGA? Eu a considero meu ponto forte, adoro senti-la se mexer, se contorcer e me apoiar enquanto cumpro minhas tarefas. É onde a comida (um dos maiores prazeres da vida, obviamente) é digerida, e há poucas coisas que me dão tanta paz quanto a sensação de "não estou cheia demais nem com fome, apenas satisfeita". A barriga também funciona como centro meditativo: sinto a calma tomando conta de mim quando encho o abdome com respirações profundas. Além disso, há o papel que ela teve em minha gravidez de gêmeos. Algo que consiga se expandir para abrigar duas meninas especiais em crescimento e que gostavam de chutar merece um cantinho especial no meu coração pelo resto da vida.

Porém, a barriga é traiçoeira. Se eu estou inchada um dia depois daquele jantar com sushi, minha roupa fica apertada. Se a TPM ataca, a barriga geme e reclama. Quando ganho 2 quilos, é de lá que eles aparecem. E, obviamente, quando tento perder esses 2 quilos, é de lá que eles precisam sair.

Como editora-chefe da principal revista de saúde dos EUA, a *Prevention*, uma das melhores partes do meu trabalho é ouvir os leitores e aprender — de modo claro e rápido — que não estou sozinha na relação de amor e ódio com essa parte fascinante e problemática do corpo humano. Muitas da leitoras me contaram que, quando se olham no espelho, não percebem os belos traços ou as nuances favoritas do próprio corpo. Em vez disso, os olhos vão diretamente para onde a gordura está. E, para a maioria de nós, essa região é a barriga.

Por incontáveis razões que serão definidas ao longo deste livro, a barriga começa a nos decepcionar por volta dos 40 anos. Em algum momento entre o 35º e o 55º aniversário (às vezes antes, às vezes depois, e para alguns sortudos, nunca), a barriga forma uma bolsa, incha e começa a se espalhar pela cintura. Primeiro nós a encolhemos, embora ela se recuse a voltar à antiga forma reta. Depois, fazemos abdominais até o pescoço gritar, enquanto a gordura permanece em volta dos músculos do abdome, cada vez mais definidos. Em algum momento nós fazemos dieta e observamos, com frustração, o peso desaparecer dos seios e do rosto, mas o pneuzinho continua lá. No fim das contas, a gordura abdominal parece ser o nosso destino — algo que mesmo horas na esteira ou a dieta mais rígida do mundo não consegue diminuir...

Até agora.

MINHA BUSCA PARA ENCONTRAR A MELHOR FORMA de me livrar da gordura abdominal começou quando falei com a diretora nutricional da *Prevention*, Cynthia Sass. O primeiro desafio dela foi buscar as pesquisas mais recentes, combiná-las com a sua vasta experiência clínica e desenvolver uma dieta que teria como alvo, especificamente, a gordura abdominal. Foi uma boa decisão, pois Cynthia não só é uma excelente editora de revista, como também uma conceituada especialista em dietas com três graduações universitárias e 15 anos de experiência, além de incontáveis horas de trabalho com mulheres no mundo real. E aqui está a melhor parte: ela é apaixonada por comida! Eu sabia que qualquer dieta criada pela Cynthia seria, ao mesmo tempo, eficiente e deliciosa, uma forma de alimentação que as mulheres poderiam adotar para o resto da vida. E, nossa, como eu tinha razão!

Ela desenvolveu um plano alimentar para acabar com a barriga tendo como base as pesquisas científicas mais recentes e confiáveis (que você não vai encontrar em nenhum outro lugar!) — para oferecer as refeições certas, que enchem a barriga e são as mais deliciosas que você jamais teve o prazer de comer.

Mas a minha visão para este livro ia além da comida. Está claro que qualquer dieta de sucesso reconhece que nós comemos por razões emocionais tanto quanto físicas. *A dieta da barriga zero* não apenas fornece uma forma saudável e correta de comer — que vai acabar com a gordura no local onde você mais queria emagrecer — como também vai ensiná-la a *querer* se alimentar dessa forma para sempre. As dicas, estratégias e truques mentais foram escolhidas tendo como base as pesquisas mais recentes e foram criados a fim de inspirar, motivar e preparar você para ter uma relação melhor com a comida pelo resto da sua vida!

Gordura abdominal

Quando menciono as palavras "gordura abdominal" na verdade estou falando de dois tipos diferentes de gordura, *subcutânea* e *visceral*, que se acumulam principalmente no abdome. A **gordura subcutânea** pode ser definida de forma mais precisa, mas não muito científica, como a que você consegue ver, "o que se pode apertar". *Subcutânea* significa "embaixo" (sub) "da pele" (cutâneo), e não é segredo que essa gordura existe no corpo inteiro. Em alguns locais — coxas, axilas — ela pode ser mais espessa, mas está em todos os lugares, até nas solas dos pés. Uma quantidade moderada de gordura subcutânea é essencial para a vida por um motivo: evitar que você morra congelada no inverno. Em grandes quantidades, porém, essa gordura causa insatisfação com o próprio corpo (que, estudos mostram, leva a comportamentos ainda mais perigosos para a saúde). E pior: o excesso de gordura subcutânea atua como indicador visível de sobrepeso ou obesidade, condições que, segundo os médicos, aumentam o risco para várias doenças. Apesar disso, tenho ótimas notícias: a gordura subcutânea cede imediatamente a este plano de dieta.

Antes de você ficar feliz da vida e pular páginas deste livro, indo diretamente para a dieta, vamos falar sobre o segundo tipo de gordura — a visceral — que é muito mais perigosa e difícil de perder. A **gordura visceral** está localizada na região profunda no tronco e, às vezes, é conhecida como gordura abdominal "oculta". Eu prefiro o termo "mortal". Devido à proximidade com o coração e o fígado, o excesso de gordura visceral pode aumentar o risco de todos os tipos de doenças, de problemas cardíacos e diabetes a câncer e mal de Alzheimer. E sabe o que é mais frustrante? Você pode cortar calorias e fazer exercícios físicos religiosamente e ainda terá uma boa quantidade dessa gordura.

Na verdade, o único jeito de minimizar tanto a gordura visceral quanto a subcutânea simultaneamente é comer... a gordura certa!

O novo nutriente para zerar a barriga

Nós sabemos quais são os benefícios da gordura monoinsaturada — o tipo encontrado no azeite de oliva, frutas secas e no abacate — há décadas. Quase toda revista de saúde tem alguma dica ou estratégia para aumentar a gordura monoinsaturada na alimentação. Na verdade, estamos tão íntimos dos ácidos graxos monoinsaturados que temos até um apelido para eles: AGMI. Mas foi só na primavera de 2007 que percebemos como essas gorduras são incríveis. Nessa época, pesquisadores espanhóis publicaram um estudo na revista

Diabetes Care mostrando que ter uma dieta rica em AGMIs *pode realmente impedir o ganho de peso na barriga*.[1]

Os pesquisadores observaram os efeitos de três dietas diferentes — uma rica em gordura insaturada, outra rica em carboidratos e uma terceira rica em AGMIs — num grupo de pacientes com "distribuição de gordura abdominal" ou, na linguagem leiga, pneuzinhos. Todas as dietas tinham o mesmo número de calorias, mas constatou-se que apenas a dieta dos AGMIs reduziu o acúmulo de gordura abdominal e, mais especificamente, a gordura abdominal visceral.

Lembre-se: *nenhum outro nutriente consegue este resultado*. E é isso que torna *A dieta da barriga zero* diferente de todos os livros de emagrecimento que você já leu. Ele apresenta a única dieta que deixa os AGMIs no papel principal e faz deles parte essencial de todas as refeições. Isso significa que esta é a única dieta que ajuda a perder gordura *especificamente* na barriga. No Capítulo 3 você lerá mais sobre os AGMIs e os vários benefícios que eles trazem para a saúde, mas, até lá, vamos dar uma olhada mais ampla neste plano de dieta verdadeiramente revolucionário.

E os exercícios físicos?

Eu faço exercícios todos os dias, caminhando 50 minutos como parte do meu trajeto de casa para o trabalho e do trabalho para casa. (Também faço musculação todos os fins de semana e tento encaixar uma aula semanal de pilates ou yoga.) E estimulo todos a fazer dos exercícios físicos uma parte importante da sua vida.

Para isto, pedi à diretora de fitness da *Prevention*, Michele Stanten, para desenvolver o programa de exercícios físicos do Capítulo 9 a ser seguido enquanto você embarca em *A dieta da barriga zero*. Acrescentar um programa de exercícios físicos à dieta e às estratégias mentais trará resultados mais rápidos (o que certamente aconteceu para alguns integrantes do nosso grupo de testes).

Mas o que faz *A dieta da barriga zero* ser realmente especial é que *não é preciso fazer exercícios físicos para se beneficiar dela*. Se você fizer os exercícios, certamente verá resultados mais

O programa da Dieta da barriga zero

A DIETA DA BARRIGA ZERO tem duas partes — o *plano inicial de quatro dias contra o inchaço* e o *plano alimentar de quatro semanas*. Juntos, eles duram apenas 32 dias, que segundo vários estudos é tempo suficiente para transformar qualquer alteração na dieta em um estilo de vida. Após você ter dominado o programa e percebido as alterações desejadas no seu peso e em suas medidas, eu lhe darei as ferramentas para manter a barriga sarada pelo resto da vida. Mesmo que haja a tentação de cumprir uma das partes sem a outra, quero que você comece pela primeira parte e depois vá direto ao plano alimentar de quatro semanas. Veja os motivos:

■ O PLANO INICIAL DE QUATRO DIAS CONTRA O INCHAÇO não trata apenas de derrotar o inchaço, ele é também muito importante para estimular o compromisso emocional com o programa como um todo. O plano de quatro dias é composto por uma lista de alimentos e bebidas que ajudarão a reduzir a retenção de líquidos e aliviar problemas digestivos como

---

rapidamente e terá benefícios secundários importantes, como melhor saúde cardiovascular e músculos mais fortes e definidos. Mas você ainda pode esperar a barriga diminuir — e a perda tanto de gordura subcutânea quanto visceral — apenas seguindo o plano alimentar.

Se você não se exercita com frequência, não precisa começar a fazer isso imediatamente. Eu sempre tive uma crença enorme na frase "pequenas mudanças, grandes resultados". Para mim, é mais importante que você faça *algo* para reduzir a barriga do que fazer *tudo*, apenas para descobrir que o excesso de mudança é exaustivo e difícil de manter. Se você não tem um programa de malhação, incorporar uma nova forma de se alimentar ao seu estilo de vida pode ser mudança suficiente para os primeiros 32 dias.

gases e constipação, que podem fazer sua barriga inchar desnecessariamente. Você vai beber a Água da Sass, marca registrada da Cynthia, e comer alimentos saudáveis como frutas, vegetais e grãos integrais. Quando testamos essa dieta em nosso grupo de voluntários, uma participante perdeu impressionantes *3 quilos e 12 centímetros nos primeiros quatro dias (ou seja, apenas 96 horas)*.

Perder o inchaço não é apenas um jeito de voltar a caber no seu vestido favorito. Diz respeito a sentir-se confiante, poderosa e ter orgulho do próprio corpo. Perder uns quilinhos de líquidos desnecessários pode deixar você empolgada e aumentar sua confiança, algo essencial para o sucesso de qualquer dieta. Além disso, acrescentei um segundo elemento ao plano de quatro dias: um truque mental em cada refeição. Esses gatilhos rápidos e fáceis para comer de modo saudável servirão como lembretes de que você embarcou num novo modo de vida – uma nova forma de viver com o seu corpo e de se importar com ele.

■ O PLANO ALIMENTAR DE QUATRO SEMANAS, que é o destaque deste livro, começa na manhã após terminar o plano inicial contra o inchaço. Você comerá diariamente três refeições deliciosas e supersatisfatórias de 400 calorias e um lanchinho, também de 400 calorias. Cada refeição ou lanche contém a quantidade certa de AGMIs para fazer a barriga sumir. Mais simples, impossível! Não há contagem de calorias, nem é preciso fazer cálculos! Nós escolhemos 1.600 calorias por dia por ser a quantidade exata que uma mulher adulta de peso, estatura e nível de atividade médios precisa para chegar ao peso corporal ideal mantendo um nível alto de disposição, imunidade saudável e músculos fortes. Também garante que você não se sentirá cansada, irritada, nem terá alterações de humor ou fome.

Mas como não há plano que sirva para todas, nós lhe daremos duas versões diferentes: a primeira é perfeita para quem tem pouco tempo a perder na cozinha. No Capítulo 7 você encontrará 70 refeições rápidas e fáceis de fazer de 400 calorias repletas de AGMIs e 28 lanchinhos variados de 400 calorias. Escolha três refeições e um lanchinho por dia e pronto: em um mês você terá uma barriga menor e eu terei feito o meu trabalho.

Algumas vezes, porém, você quer fazer uma refeição caseira mais caprichada, seja para um jantar em família ou para o fim de semana, ou você é uma boa cozinheira que gosta de exercitar suas habilidades culinárias de vez em quando. No Capítulo 8 você encontrará mais de 80 receitas que fornecem o número necessário de calorias e AGMIs por porção, de modo que elas possam ser trocadas por qualquer uma de suas três refeições necessárias por dia.

Ao longo do programa, é importante manter a motivação. Para isso, é uma boa ideia começar a escrever um diário durante esses 28 dias. Registre o seu progresso anotando o que come num diário alimentar, escrevendo seu peso e medidas uma vez por semana, bem como suas mudanças de humor para evitar comer por motivos emocionais. Reconhecer a ligação emocional com a comida é fundamental para perder peso de uma vez por todas. Nesse diário você poderá explorar sua relação com a alimentação e começar a observar os motivos por trás do jeito que você come. Lembre-se de ler as anotações anteriores para detectar padrões de comportamento e observar seu progresso. Anotar os motivos para continuar no programa, por exemplo, ser capaz de usar um biquíni nas férias na praia ou sentir-se bastante animada para correr por aí com os filhos, isso vai lembrá-la dos motivos para fazer a dieta e garantir a inspiração para o sucesso.

Ao longo deste livro, veja os boxes intitulados **Você sabia?** para obter mais informações sobre gordura, perda de peso e saúde em geral. Trata-se de dicas rápidas, estratégias e pílulas de informação que especialistas e leitores consideraram úteis. E não se esqueça de ler as seções **Ousadia**

com a Sass. Cynthia escreveu essas partes para dividir seus pensamentos e dar conselhos para ser bem-sucedida nesse programa sensacional. Você também vai encontrar incríveis histórias de sucesso das mulheres (e homens) que participaram do grupo de teste da *Dieta da barriga zero* e têm uma barriga zerada para provar!

Se tem uma coisa que aprendi após vários anos editando a revista *Prevention* foi que manter a mente e o corpo saudáveis são as coisas mais importantes que posso fazer por mim e por minha família. Espero que ao terminar de ler este livro e seguir esse plano você tenha se apaixonado pela sua barriga, pelo modo mais saudável e benéfico de se alimentar e pela incrível disposição e vitalidade que vêm junto com a melhora na saúde!

Dieta da barriga zero!

> O Plano Inicial de Quatro Dias Contra o Inchaço

Bastam 96 horas para ativar seu compromisso com a *Dieta da barriga zero* e perder alguns quilinhos! O Plano Inicial contém:

■ UMA DOSE DIÁRIA DA ÁGUA DA SASS. Criada pela Cynthia, esse preparado ajuda a proteger contra a desidratação.

■ UM TRUQUE MENTAL A CADA REFEIÇÃO. Esses lembretes mentais ajudam a deixar o cérebro concentrado na *Dieta da barriga zero*.

> O Plano de Quatro Semanas

Vinte e oito dias de refeições deliciosas repletas de AGMIs e receitas que você pode misturar e combinar como quiser. O plano é composto por:

■ QUATRO REFEIÇÕES DE 400 CALORIAS POR DIA. Escolha entre nossas opções de alimentos e receitas, sem se esquecer de fazer o seu lanchinho.

■ UM AGMI EM CADA REFEIÇÃO. Esses ácidos supersaudáveis ajudam você a se sentir satisfeita e garantem um sabor excepcional em todas as refeições.

> Programa Opcional de Exercícios

Caminhadas para queimar gordura, um empurrão no metabolismo e os exercícios para a barriga vão ajudá-la a construir músculos e maximizar a queima de calorias.

Minha História de Sucesso com a Barriga Zero

Antes: Depois:

Peso inicial: _____   Peso atual: _____

Medida inicial da cintura: _____   Medida atual da cintura: _____

Medida inicial do quadril: _____   Medida atual do quadril: _____

LEIA UMA HISTÓRIA DE SUCESSO DA BARRIGA ZERO

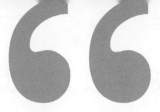

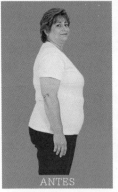

Mary Anne Speshok

IDADE: 55

QUILOS PERDIDOS:

7

EM 32 DIAS

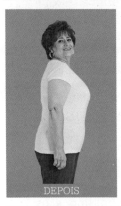

CENTÍMETROS PERDIDOS NO TOTAL:

25

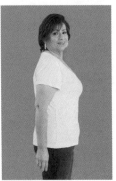

Quando este livro foi editado:

22 QUILOS PERDIDOS EM CINCO MESES!

Não sou mais criança, afirma Mary Anne Speshok, de 55 anos. Mas você jamais saberia disso apenas ouvindo-a descrever o efeito que sua recente perda de peso teve no marido, com quem está casada há cinco anos. "Ele está correndo atrás de mim pela casa, como se eu fosse um brinquedo! Ele olha para mim e diz: 'Uau! Não acredito no que estou vendo!'"

Mary Anne afirma que o marido ficou tão feliz quanto ela com o resultado das primeiras quatro semanas da *Dieta da barriga zero*. Em apenas 32 dias ela perdeu 9 centímetros do quadril, outros 9 da barriga, 7 centímetros nas costas (naquele lugarzinho que fica "sobrando" na alça do sutiã) e mais 3 centímetros em cada coxa. "Hoje, quando me pesei, perdi mais 1 quilo. Sinto como se o excesso estivesse derretendo. As pessoas me dizem que estou andando de modo mais confiante. É maravilhoso!"

A assistente administrativa tem um recado para todos que pensam em adotar a *Dieta da barriga zero*: "Você só precisa começar. Todas as ferramentas estão aqui."

Ela classifica a dieta como revolucionária, factível e vencedora. Factível, explica ela, porque os AGMIs a deixam satisfeita. "A maioria das pessoas, inclusive eu, não consegue seguir um regime por sentir fome entre as refeições. A diferença desta dieta é que você, literalmente, não tem aquelas dores de fome. É revolucionária porque os resultados vêm tão rápido que você quer continuar." E onde entra a vencedora? "Bom, basta olhar para o que eu perdi", constata.

Mary Anne se comprometeu em fazer a *Malhação da barriga zero* do Capítulo 9, junto com a dieta. Mesmo com um emprego em tempo integral e levando uma hora de casa para o trabalho, ela ainda consegue manter o ritmo. Geralmente, Mary Anne caminha 30 minutos na hora do almoço, mas nos dias em que isso não é possível ela passa na academia depois do trabalho e faz seus 30 minutos de caminhada lá. Em casa, ainda há tempo para exercícios de solo ou com pesos nas mãos. Segundo ela, seu nível de ânimo é tão alto nesses dias que não há problemas para fazer os exercícios.

E como muitas mulheres que ficaram recentemente magras, Mary Anne acabou de descobrir como é bom caber numa bela e justa calça jeans. "Jamais tinha comprado calças jeans antes", relembra. "Eu gostava delas, mas não em mim." Agora isso não acontece mais: Mary conta que saiu e comprou três tipos diferentes de jeans, porque todos ficaram ótimos nela.

Na verdade, o guarda-roupa de Mary Anne está sendo totalmente renovado no momento. Ela está comprando roupas novas que sirvam em seu novo corpo e está aproveitando para adquirir também braceletes e colares. "Adoro. Quando eu me sentia muito gorda, só usava um relógio e a aliança de casamento. Você não quer chamar atenção para si porque não se sente bonita. Mas, agora, que venham as joias! Quanto mais, melhor!" O casal Speshok vai renovar os votos do casamento em breve e ela está ansiosa para usar um vestido lindo que já não lhe servia há muito tempo. "Que prêmio por alcançar minha meta!", conta ela, exultante. "Caber em algo que estava pendurado no guarda-roupa, apenas esperando. Este vestido lindo... e um número menor do que eu usava!"

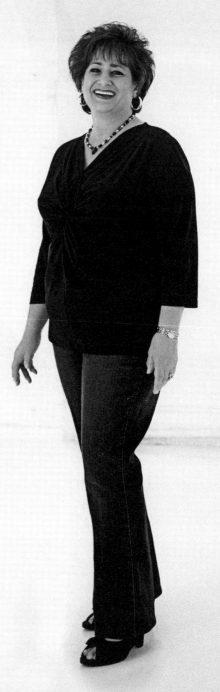

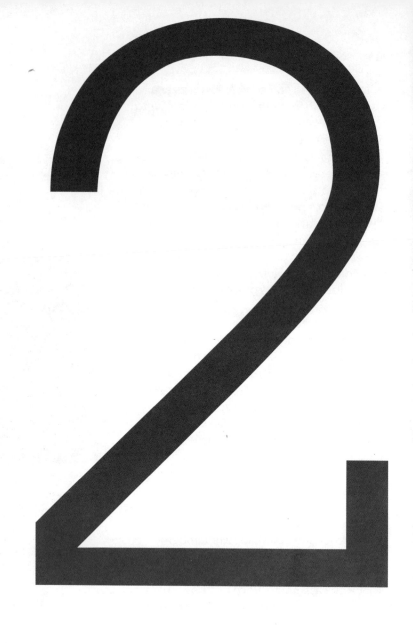

A MAGREZA NO PNEUZINHO

A GORDURA CORPORAL É ESSENCIAL. Sem ela não há como sobreviver. As células não seriam capazes de se manter nem de absorver os nutrientes dos alimentos que você consome. Os órgãos não seriam capazes de produzir os hormônios que fazem de você uma mulher. Você congelaria em um dia frio e correria o risco de danificar os órgãos internos apenas esbarrando numa maçaneta. E se esqueceria de onde deixou as chaves. Sem a gordura, seu cérebro, provavelmente, nem seria capaz de discernir o que é uma chave.

Na verdade, *você* não seria *você* sem a gordura. A gordura corporal, seja aquela situada nas coxas, nádegas ou nos intrincados meandros do cérebro, tem um papel importantíssimo em praticamente todas as funções biológicas do corpo, sendo impossível viver sem ela. Claro que há uma linha tênue entre ter a quantidade certa de gordura corporal e tê-la em excesso.

O problema da gordura abdominal

Os CIENTISTAS JÁ SABEM há algum tempo que a gordura corporal excessiva não faz bem para você. A obesidade — que, tecnicamente falando, significa ter "gordura em excesso" — é considerada tão mortal quanto o hábito de fumar, de acordo com algumas análises. Quando você sobe na balança, recebe uma indicação aproximada do quanto está pesada, mas não consegue saber o quanto está gorda. O Índice de Massa Corporal (IMC) deixa você mais próxima dessa descoberta. Veja como calculá-lo:

- Multiplique sua altura em metros pelo valor dela mesma.
- Divida o seu peso em quilogramas pelo valor encontrado no passo anterior.

Assim, uma mulher de 65 quilos e 1,70m de altura tem um IMC igual a 22,4. Já uma mulher de 120 quilos e o mesmo 1,70m de altura tem um IMC igual a 41.

Se o seu IMC é igual ou maior a 25, você é considerada com "sobrepeso", mas se o seu IMC for maior ou igual a 30, você está "obesa". Se ele tem valor igual ou maior a 40, você tem "obesidade mórbida" e sua saúde está em grande perigo. Um IMC menor que 18,5 é considerado como "abaixo do peso" — algo que também é motivo de preocupação, pois indica uma porcentagem de gordura corporal baixa demais para garantir o funcionamento saudável do corpo. Um índice entre 18,5 e 24,9 é considerado normal.

Porém, um dos problemas com o Índice de Massa Corporal é que ele não mede sua massa muscular. Como resultado disso, alguns atletas — que têm porcentagem muito mais baixa de gordura corporal e mais alta de músculos — podem ser considerados com sobrepeso ou, em alguns casos raros, obesos.

Recentemente, porém, estudos começaram a mostrar que, embora o fato de ter obesidade, em geral, não seja saudável, apresentar excesso de gordura especificamente *na região da barriga* faz um mal imensamente maior à saúde. Pesquisas mostram que mulheres cujas medidas de cintura eram de 89 centímetros ou mais correm um risco maior de apresentarem doenças cardíacas e diabetes do que aquelas cuja cintura tem medida menor. Para os homens, a medida de cintura de 100 centímetros ou mais pode indicar os mesmos riscos para a saúde. As doenças cardíacas são a principal causa de mortes de mulheres na Inglaterra e no País de Gales, aonde as taxas de diabetes também chegaram a níveis preocupantes. A ligação entre a medida da cintura e o risco de morrer de uma dessas doenças não é mera coincidência.

De acordo com um estudo divulgado no *New England Journal of Medicine*, pessoas com quadris largos e cinturas pequenas produzem níveis mais altos do colesterol HDL, o tipo que protege, do que aquelas com barrigas grandes.[1] (Gosto de lembrar os dois tipos de colesterol dessa forma: **HDL** é o colesterol "**h**eroico". Logo, é o "bom". Já o colesterol, **LDL** é o colesterol "**l**adrão", logo, é o "mau".) As mulheres geralmente têm níveis mais alto de HDL — que está associado a um número menor de ataques cardíacos — que os homens. Mas tudo isso muda após a menopausa, quando a distribuição de gordura corporal fica diferente devido a alterações hormonais, aumentando o risco de ataque cardíaco para as mulheres.

Se você tem sobrepeso ou obesidade, escolha os seus inimigos — molhos cremosos, por exemplo. Sem mencionar sorvetes, refrigerantes, bolos, queijos e... — bom, você entendeu. Comer qualquer alimento em excesso pode fazer você engordar. Diminuir os exercícios aeróbicos é outra forma de ganhar centímetros pelo corpo inteiro, assim como deixar de fazer a série de musculação. E, para alguns de nós, a genética tem um papel importante. Mas algo acontece com todo mundo após os 40 anos que facilita o acúmulo especificamente da *gordura abdominal*: nossos hormônios ficam descontrolados.

> ## VOCÊ SABIA?
>
> Todos nós nascemos com o mesmo número de células adiposas, isto é, células de gordura (40 bilhões, aproximadamente). Enquanto crescemos, o número de células adiposas vai aumentando, até a época da puberdade e adolescência, quando se estabilizam. No passado, acreditava-se que a única diferença entre as pessoas acima do peso e as magras era que as primeiras tinham todas as células de gorduras preenchidas até a capacidade máxima. Agora se sabe que nós podemos — e fazemos, na verdade — "criar" mais células adiposas na vida adulta. Isso acontece quando as células adiposas se expandem ao tamanho máximo, quando se dividem e aumentam sua quantidade. Algumas pessoas obesas têm mais células adiposas que pessoas não obesas. Mas, no fim das contas, tanto a quantidade quanto o tamanho das células adiposas determinam a quantidade de gordura que uma pessoa terá.

Enquanto os níveis de estrogênio diminuem, o corpo luta para manter o equilíbrio hormonal. Nesse processo, a gordura corporal — que é extremamente importante para a fabricação de estrogênio e de outros hormônios sexuais, sem contar a conservação da massa óssea — fica mais valiosa e por isso mais difícil de perder. Quanto mais perto da menopausa você estiver, sua distribuição de gordura corporal ficará mais parecida com a de um homem.

O que isso quer dizer? Bom, você já ouviu falar do termo *barriga de chope*? A gordura corporal masculina tende a se concentrar ao redor da barriga — e isso não tem muito a ver com o álcool, exceto pelo fato de o chope ser uma fonte de calorias excessivas que, por isso, costuma funcionar como catalisador para o ganho de peso. A gordura corporal feminina, por outro lado, tende a se concentrar nos quadris, coxas e nádegas durante a idade fértil. Alguns pesquisadores teorizam que à medida que os níveis de estrogênio diminuem, o corpo da mulher deixa de acumular gordura nessas áreas problemáticas e começa a acumular a gordura na região da barriga, do mesmo modo que o corpo de um homem faz.

Nem toda mulher tem excesso de peso na região do diafragma quando chega à meia-idade. Embora algumas de cintura fina e quadris largos possam, com o tempo, desenvolver uma barriga grande o bastante a ponto de se tornar a maior parte do corpo, outras mantêm a forma de "pera" para sempre. Para essas, o peso ganho na barriga durante a menopausa é novo, mas a gordura subcutânea ainda está armazenada nos quadris, coxas ou qualquer outro lugar.

V de vilã

A GORDURA VISCERAL TEM ESSE nome do termo *vísceras*, que se refere aos órgãos internos do abdome. Ela fica oculta nos recônditos do seu corpo, envolvendo o coração, o fígado e outros órgãos. Por estar isolada abaixo de uma camada de músculo e não balançar quando você anda ou sempre aparecer na cintura, algumas pessoas a chamam de "gordura oculta". Na verdade, é

Noções básicas sobre HDL e LDL

As diretrizes do Ministério da Saúde britânico e do Instituto Nacional de Saúde e Excelência Clínica do Reino Unido (NICE, na sigla em inglês) indicam que o colesterol total precisa ser menor do que 5,0 mmol/L (milimols por litro de sangue) e o colesterol LDL precisa ser menor que 3,0 mmol/L. Há vários tipos de colesterol, mas na maioria dos casos os profissionais de saúde se concentram em dois: o HDL e o LDL. O LDL é conhecido como o colesterol "mau" porque se acumula nas paredes das artérias e pode aumentar o risco de doenças cardiovasculares e derrames. Um nível igual ou menor que 130 mg/dL (miligramas por decilitro de sangue) é considerado ótimo para a maioria das pessoas. O HDL é o colesterol saudável, que transporta o colesterol LDL para fora da corrente sanguínea e o deposita no fígado, onde poderá ser processado e excretado. Ter uma grande quantidade de HDL (60 mg/dL ou mais) oferece alguma proteção contra doenças cardíacas.

A proporção entre o colesterol HDL e o total de colesterol é uma boa forma de medir o risco cardiovascular. A maioria dos médicos considera excelente uma proporção menor ou igual a 4. Uma pessoa com colesterol total no valor de 200 mg/dL e HDL de 50 mg/dL (proporção total/HDL = 4) tem baixo risco de doenças cardíacas e derrames do que alguém com um colesterol total de 180 mg/dL e HDL de 30 mg/dL (proporção total/HDL = 6).

possível ser relativamente magro e ter muita gordura visceral. Esse tipo de gordura pode fazer muito mais do que acrescentar centímetros à cintura: ela pode subtrair anos de vida. Ter gordura visceral em excesso faz parte de um complexo grupo de sintomas chamado coletivamente de síndrome metabólica, ou síndrome X. Os outros sintomas são: colesterol alto, pressão sanguínea alta e níveis de insulina elevados. Ter apenas um desses sintomas contribui para o risco de apresentar doenças graves, e esse risco aumenta exponencialmente à medida que a quantidade de sintomas cresce.

A gordura visceral está associada a uma grande lista de condições adversas para a saúde, sendo que as mais graves são:

- Pressão sanguínea alta, derrame e doenças cardíacas
- Diabetes
- Câncer de mama
- Demência

Uma das principais razões pelas quais a gordura visceral é tão perigosa é o papel que ela tem na inflamação, uma resposta imune natural que recentemente foi associada a quase todas as doenças crônicas existentes. A gordura visceral secreta precursores de um composto químico inflamatório que ajuda a alimentar o processo sistêmico que exacerba os sintomas precoces das doenças.

Na verdade, de acordo com um estudo publicado no *Circulation: Journal of the American Heart Association*,[2] a gordura visceral pode ter um impacto maior na saúde cardiovascular de mulheres idosas do que a obesidade. Pesquisadores dinamarqueses descobriram que mulheres com excesso de gordura abdominal têm maior risco de desenvolver doenças arteriais do que aquelas cuja gordura estava armazenada principalmente nos quadris, nas coxas e nas nádegas. Veja os motivos:

- A proximidade da gordura visceral com o fígado aumenta a produção do colesterol LDL — lembre-se o L é de "ladrão", o tipo "mau" — que se acumula nas artérias, formando placas com consistência semelhante à da cera.
- Ao longo do tempo, essas placas semelhantes à cera inflamam, causando um inchaço que deixa as artérias mais estreitas, restringindo a passagem do sangue.
- O estreitamento dos vasos sanguíneos aumenta a pressão sanguínea, sobrecarregando o coração e causando possíveis danos aos capilares minúsculos.
- A inflamação aumenta o risco da formação de coágulos sanguíneos, que podem se soltar e causar derrames.

E fica ainda pior. A gordura visceral também contribui para a resistência à insulina, um precursor do diabetes. A resistência à insulina é uma condição em que as células não respondem ao hormônio e o pâncreas se

Como as células adiposas funcionam

Uma célula adiposa é uma cápsula pequeníssima e expansível — tão pequena que pode guardar apenas uma gota microscópica de gordura. Porém, as células adiposas preferem não viver sozinhas, elas se agrupam como pequenas gangues para formar o tecido adiposo e costumam ficar quietinhas até serem chamadas à ação por sinais bioquímicos específicos, geralmente hormônios e enzimas. Quando os hormônios e enzimas mandam o sinal para as células adiposas, elas se tornam ativas, liberando gordura na corrente sanguínea que será usada para diversos fins.

Quando você come demais, essas calorias extras vão diretamente para essas células adiposas vazias a fim de enchê-las novamente. Não importa quanto peso você perca ou quantas horas passe na aula de *spinning*, suas células adiposas jamais vão sumir. Afinal, um balão vazio continua sendo um balão.

> **VOCÊ SABIA?**
>
> Um estudo de Harvard publicado no *Journal of the American Medical Association* acompanhou mais de 50 mil mulheres por seis anos e descobriu que a cada duas horas passadas assistindo televisão a obesidade aumentava 23% e o risco de diabetes tipo 2 pulava para 14%. Isso se dava, em parte, porque elas comiam mais enquanto viam tevê, e também ao fato de que tantas horas passadas na frente da tevê aumentavam o sedentarismo.[3]

vê obrigado a aumentar a produção para limpar a corrente sanguínea da glicose. Com o tempo, a resistência à insulina pode levar à diabetes, que pode comprometer severamente todo o sistema circulatório e causar lesões de longo prazo à visão, à memória e à cicatrização.

Como se isso não fosse o suficiente, um estudo feito pela organização de saúde gerenciada pelos EUA, Kaiser Permanente, comparando pessoas com diferentes níveis de gordura abdominal, mostrou que as pessoas que tinham *maior* quantidade de gordura abdominal apresentavam probabilidade 145% maior de desenvolver demência, comparadas com as pessoas com menor quantidade de gordura abdominal.[4] Por quê? É a inflamação de novo, sugerem os pesquisadores.

O único número que você precisa lembrar

O Instituto Nacional para a Saúde e Excelência Clínica do Reino Unido (NICE) declarou que a medida de cintura acima de 89 centímetros para mulheres e 102 centímetros para homens — *não importa qual seja o seu peso* — é um perigoso sinal de excesso de gordura visceral.[5]

Uma medida que reflete especificamente a concentração de gordura em torno da sua barriga é a proporção cintura-quadril, em oposição a medir os quadris ou coxas. Em outras palavras, essa proporção é mais orientada à gordura abdominal. Analisando dados de 27 mil indivíduos em 52 países, os cientistas descobriram que pessoas que sofreram ataques cardíacos tinham IMC semelhantes, mas proporções cintura-quadril mais altas que os indivíduos que jamais tiveram um ataque. Sendo assim, qual número você prefere manter sob controle?

A proporção cintura-quadril compara a medida da parte mais estreita da sua cintura à parte mais larga do seu quadril. A medida da cintura deverá ser tomada no ponto situado entre as costelas e o osso do quadril, vistos de frente.

A medida do quadril é mais verdadeira se você virar de lado no espelho e não se esquecer de incluir o bumbum. Agora, divida a medida da cintura pela medida do quadril. Por exemplo, uma mulher com uma cintura de 76 centímetros e quadril de 94 centímetros tem uma proporção cintura-quadril de 0,81.

De acordo com os pesquisadores, uma proporção cintura-quadril saudável para mulheres não deve passar de 0,8.[6]

VOCÊ SABIA?

Em pesquisa publicada na revista britânica *The Lancet*, médicos concluíram que a medida da cintura de uma pessoa funciona como forma mais precisa de prever ataques cardíacos do que o IMC.[7]

Outras formas de medir a gordura visceral

É POSSÍVEL TER GRANDE quantidade de gordura visceral mesmo com peso normal, pois a maior parte dessa gordura é armazenada ao redor dos órgãos abdominais. Essa informação é relativamente nova e descreve os que são magros por fora mas têm excesso de gordura por dentro. É difícil imaginar que alguém possa ser magro e gordo ao mesmo tempo, mas

Os benefícios da gordura

De 2 a 5 % do peso do corpo de um homem vêm da gordura essencial, enquanto que para as mulheres, este valor fica entre 10 e 13 %. A gordura é essencial nos humanos para:

- Gerar energia
- Manter os hormônios em níveis normais
- Regular a temperatura corporal

- Proteger órgãos vitais
- Atuar na fertilidade
- Crescimento ósseo

A gordura corporal vira um problema apenas quando existe em excesso. Nesse estágio, ela sobrecarrega o coração e outros órgãos e começa a interferir no equilíbrio corporal.

o dr. Jimmy Bell, professor de imagem molecular do Imperial College de Londres, mostrou que isso é possível.[8] O dr. Bell e sua equipe usaram diagnóstico por imagens com ressonância magnética para analisar quase 800 pessoas, num esforço a fim de produzir o que eles chamam de "mapas de gordura". As descobertas deles foram surpreendentes: aproximadamente 45% das mulheres magras e 65% dos homens magros que se submeteram ao exame tinham excesso de gordura visceral.

À medida que compreendemos mais os perigos da gordura visceral, os pesquisadores desenvolvem modos cada vez mais precisos — e caros — de mensurá-la. O teste mais recente quando da publicação deste livro detecta níveis de uma proteína chamada RBP4* (proteína de ligação do retinol 4), produzida em quantidade mais alta na gordura visceral, comparada com a gordura subcutânea. Em pessoas com sobrepeso, os níveis sanguíneos da RBP4 são duas ou três vezes mais altos que os encontrados nos indivíduos de peso normal. Além desse, outros testes também são utilizados, como:

---

*Do inglês – Retinol Binding Protein 4. (*N. da R. T.*)

ANÁLISE POR IMPEDÂNCIA BIOELÉTRICA

A ANÁLISE POR IMPEDÂNCIA BIOELÉTRICA (AIB) é portátil, fácil de usar e de baixo custo em relação a outros métodos. A AIB consiste em fazer uma corrente elétrica muito fraca circular pelo corpo. Em seguida, um dispositivo calcula a resistência que a corrente encontrou enquanto viajara pelo corpo do examinado, computando a porcentagem de gordura corporal baseada em altura e peso do indivíduo e na velocidade da corrente. Uma corrente mais rápida se traduz numa porcentagem mais baixa de gordura corporal, porque a eletricidade viaja mais velozmente através dos músculos (que possuem maior porcentagem de água) do que através da gordura.

ULTRASSONOGRAFIA

MÁQUINAS DE ULTRASSOM ENVIAM ondas sonoras de alta frequência que refletem as estruturas do corpo de diferentes densidades para criar uma imagem chamada ultrassonografia. Esse exame não causa qualquer exposição à radiação. Um gel condutor limpo e baseado em água é aplicado na pele sobre a área a ser examinada a fim de melhorar a transmissão das ondas sonoras. Em seguida, o transdutor de ultrassom (uma sonda portátil) é movido sobre o abdome para gerar a imagem do que está lá dentro.

DENSITOMETRIA ÓSSEA

A DENSITOMETRIA POR ABSORÇÃO DE RAIOS X DE DUPLA ENERGIA (DEXA, na sigla em inglês) usa menos radiação que uma tomografia computadorizada para avaliar a gordura visceral, além de ser mais barata. Esse exame geralmente é usado para avaliar a densidade mineral dos ossos, mas também pode ser uma ferramenta valiosa a fim de medir a composição corporal.

RESSONÂNCIA MAGNÉTICA (RM)

A RESSONÂNCIA MAGNÉTICA USA ímãs poderosos e ondas de rádio para criar imagens sem usar radiação. As imagens geradas pela RM geralmente são superiores — e mais caras — que a tomografia computadorizada, por serem mais detalhadas.

TOMOGRAFIA COMPUTADORIZADA

UM ESCÂNER DE TOMOGRAFIA COMPUTADORIZADA (TC) usa a radiação para criar imagens em cortes transversais do corpo. A imagem resultante é um corte transversal da barriga que mostra muito claramente o quanto de gordura há ao redor dos órgãos. Os escâneres mais recentes podem analisar um corpo inteiro em menos de 30 segundos.

Além da barriga

LEMBRE-SE DE QUE AO USAR uma medição barata com fita métrica é possível determinar com muita facilidade se a sua barriga está prejudicando sua saúde. Mas mesmo se a medida da sua barriga não indicar um risco para a saúde, outros fatores podem servir de motivação para perder peso. Qualquer motivo é válido. Não importa como ou por que a sua gordura abdominal se desenvolveu, você está obviamente louca para se livrar dela — de uma vez por todas! Vou

> **VOCÊ SABIA?**
> Um estudo recente feito pela Clínica Mayo nos EUA descobriu que mesmo um ganho modesto na gordura visceral gera uma disfunção no revestimento interno dos vasos sanguíneos. E mais surpreendente: os participantes do estudo eram todos magros e saudáveis. Ou seja, não precisa ser "gorda" para ter gordura visceral como inimiga.[9]

lhe oferecer uma das melhores razões — além de proteger a saúde — para experimentar esta dieta: a comida! No próximo capítulo você vai conhecer os ingredientes secretos que fazem da *Dieta da barriga zero* um regime eficaz e delicioso. Esses ingredientes secretos são chamados de AGMIs.

LEIA UMA HISTÓRIA DE SUCESSO DA BARRIGA ZERO

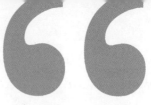

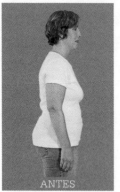
ANTES

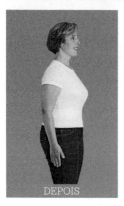
DEPOIS

Donna Christiano

IDADE: 47

QUILOS PERDIDOS:

3

EM 32 DIAS

CENTÍMETROS PERDIDOS NO TOTAL:

16,5

É realmente surpreendente quando paro para pensar", diz Donna Christiano. "Perdi três quilos em um mês — e não fiquei com fome um dia sequer!" Donna diz que *A dieta da barriga zero* foi o primeiro regime para perder peso que a manteve satisfeita 100% do tempo. E ela dá todo o crédito aos AGMIs. "Há realmente algo de especial neles", confirma. "Eu viajei nas férias e continuei seguindo o plano de refeições, mas nem sempre conseguia incluir um AGMI. E quando isso acontecia, reparei que ficava com muito mais fome."

E tem mais, ela conta. Desde que começou a dieta, Donna ficou cada vez mais interessada em fazer o que é bom para ela e tornou-se muito mais ciente da necessidade de comer alimentos saudáveis. Ela tinha uma alimentação saudável antes, mas suplementava com muita porcaria. Numa de suas dietas anteriores, conta ela, os alimentos recebiam um determinado número de pontos, e ela "gastava" 15 pontos em comidas ruins e sete nas que eram saudáveis.

Agora não há mais nada disso. "Tenho 47 anos", revela. "Não vou ficar mais jovem. Essa é a idade em que as coisas começam a aumentar. Por exemplo, eu adorava chocolate ao leite. Agora passei a comer apenas chocolate amargo. Também tento otimizar o que como. Antes, eu colocava adoçante no café, mas agora eu percebo que tem muitos produtos químicos, então passei a usar leite de soja adoçado. Além disso, coloco canela no café, por ser outro antioxidante, e acrescento mirtilo ao iogurte, para obter o maior benefício possível."

A melhor parte, porém, é que a barriga dela está secando. Susan conta uma história para ilustrar seu sucesso: ela fazia ginástica com a vizinha Roseanne, a quem ela descreve como extremamente *mignon*. "Ela tem cintura pequena, quadris pequenos. É simplesmente linda. Então estávamos fazendo aula juntas, seguindo as instruções do professor; calhou de eu me olhar no espelho. Foi quando vi esta mulher com uma barriga realmente zerada e pensei: 'Ah, essa é a Roseanne atrás de mim.' Então olhei de novo e disse a mim mesma: 'Espere aí! Essa pessoa está usando uma camiseta vermelha. *Eu* estou de camiseta vermelha. Acho que sou eu!'" E era *mesmo*.

"Essa dieta é perfeita para mim", empolga-se. "Tudo nela funciona. Eu gosto de beliscar e como a cada quatro horas. Isso faz parte da dieta. Adoro manteiga de amendoim no café da manhã, e posso comer duas colheres de sopa. Duas colheres de sopa! A manteiga praticamente *desliza* para fora do pão e eu penso: 'Nossa, é muita comida!' E o Lanchinho? Caramba! Biscoitos de chocolate com 170g de iogurte com baixo teor de gordura e um pedaço de fruta? Biscoitos de chocolate numa *dieta*? Você pode imaginar isso?"

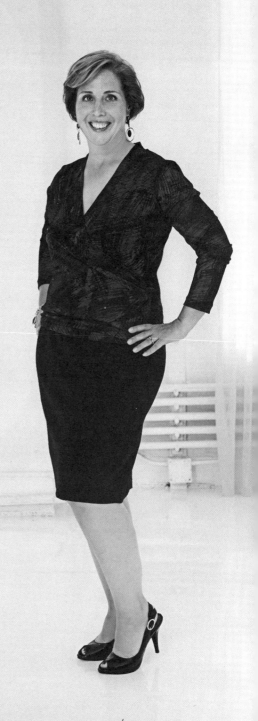

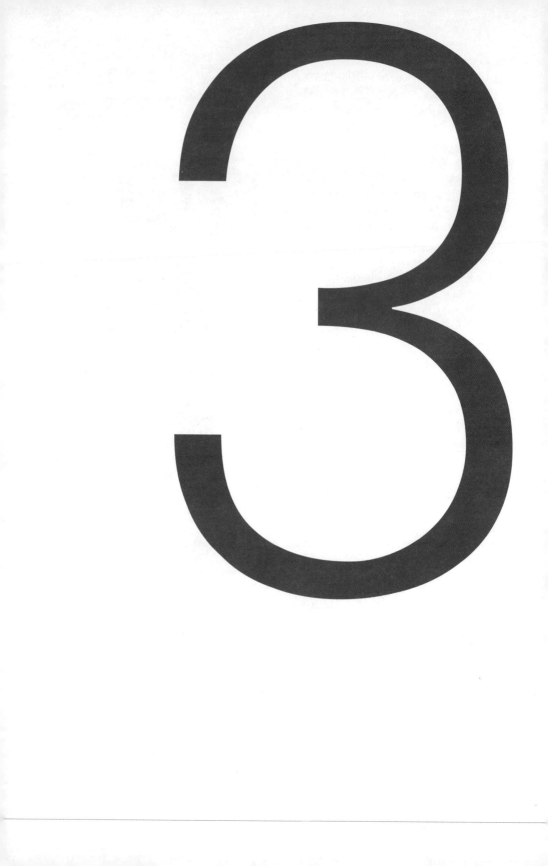

A MÁGICA DOS AGMIs

A GORDURA ABDOMINAL PODE SER um dos tipos mais perigosos de gordura que existe no corpo, mas eu estou aqui para dizer que você não precisa viver com ela. Nem precisa passar mais um dia agoniada com a sua cintura e preocupando-se com o aumento do risco de várias doenças, pois há um antídoto para a gordura abdominal: os AGMIs, também conhecidos como ácidos graxos monoinsaturados.

Há cinco categorias de AGMIs:
1. ÓLEOS
2. AZEITONAS
3. FRUTAS SECAS E SEMENTES
4. ABACATES
5. CHOCOLATE AMARGO

Esses alimentos milagrosos têm o poder de transformar seu corpo e sua vida. Como? Está tudo no nome.

"AGMI" é a sigla para ácido graxo monoinsaturado — um palavrão, eu sei —, mas para nutricionistas como Cynthia esse nome esquisito explica perfeitamente por que essas gorduras originadas de vegetais são tão saudáveis. Ácidos graxos são, essencialmente, os tijolos que montam todas as gorduras alimentares e, como todos os elementos orgânicos, são compostos por átomos de carbono, oxigênio e hidrogênio, alinhados de um jeito específico, formando uma cadeia. O termo *saturado* é usado quando todos os átomos de carbono na cadeia estão ligados a um átomo de hidrogênio. Isso os deixa sólidos ou com consistência de cera à temperatura ambiente. No corpo, eles são grudentos e inflexíveis. Já a gordura *insaturada* não é construída de modo tão rígido, sendo, portanto, mais flexível — essa flexibilidade é o motivo pelo qual as gorduras insaturadas são "boas" e as gorduras saturadas são "más".

Pense nas gorduras saturadas como palitos e em gorduras insaturadas como cordas. Quando as gorduras saturadas circulam pela sua corrente sanguínea, elas saem batendo nas paredes das artérias e, às vezes, ficam entaladas no meio do caminho. Um estudo recente publicado no *Journal of the American College of Cardiology* descobriu que comer uma refeição com alto nível de gordura saturada reduz a capacidade de expansão dos vasos sanguíneos e prejudica o fluxo sanguíneo.[1] Esse efeito ocorreu apenas três horas após a alimentação. Da mesma forma, vários estudos associaram o alto consumo de longo prazo de gorduras saturadas a um aumento no risco de aterosclerose (endurecimento das artérias), doenças cardíacas, derrames e outras doenças crônicas.

Como os AGMIs são insaturados (isto é, mais flexíveis), eles podem deslizar facilmente pela corrente sanguínea, sem entupir as artérias. Essa flexibilidade é apenas um motivo pelo qual os AGMIs são tão saudáveis; um número cada vez maior de pesquisas indica que eles podem até ajudar a desobstruir e proteger as artérias.

Os AGMIs são o máximo

Para entender de verdade como os AGMIs chegaram ao estrelato nutricional e por que "um AGMI em cada refeição" é parte tão importante da *Dieta da barriga zero* eu preciso guiá-la numa breve jornada pela história dos AGMIs. Era uma vez, num passado não tão distante, quando todas as gorduras eram consideradas más ou engordativas.

Recomendações feitas por profissionais de saúde e pelo governo, baseadas na relação entre gorduras e doenças cardíacas, foram apresentadas, primeiro, na década de 1950.[2] Desde então, a ênfase tem sido em diminuir especificamente as gorduras saturadas, e a mensagem geral diz para reduzir o consumo total de gorduras. Um dos objetivos de longo prazo do Comitê Nacional de Educação Nutricional do Reino Unido (NACNE, na sigla em inglês), grupo de trabalho que publicou um artigo discutindo as diretrizes nutricionais em 1983,[3] era escolher uma dieta com baixo teor de gordura que fornecesse "não mais que 30% da energia total dos alimentos proveniente de gordura".

Essa ênfase no total de gorduras e no "menos de 30%" deixou muitas pessoas pensando que "quanto menos, melhor", criando legiões de consumidores com fobia de gordura que evitaram não só a manteiga e as carnes gordurosas, como também os óleos vegetais, frutas secas e a

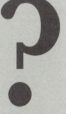

VOCÊ SABIA?

De acordo com o Escritório Nacional de Estatísticas do Reino Unido (similar ao IBGE), em 2005, uma em cada seis mortes de mulheres na Inglaterra e no País de Gales foi por doença cardíaca, a causa mais comum de morte no geral.

manteiga de amendoim. Essa foi uma fonte constante de frustração para especialistas como Cynthia, que sabia dos perigos de cortar demais a gordura e havia estudado os benefícios para a saúde dos óleos originados de plantas.

Mais recentemente, as diretrizes alimentares ficaram um pouco menos restritivas. Em 1994, o Comitê de Aspectos Médicos da Política Alimentar (COMA, na sigla em inglês) publicou o artigo "Nutritional Aspects of Cardiovascular Disease" [Aspectos nutricionais da doença cardiovascular] após uma revisão de novas pesquisas. O relatório recomendou que o total de gorduras fosse de 35% da energia alimentar, mas apresentava uma recomendação específica no sentido de diminuir as gorduras saturadas para menos de 11% da energia vinda dos alimentos.

O artigo reconheceu os benefícios dos peixes e gorduras originadas de vegetais, recomendando que a maioria do consumo de gorduras venha de ácidos graxos poli-insaturados e monoinsaturados.[4] Cynthia praticamente virou cambalhotas de felicidade quando leu isso, porque ela sabia que havia outras pesquisas empolgantes apoiando a ideia de que nem todas as gorduras eram iguais.

Gordura boa *versus* gorduras má

A gordura é uma fonte de energia importante na alimentação. Usada na produção das membranas celulares e de determinados hormônios, ela é fundamental para controlar a pressão sanguínea, a frequência cardíaca, a contração dos vasos sanguíneos, a coagulação sanguínea e o sistema nervoso. A gordura na alimentação ajuda o corpo a absorver vitaminas, como A, D, E e K. Mas nem todas as gorduras são iguais. Comer grandes quantidades do tipo errado de gordura é extremamente perigoso para a saúde. E diferenciar as gorduras boas das más não é tão fácil, a menos que você saiba onde procurar.

AS SAUDÁVEIS

■ GORDURA MONOINSATURADA (AGMI): permanece líquida na temperatura ambiente, mas pode começar a solidificar na geladeira.

■ GORDURA POLI-INSATURADA: permanece na forma líquida tanto na temperatura ambiente quanto na geladeira. Entre os

O ataque do "coma menos gordura!"

Estudos realizados entre a década de 1950 e a de 1970 indicaram que o alto consumo total de gorduras estava associado a um risco maior de doença cardiovascular (DCV). De acordo com a Fundação Britânica para o Coração, as doenças cardiovasculares permaneceram como causa principal de morte no Reino Unido ao longo desse período. Já nos anos de 1980-1990 os adultos britânicos obtiveram mais de 40% de sua energia total a partir da gordura dos alimentos.[5]

A mensagem para reduzir o consumo de gorduras funcionou — mas não muito. No ano 2000, essa porcentagem caiu, em ambos os sexos, para 38% da energia vinda dos alimentos. Porém, o consumo total de calorias não diminuiu e as calorias extras vieram dos carboidratos, fazendo com que a porcentagem de gordura na dieta diminuísse.

Você provavelmente se lembra de reportagens em que alimentos com baixo teor de gordura, variando de bolo a sorvete de iogurte, vendiam como água. Era quase impossível comprar comida sem levar algum tipo de produto com teor reduzido de gorduras ou sem qualquer gordura.

---

alimentos com alto teor de gorduras poli-insaturadas estão óleos vegetais, como óleos de cártamo, milho, semente de girassol e de soja.

- ÁCIDOS GRAXOS ÔMEGA-3: são um tipo excepcionalmente saudável de ácido poli-insaturado, encontrados principalmente em frutos do mar ricos em gordura como salmão, cavala e arenque. Se você acha melhor preencher a declaração do imposto de renda do que comer peixe duas vezes por semana (o consumo recomendado de frutos do mar para uma vida saudável), nozes, sementes de linhaça, óleo de semente de linhaça e, em menor grau, óleo de canola, que também contém ácidos graxos ômega-3.

AS NÃO SAUDÁVEIS

- GORDURAS SATURADAS: ficam sólidas ou semissólidas na temperatura ambiente e têm como exemplo aquela gordura da carne vermelha, assim como uma porção de manteiga. As gorduras saturadas são

Com tanta ênfase na gordura, a maioria das pessoas interpretou isso como sinal verde para comer grande quantidade de alimentos com baixo teor de gordura (como pacotes inteiros de biscoitos desse tipo, várias embalagens de balas ou litros de sorvete de iogurte). E, sim, as taxas de obesidade no Reino Unido começaram a disparar, aumentando em 13% em homens no início dos anos 1990 para 23% em 2005. E de 16% para 25% entre as mulheres no mesmo período.

As gorduras "boas" contra-atacam

OBVIAMENTE, A MENSAGEM QUE DIZIA "coma menos gordura" não era a resposta, e na década de 1990 os cientistas começaram a prestar atenção à teoria que dizia que comer quantidades moderadas de alguns tipos de gordura poderia na verdade proteger o organismo, uma ideia proposta pela primeira vez por um cientista da Universidade de Minesota, dr. Ancel Keys, em sua pesquisa chamada "Seven Countries Study" [Estudo dos sete países].[6]

Entre 1958 e 1970, Keys acompanhou grupos de homens com idades entre 40 e 59 anos em 18 áreas de sete países (EUA, Japão, Itália,

Gordura boa *versus* gorduras má

encontradas, principalmente, em alimentos de origem animal, mas três fontes vegetais também possuem alto teor de gorduras saturadas: óleo de coco, azeite de dendê e manteiga de cacau. Lembre-se de que é quase impossível levar o consumo de gorduras saturadas a zero. Até mesmo o azeite de oliva contém 2g de gorduras saturadas por colher de sopa.

■ GORDURAS TRANS: elevam o nível de colesterol LDL e diminuem o do HDL, aumentando o risco de doença cardíaca. Elas são, possivelmente, as gorduras mais odiadas que existem. Criadas quando empresas hidrogenaram óleos líquidos para aumentar a vida útil dos alimentos, elas são encontradas, principalmente, em produtos manufaturados e em praticamente todos os alimentos que contenham gordura vegetal. Procure as palavras "hidrogenado(a)" ou "parcialmente hidrogenado(a)" na lista de ingredientes para descobrir — e evitar — as mortais gorduras trans.

Grécia, Países Baixos, Finlândia e Iugoslávia). O estudo analisou a dieta dos homens, bem como fatores de risco de doenças (como níveis de colesterol no sangue e pressão sanguínea) e taxas de ocorrência de doenças. Foi o primeiro a olhar para as relações entre a alimentação e o surgimento de doenças em diferentes populações. O estudo foi importante por ter demonstrado o quanto a composição da alimentação poderia prever taxas de doenças coronarianas. A principal conclusão foi que, na verdade, o alto consumo de gorduras *não* estava associado a taxas mais altas de doenças cardíacas.

Uma região que se destacou na pesquisa foi Creta, a maior das ilhas gregas. Os cretenses apresentaram a taxa mais baixa de doença cardíaca entre todos os povos observados no "Estudo dos sete países", bem como a expectativa de vida mais alta, apesar de consumirem 37% de suas calorias vindas da gordura (a Finlândia e os EUA tiveram o maior número de mortes causadas por doenças cardíacas). Ao longo do estudo, Keys observou que a dieta dos cretenses era consistente. Eles consumiam os mesmos tipos de refeições gregas tradicionais que apreciam há séculos, contendo muitas frutas, vegetais (especialmente os verdes), frutas secas, feijões, peixes, quantidades moderadas de queijos e vinhos e pequenas quantidades de carne vermelha, leite, ovos, um pouco de grãos integrais e grandes quantidades de azeitonas e azeite de oliva, ambos ricos em AGMI. Os cretenses consomem, em média, 25 litros de azeite de oliva por pessoa a cada ano.

Viva o azeite de oliva!

As descobertas fascinantes realizadas em Creta colocaram o azeite de oliva no centro do palco e, finalmente, a ideia de que algumas gorduras são saudáveis começou a ser aceita. Vieram a seguir dezenas de estudos sobre a chamada dieta mediterrânea, que se concentraram no azeite de oliva e mostraram resultados surpreendentes. Um estudo grego concluiu que o uso exclusivo de azeite de oliva estava associado a uma probabilidade 47% menor de apresentar doenças cardiovasculares, mesmo após os ajustes feitos para o cálculo IMC, fumo, nível de atividade física, nível educacional, histórico familiar de doença cardíaca, hipertensão, colesterol alto e diabetes.[7] Outra pesquisa, publicada no *American Journal of Clinical Nutrition* no fim da década de 1990, observou os efeitos a longo prazo do consumo de azeite de oliva e os níveis de triglicerídeos num grupo de homens saudáveis.[8] O grupo do azeite de oliva reduziu significativamente os níveis de colesterol LDL.

Vários estudos controlados descobriram que o azeite de oliva pode diminuir o nível de LDL circulante ou impedir o endurecimento do colesterol. Isso é fundamental, pois esse endurecimento é o início do efeito dominó que leva a danos e doenças nas artérias. Contudo, à medida que mais estudos foram realizados, ficou claro que, embora o azeite de oliva seja incrivelmente saudável, boa parte de seu poder protetor está nos AGMIs, que também são encontrados em outras gorduras originadas de plantas, como frutas secas e abacates.

Com o tempo, as pesquisas começaram a mudar do azeite de oliva para os AGMIs, e descobriram que a proteção gerada por eles vai muito além do colesterol e de doenças cardíacas. Os AGMIs, agora, estão associados a taxas menores de diabetes tipo 2, síndrome metabólica, câncer de mama e inflamações, além de melhorarem a pressão sanguínea, o funcionamento do cérebro e do pulmão, manter peso corporal mais saudável e — você adivinhou — diminuir a gordura abdominal. Na verdade, quando Cynthia me mostrou a pilha de estudos publicados especificamente sobre os AGMIs, eu mal pude acreditar no que meus olhos viam — era pelo menos tão grossa quanto este livro. Então, para não sobrecarregá-la (e salvar algumas árvores), citarei alguns dos estudos mais importantes. Acho que este resumo vai ajudá-la a ver por que estamos tão encantadas com os AGMIs.

AGMIs protegem o coração

■ Cientistas franceses testaram os efeitos de substituir alguns carboidratos na alimentação por AGMIs, sem reduzir calorias. Eles descobriram que a dieta rica em AGMIs teve efeitos melhores nos níveis de triglicerídeos no sangue e outros indicadores de doenças cardiovasculares.[9]

■ Pesquisadores do Hospital Johns Hopkins nos EUA compararam os efeitos de três dietas saudáveis com consumo reduzido de gorduras saturadas na pressão sanguínea e no nível de gordura no sangue ao longo de seis semanas, sem permitir a perda de peso.[10] A primeira dieta era rica em carboidratos, a segunda, rica em proteínas (com aproximadamente metade delas vindas de plantas), a terceira, rica em AGMIs. Eles descobriram que as dietas ricas em proteínas e AGMIs diminuíram a pressão sanguínea, melhoraram os níveis de gordura no sangue e reduziram o risco estimado de doença cardiovascular.

■ Professores da Universidade do Estado da Pensilvânia, nos EUA, compararam o perfil de risco para doenças cardiovasculares de uma dieta norte-americana média com quatro dietas com baixo nível de colesterol: um programa da American Heart Association/National Cholesterol Education Step II [Associação Norte-americana para o Coração/Educação Nacional para o Colesterol Etapa II] e três dietas ricas em AGMIs.[11] A dieta Step II e todas as dietas ricas em AGMIs diminuíram o colesterol total em 10% e o colesterol LDL em 14%. As dietas ricas em AGMIs também diminuíram a concentração de triglicerídeos em 13% (enquanto que a dieta Step II aumentou esse nível em 11%) e não diminuiu o colesterol HDL "bom" (a dieta Step II diminuiu o HDL em 4%).

■ Cientistas da Universidade de Barcelona, na Espanha, compararam os efeitos a curto prazo de duas dietas mediterrâneas *versus* uma dieta pobre em gordura nos indicadores de risco cardiovascular.[12] Comparando com a dieta pobre em gordura, as alterações médias na glicose no sangue, pressão sanguínea e colesterol foram significativamente melhores tanto na dieta mediterrânea baseada em azeite de oliva e rica em AGMIs quanto nos grupos de dieta mediterrânea baseada em frutas secas e ricas em AGMIs.

A pesquisa sobre os AGMIs e a saúde do coração é tão convincente que muitos países adotaram uma quantidade diária de AGMI como parte do protocolo científico padrão para prevenir e gerenciar o risco de doenças cardiovasculares. Atualmente, no Reino Unido, as recomendações de AGMI, em geral, são calculadas pela diferença num nível de 12% da energia total obtida dos alimentos, já contados os níveis de ácidos graxos saturados e poli-insaturados. Apesar disso, as vantagens do AGMI são reconhecidas como tendo potencial benéfico a longo prazo, e as diretrizes recomendam a substituição parcial de gorduras saturadas por AGMIs.

Os AGMIs afastam o diabetes tipo 2

■ Pesquisadores espanhóis estudaram os efeitos de três dietas de manutenção do peso no metabolismo dos carboidratos e gorduras e nos níveis de insulina em indivíduos com sobrepeso, atribuindo-lhes aleatoriamente dietas de 28 dias ricas em gorduras insaturadas, gorduras monoinsaturadas (AGMIs) ou carboidratos.[13] Os níveis da glicose em jejum caíram tanto nas dietas ricas em AGMI quanto nas ricas em carboidrato, mas a dieta rica em AGMI também melhorou a sensibilidade à insulina e aumentou o nível de colesterol HDL.

■ Na Universidade de Indiana, nos EUA, cientistas trataram pacientes de diabetes tipo 2 com uma dieta para redução de peso rica em AGMI ou uma dieta de baixo teor de gordura e rica em carboidratos a fim de perder peso por um período de seis semanas.[14] Os dois grupos perderam peso, mas o grupo do AGMI teve uma diminuição maior no colesterol total e no nível de triglicerídeos, bem como uma queda menor no colesterol HDL — e esses resultados se mantiveram mesmo após o grupo ter obtido permissão para retornar ao peso anterior.

Os AGMIs diminuem o risco de síndrome metabólica

■ Pesquisadores do departamento de medicina da Universidade de Colúmbia, em Nova York, estudaram 52 homens e 33 mulheres com síndrome metabólica (definida como qualquer combinação de colesterol HDL baixo, triglicerídeos altos ou insulina alta).[15] Ao longo de sete semanas eles receberam aleatoriamente uma dieta típica ocidental, com 36% de calorias vindas de gorduras, ou duas dietas adicionais, nas quais 7% das calorias das gorduras saturadas eram substituídas por carboidratos ou AGMIs. Eles descobriram que o colesterol LDL foi reduzido nas duas dietas pobres em gorduras saturadas, mas os AGMIs protegeram o HDL e diminuíram os triglicerídeos, que eram significativamente mais altos na dieta rica em carboidratos.

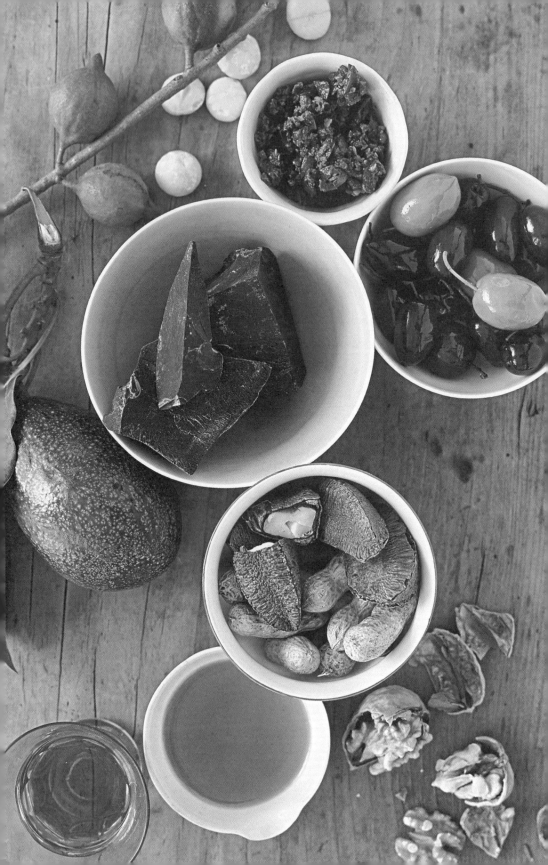

ESCOLHA O SEU AGMI

Esses alimentos maravilhosos repletos de gorduras monoinsaturadas podem ajudá-la a ter uma vida longa e saudável, com menos gordura abdominal. Além disso, os AGMIs também fornecem vários outros nutrientes benéficos. Veja as principais fontes de AGMIs:

1. Óleos: Os benefícios para a saúde dos óleos recomendados pela *Dieta da barriga zero* (canola, cártamo, gergelim, soja, nozes, semente de linhaça, semente de girassol, amendoim e azeite de oliva) são diferentes, dependendo da noz, semente ou fruta de onde foram retirados. Os óleos de semente de linhaça e de nozes são ricos em ácido alfalinolênico, que seu corpo converte em ácidos graxos ômega-3. O azeite de oliva extravirgem possui fortes propriedades antibacterianas e pode até mesmo matar a *H. Pylori*, a bactéria que causa a maioria das úlceras pépticas e alguns tipos de câncer de estômago.[16] Além disso, o azeite de oliva contém fitoquímicos chamados polifenóis, que também ajudam a prevenir doenças cardiovasculares e câncer e reduzem inflamações no corpo. Já os óleos de canola, gergelim, semente de girassol e cártamo são todos ricos em vitamina E.

2. Azeitonas: Além dos AGMIs, as azeitonas são excelente fonte de ferro, vitamina E, cobre (mineral que protege os nervos, a tireoide e o tecido conjuntivo) e fibras (para regular o sistema digestivo, ajudar a controlar os níveis de açúcar e gerenciar o colesterol no sangue).

3. Nozes e sementes: Como acontece com os óleos, os benefícios das nozes e sementes da *Dieta da barriga zero* para a saúde são diversos e variados. As sementes de girassol são uma ótima fonte de ácido linoleico.

Num estudo recente, mulheres com o maior consumo de ácido linoleico apresentavam um risco 23% menor de doenças cardíacas, comparado com as mulheres de consumo mais baixo.[17] Os ácidos graxos ômega-3 nas nozes foram associados à proteção contra inflamações, doenças cardíacas, asma e artrite, e melhora a função cognitiva. Além disso, provou-se que pistache ajuda a manter a pressão sanguínea baixa em situações de estresse. No geral, frutas secas e sementes são boas fontes de vários nutrientes fundamentais, como proteínas, fibras, ferro, zinco, magnésio, cobre e as vitaminas B e E.

4. Abacates: Têm bastante luteína, que ajuda a manter olhos saudáveis, bem como betassitosterol, um esterol natural das plantas que pode ajudar a controlar o colesterol. Provou-se que acrescentar abacate a saladas e molhos mais que dobra a absorção de carotenoides, antioxidantes associados a um baixo risco de doenças cardíacas e degeneração macular, a principal causa de cegueira.[18] Os abacates também são ricos em fibras, vitamina K (que ajuda o sangue a coagular), potássio (regula a pressão sanguínea) e folatos, que protegem o coração.

5. Chocolate amargo: É rico em flavonoides e proantocianinas, que aumentam o nível de HDL, o bom colesterol. E ainda contém substâncias naturais que ajudam a controlar os níveis de insulina e a relaxar os vasos sanguíneos, evitando a pressão alta, e fornece minerais importantes, como cobre, magnésio, potássio, cálcio e ferro.

Os AGMIs reduzem inflamações

RESUMIDAMENTE, as inflamações são respostas do nosso sistema imunológico ao estresse, lesões ou doenças, sendo um notório gatilho para o envelhecimento prematuro e várias doenças. Porém, os AGMIs são eficazes para apagar suas "chamas".

■ Um estudo espanhol concentrou-se num grande grupo de homens e mulheres com alto risco de doenças cardiovasculares[19] e descobriu que o consumo de determinados alimentos mediterrâneos, como o azeite de oliva extravirgem, rico em AGMI, e frutas secas, estava associado a menores concentrações de marcadores inflamatórios no sangue.

■ Uma pesquisa italiana observou o efeito de uma dieta ao estilo mediterrâneo nos marcadores inflamatórios de pacientes com síndrome metabólica.[20] Ao longo de três anos, os pesquisadores atribuíram aleatoriamente a quase 200 homens e mulheres com síndrome metabólica uma dieta ao estilo mediterrâneo: rica em grãos integrais, frutas, vegetais e frutas secas repletos de AGMI e azeite de oliva ou uma dieta "prudente" composta de 50% a 60% de carboidratos, 15% a 20% de proteínas e 30% ou menos de gorduras. Após dois anos, os pacientes que seguiram a dieta ao estilo mediterrâneo, que consumiram mais gramas totais de AGMI e fibras por dia, tiveram uma diminuição maior no peso corporal médio. A dieta rica em AGMI também reduziu significativamente as concentrações no sangue dos marcadores inflamatórios e diminuiu a resistência à insulina.

Os AGMIs diminuem o risco de câncer de mama

■ Num estudo publicado pela revista *Archives of Internal Medicine*, cientistas do departamento de epidemiologia médica do Instituto Karolinska, em Estocolmo, Suécia, analisaram dados de 61.471 mulheres com idades entre 40 e 76 anos de duas regiões na Suécia central, que não tinham qualquer diagnóstico prévio de câncer de mama.[21] Após acompanhá-las ao longo do tempo e avaliar tanto a alimentação quanto a incidência de câncer de mama, eles descobriram uma associação inversa entre os AGMIs e o risco de câncer de mama. Houve uma redução de 45% no risco de desenvolver câncer de mama para cada aumento de 10 gramas no consumo diário de AGMIs.

Os AGMIs mantêm seu cérebro saudável

■ Pesquisadores do departamento de geriatria do Centro para o Envelhecimento do Cérebro na Universidade de Bari, na Itália, reuniram-se para estudar a relação entre a dieta e mudanças relacionadas à idade nas funções cognitivas. Eles analisaram uma amostra de 5.632 pessoas entre 65 e 84 anos de idade em oito regiões da Itália,[22] usando uma bateria de testes padronizados para avaliar a função cognitiva, a atenção seletiva e a memória, bem como a dieta dos indivíduos, e descobriram que quem consumiu a maior porcentagem de calorias dos AGMIs foi mais protegido contra o declínio cognitivo.

■ Outro estudo italiano, liderado por cientistas na Unidade de Memória do mesmo centro, investigou o papel da alimentação no declínio cognitivo relacionado à idade (DCRI), estudando uma população idosa no sul da Itália que consumia uma típica dieta mediterrânea. Eles também concluíram que o alto consumo de AGMIs evitava o DCRI.

Os AGMIs fazem você viver mais

■ Vários estudos analisaram a ligação entre o consumo de AGMIs e a expectativa de vida. Um acompanhamento de oito anos e meio feito pelo Estudo Longitudinal Italiano sobre o Envelhecimento investigou o possível papel dos AGMIs e outros alimentos na proteção contra a morte por qualquer causa.[24] Entre os indivíduos sem demência, com idades de 65 a 84 anos, os cientistas descobriram que o alto consumo de AGMIs estava associado a um aumento na taxa de sobrevivência, e esse efeito não foi encontrado em nenhum outro grupo alimentar pesquisado.

Os AGMIs atacam diretamente a gordura abdominal

■ Um estudo de 2007 publicado na revista norte-americana *Diabetes Care* descobriu que uma dieta rica em AGMIs evitava a distribuição de gordura na região central do corpo, comparado com uma dieta rica em carboidratos e gorduras saturadas do mesmo nível calórico.[25]

■ Pesquisadores australianos atribuíram aleatoriamente a homens com sobrepeso várias dietas de quatro semanas com mesmo nível calórico e diferentes quantidades de gorduras saturadas, monoinsaturadas e poli-insaturadas. A dieta rica em AGMIs resultou em maior diminuição do peso corporal total e da gordura corporal. Os autores concluíram que uma dieta rica em AGMIs pode levar a uma perda significativa de peso corporal e massa gordurosa, sem alterar o consumo de calorias totais ou de gorduras.

■ Outro estudo australiano comparou a queima de gordura corporal pós-refeição depois de dois cafés da manhã: um com as gorduras saturadas da nata do leite e outro com AGMIs do azeite de oliva.[26] O grupo dos AGMIs teve uma queima de gordura significativamente maior nas cinco horas após o café da manhã com AGMIs, especialmente nos indivíduos com maior quantidade de gordura abdominal.

O outro antídoto contra a gordura abdominal: atitude

Obviamente, *A dieta da barriga zero* não diz respeito apenas à comida. Antes de chegarmos ao plano alimentar quero que você entenda o único fator que será crucial para realizar o sonho da barriga zero: o seu estado mental. Suas emoções, nível de estresse e imagem corporal têm um papel crucial em como e quando você come — e até em como e onde você ganha peso. É isso mesmo, o seu estado emocional pode fazer com que você armazene gordura na barriga. No próximo capítulo vamos explorar profundamente essa ligação entre a mente e a barriga e revelar o segredo para ter sucesso na *Dieta da barriga zero*. Por ora vamos nos deleitar com o glorioso conhecimento de que zerar sua barriga pode ser tão fácil quanto borrifar azeite de oliva na sua próxima salada, passar manteiga de amendoim num biscoito e — ah, sim — lamber chocolate derretido dos seus dedos.

OUSADIA COM A SASS

"Experimente o meu AGMI favorito"

Eu mantenho uma variedade de AGMIs no escritório o tempo todo, mas tem um tipo que jamais deixo faltar: sementes de abóbora torradas, minhas favoritas. Adoro comê-las, uma a uma. É impressionante o tempo que se leva para comer duas colheres de sopa quando você come uma após a outra em vez de engolir um punhado por vez. Quando as quebro com os dentes, às vezes posso sentir o óleo escorrer um pouco — isso ocorre porque sementes de abóbora não são tão "carnudas" quanto as amêndoas, por exemplo, então o óleo fica menos disperso ao longo da semente.

Cynthia

LEIA UMA HISTÓRIA DE SUCESSO DA BARRIGA ZERO

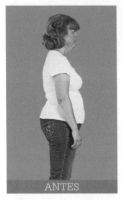
ANTES

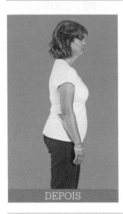
DEPOIS

Diane Kaspareck

IDADE: 52

QUILOS PERDIDOS:

3

EM 32 DIAS

CENTÍMETROS PERDIDOS NO TOTAL:

15,9

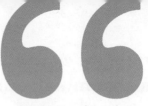

Para mim, descobrir que a revista *Prevention* faria um chamado para participar de sua *Dieta da barriga zero* veio na hora certa e foi uma bênção completamente inesperada", revela Diane Kaspareck. A enfermeira de 52 anos, que também já sobreviveu a um câncer, classifica a experiência com a doença como o momento que redefiniu sua vida. Ao chegar ao quinto aniversário de diagnóstico, ela decidiu: "É hora de deixar de lado essa identidade de *sobrevivente* e seguir com a vida."

Parte dessa decisão consistia em seguir a *Dieta da barriga zero*. "Foi justamente nessa época que fiquei sabendo da dieta", relembra, "então decidi dar a mim mesma um presente de aniversário de cinco anos sem câncer." Seu objetivo era melhorar a saúde, perder o excesso de peso e devolver seu corpo a um estado de equilíbrio. "Foi uma das poucas vezes na vida que fiz algo *exclusivamente* para mim."

No primeiro fim de semana de dieta, Diane despachou o marido e o filho para a praia e ficou sozinha em casa a fim de se concentrar no plano alimentar. "Percebi que ele tem uma curva de aprendizado, então comecei de forma bem metódica, comprando os alimentos, preparando as refeições e sentando-me sozinha para apreciá-las. Também decidi passar a caminhar todos os dias, e foi assim que tudo começou."

"É interessante", constata, "à medida que você começa a lidar com os problemas de saúde e começa a dar tudo certo em relação a isso, você passa a se cuidar melhor. Fica mais conectada a si mesma de várias formas. Até o estado mental fica melhor. A vida não parece tão complicada, talvez porque você tenha mais disposição."

Diane ficou exultante com esse ânimo recém-descoberto. Antes, ela costumava chegar do trabalho e se jogar no sofá para ver TV à tarde. "E era isso — minha noite tinha acabado. Andava cansada e talvez até um pouco deprimida." Agora, tudo mudou. A comida e a perda de peso lhe deram disposição para sair à noite e querer cada vez mais. "É como se eu tivesse reconquistado seis horas por dia da minha vida", comenta.

"Eu sei que é só uma dieta, mas eu me sinto tão bem... E estou muito mais feliz. O câncer tira o controle da sua vida, mas agora eu me sinto diante de algo que posso controlar. Meu corpo está realmente equilibrado, no sentido nutricional, e estou mais calma e relaxada — como se nada assustador fosse pular do guarda-roupa e vir em minha direção."

Diane perdeu apenas três quilos nos primeiros 32 dias da *Dieta da barriga zero*, mas sua massa muscular e o percentual de gordura mudaram. Ela acha bom perder peso lentamente. "Se quero perder mais? Claro", afirma ela, decidida. "Mas eu percebi o quadro como um todo, é assim que funciona: não se ganha ou perde peso da noite para o dia. Eu realmente sinto que conquistei novos hábitos fabulosos que ficarão comigo para sempre. E vou continuar na dieta até sumir com cada um dos quilos que resolvi perder."

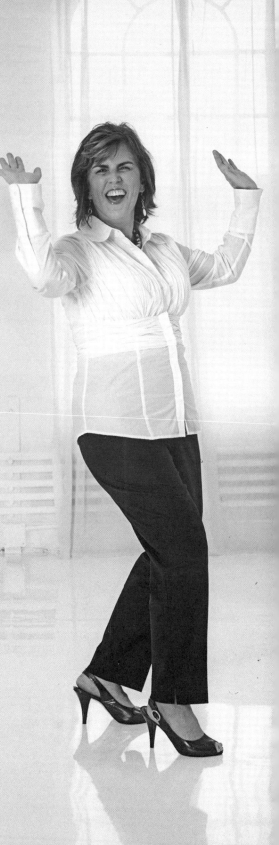

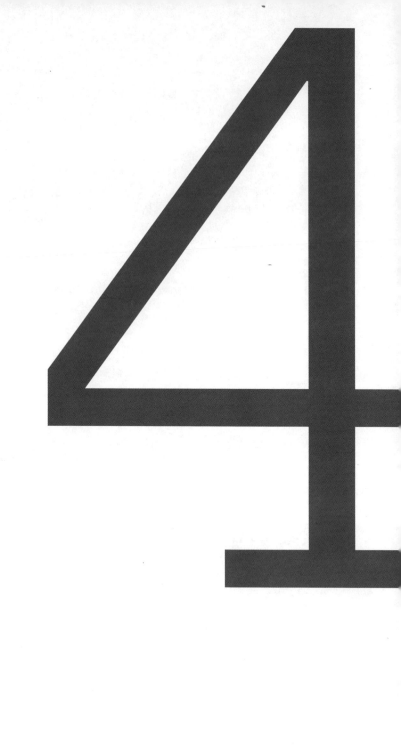

A LIGAÇÃO
ENTRE A MENTE
E A BARRIGA

A RELAÇÃO ENTRE A MENTE E O CORPO é bastante profunda. Compreender como eles trabalham é fundamental para conseguir cumprir a meta de perder peso — ou qualquer objetivo na vida. Por quê? Pense no papel que suas emoções, atitudes e sentimentos têm no que, quando e quanto você come.

Eu me lembro claramente do dia em que descobri o quanto minha relação com a comida é profundamente afetada pela minha imagem corporal. Lá na década de 1980, tudo girava em torno do espelho. Eu tinha acabado de me mudar para o meu primeiro apartamento, e como precisava fazer aquela inspeção rápida para garantir que minha saia não estivesse presa na calcinha antes de sair de casa, comprei um espelho de corpo inteiro e o encostei na parede.

No mês seguinte, eu sorria feliz da vida com a imagem alta e magra que via toda manhã. Perguntando-me se tinha perdido magicamente alguns quilos na mudança, eu me pesei na balança da academia. Não, não havia perdido nada. Mas, minha nossa, como eu me sentia magra! Estava tão motivada pelo rumo que minha vida tomava que nas semanas seguintes decidi manter esse ritmo saudável. Passei a comer mais, em porções menores, evitei sobremesas e comi menos doces no trabalho.

Então, eu finalmente consegui pendurar o espelho na parede adequadamente. Foi quando descobri que encostar o espelho numa parede, com o fundo do vidro mais perto de você do que o topo, faz seu reflexo parecer mais alto e magro. Quando pendurei o espelho e me virei para ver o resultado, dei de cara com a dura realidade. O que eu via não era "gorda", apenas levemente menos *magra*. Ainda assim, foi um golpe e tanto na confiança que tinha em relação ao meu corpo. Fui direto para o McDonald's e comprei um Big Mac. É sério.

Anos de experiência falando com mulheres que experimentaram várias dietas mostram que atitude, emoções, pensamentos, sentimentos e praticamente tudo relacionado à mente influenciam nos alimentos que você escolhe comer e na forma como você os consome. É por isso que *A dieta da barriga zero* envolve sua mente tanto quanto as suas papilas gustativas. O sucesso só virá se o seu cérebro embarcar no projeto.

Pare de comer de forma emocional

Psicologicamente falando, seu apetite é controlado por sinais bioquímicos que dizem ao cérebro que você está faminta e precisa comer ou está satisfeita e pode parar. O problema é que todas nós aprendemos a ignorar esses sinais. Comemos não só quando estamos com fome, mas também quando estamos felizes, tristes, relaxadas ou ansiosas.

Para controlar esse ato de comer de forma emocional é preciso entender por que você faz isso. Para começar, muitos de nós fomos condicionados a acreditar que a comida pode proporcionar conforto (lembra-se de ganhar um pirulito após tomar uma injeção no consultório médico ou farmácia?). E realmente conforta, pelo menos a curto prazo. Já adultos, muitos de nós recorremos à comida para aliviar sensações de estresse. Beliscar é uma resposta comum ao tédio, à ansiedade, à raiva e, sim, à solidão. (Sou conhecida por apelar para colheradas de manteiga de amendoim quando enfrento um bloqueio criativo.)

Para muitos de nós, depois de anos comendo para resolver tudo, *menos* um estômago vazio, significa que precisamos reaprender como é sentir fome de verdade. Embora geralmente não reconheçamos, a linha entre a fome emocional e a fome *real* é bem clara. Pesquisadores norte-americanos identificaram cinco maneiras de diferenciá-las:[1]

1. A fome emocional chega de repente, enquanto a fome física é gradual.
2. A fome física é sentida abaixo do pescoço (estômago roncando), enquanto a fome emocional é sentida acima do pescoço (desejo de comer sorvete).
3. Quando só um tipo de comida, por exemplo, pizza ou chocolate, atende a sua necessidade, sua "fome" veio da emoção. Quando o corpo exige combustível, você fica mais aberto a outras opções alimentares.
4. A fome emocional exige ser satisfeita imediatamente. A fome física pode esperar.
5. A fome emocional deixa um rastro de culpa. A fome física, não.

Reconhecer esses sinais pode ajudar a distinguir uma necessidade emocional de comida de uma física. Da próxima vez que tiver um desejo, experimente isso: ignore os sinais vindos do pescoço para cima. Você está fisicamente faminto? Pergunte-se o que está sentindo emocionalmente e como pode balancear essas necessidades mentais (em comparação com a necessidade física).

A verdadeira cura para o ato de comer de forma emocional é desenvolver estratégias eficazes para lidar com as emoções, em vez de simplesmente procurar paliativos. Veja um exemplo: quando você está triste e tem desejo de comer sorvete, limpar o armário pode afastá-la da geladeira, mas não vai exorcizar a sensação de melancolia. Geralmente, nós não conseguimos dar os seguintes passos cruciais: primeiro, identificar as emoções que estamos sentindo e, segundo, *senti-las*. Se você está triste, assista a um dramalhão e permita-se cair em lágrimas. Ou telefone para uma amiga que seja uma boa ouvinte nessas ocasiões. Vivenciar a emoção em vez de evitá-la é a melhor forma de libertar-se do desejo de comer.

Trate do fator estresse

QUANDO CIENTISTAS ESTUDAM o estresse, sempre diferenciam dois tipos: *agudo*, ou de curto prazo, e *crônico*, ou de longo prazo. Um exemplo de estresse *crônico* seria ter um emprego do qual você não gosta, mas sente que não pode se demitir. Quer um exemplo de estresse *agudo*, ou de curto prazo? Pode ser algo comum como estar atrasado para uma reunião ou tão ameaçador quanto quase ser atropelado por um carro.

Lá na Idade da Pedra, a sobrevivência da nossa espécie dependia da capacidade de responder instantaneamente a estresses de longo prazo, como ser caçado por predadores. Hoje em dia, nós ainda somos equipados com um mecanismo de alerta de disparo imediato que se sobrepõe a nossa mente racional numa emergência ou quando nos sentimos ameaçados. Nós chamamos isso de resposta de luta ou fuga, e não faz diferença se o fator causador do estresse é uma fera selvagem ou um chefe impaciente. Veja como funciona.

A BIOLOGIA DO ESTRESSE AGUDO

As respostas ao estresse começam no sistema nervoso. O sistema nervoso central (SNC) responde aos comandos dados pela mente consciente, enquanto que o sistema nervoso autônomo (SNA) funciona independente de qualquer comando. Se você decidir, por exemplo, tirar uma foto de um amigo com o celular, o SNC põe para funcionar todos os atos necessários para realizar a tarefa, de ter a ideia até apertar o botão para tirar a foto. Enquanto isso, você continuará a respirar (sem ter que pensar nisso), e seu corpo continuará seu trabalho de digerir alimentos, bombear sangue e defender-se de bactérias maléficas. O seu SNA governa essas funções, operando sem um só pensamento ou ação consciente de sua parte.

Há duas ramificações no SNA: o sistema nervoso simpático (SNS) e o sistema nervoso parassimpático (SNP). O primeiro deixa você alterado, o segundo, relaxado. Digamos, por exemplo, que você esteja atravessando uma rua movimentada e vê um carro descontrolado vindo direto em sua direção. Você não dá a ordem consciente para o coração funcionar mais rápido e bombear mais sangue para seus músculos, de modo que eles possam reagir com mais força para fazer você sair do caminho. Você apenas pula, naturalmente, para a beira da calçada. Nesse mero milissegundo seu cérebro percebe a ameaça e ativa o SNS com força total. Veja o que acontece a seguir:

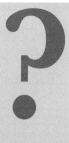

VOCÊ SABIA

Pesquisadores num estudo norte-americano que analisou 1.800 adultos em dieta descobriram que os indivíduos que se pesavam todos os dias perderam em média cinco quilos ao longo de dois anos, enquanto que as pessoas que se pesavam apenas uma vez por semana perderam em média dois quilos.[2]

> **VOCÊ SABIA?**
>
> Certos alimentos podem ajudar a diminuir o estresse. Uma pesquisa que pediu a participantes que analisassem a relação entre comida e estado de espírito descobriu que aumentar o consumo de água, vegetais, frutas, peixe, frutas secas e grãos integrais, bem como diminuir o consumo de açúcar, cafeína e álcool, têm um impacto dramático na redução do estresse.[3]

- O hipotálamo no cérebro envia uma mensagem para suas glândulas suprarrenais perto dos rins, que bombeiam os hormônios adrenalina e cortisol (saberemos mais sobre eles em breve).
- A adrenalina aumenta os batimentos cardíacos para o dobro do normal, enviando sangue extra para o cérebro, bem como para os principais músculos dos braços e das pernas — para que você tenha mais facilidade de se desviar do carro em movimento.
- A memória fica mais afiada.
- O sistema imune entra em alerta, caso seja necessário lutar contra uma infecção oriunda de uma lesão iminente.
- As artérias ficam mais estreitas de modo que, se você for ferido, perderá menos sangue.
- Artérias mais estreitas causam aumento na pressão sanguínea.
- As pupilas se dilatam e a visão fica mais apurada.
- O sistema digestivo funciona mais lentamente.
- A produção de insulina é reforçada, sobrepujando os sinais da adrenalina para queimar gordura estimulando o corpo a armazená-la para necessidades futuras.

Tudo isso acontece para fazer você sair da frente daquele carro que está vindo a toda velocidade na sua direção — e, num passado distante, para permitir que nossos ancestrais fugissem daquele tigre de dentes de sabre faminto, evitando virar almoço. Quando a ameaça imediata termina, o estresse de curto prazo acaba junto. É quando o SNP entra em ação, liberando hormônios calmantes e fazendo o corpo voltar ao equilíbrio.

O ALTO PREÇO DO ESTRESSE CRÔNICO

AO CONTRÁRIO DO ESTRESSE AGUDO, que tem um início e um fim, o estresse crônico é contínuo. Quando o seu casamento está em crise, seu filho tem problemas na escola, você finalmente conseguiu aquela promoção e sua carga de trabalho dobrou, seus pais idosos subitamente precisam de muito mais cuidado — ou tudo isso acontece ao mesmo tempo! —, é o estresse crônico. O problema é que o seu corpo ainda reage como se esses estresses fossem agudos, embora — e esta é uma diferença importante — não haja período de calma. O SNS apenas continua a funcionar, mantendo você num estado de excitação psicológica como se a sua vida estivesse em perigo 24 horas por dia, sete dias por semana. Quanto mais o sistema de resposta ao estresse do seu corpo for ativado, mais difícil será desligá-lo. E este é um grande problema, considerando que de 60% a 90% das doenças são relacionadas ao estresse. Veja como se dá a ligação entre o estresse e a saúde.

Em momentos de estresse, as glândulas suprarrenais secretam cortisol em abundância. Normalmente, o papel do cortisol consiste em *regular* a pressão sanguínea, o funcionamento cardiovascular e o metabolismo. Seu corpo pode facilmente lidar com o pico ocasional de cortisol causado por um momento de estresse agudo — não há qualquer problema nisso. É quando o estresse se torna crônico e um fluxo constante de cortisol começa a fluir na corrente sanguínea que tudo começa a se complicar. Muito cortisol enfraquece o sistema imunológico, põe o coração para trabalhar em excesso e aumenta a pressão sanguínea. Ter um nível constantemente alto de hormônios do estresse circulando também afeta o funcionamento do cérebro de forma adversa, especialmente a memória. E o cortisol em excesso também pode interferir nos neurotransmissores que fazem você se sentir bem, como a dopamina e a serotonina, tornando você mais vulnerável à depressão.

O cortisol e a gordura abdominal

NÃO SE PREOCUPE, eu não me esqueci do motivo que trouxe você até aqui. Este é um livro sobre gordura abdominal, então, vamos voltar nossa atenção, agora, para o cortisol e sua afinidade com a barriga. Pesquisas mostraram que o cortisol não só estimula o apetite como também induz especificamente desejos por açúcar e gordura — os "combustíveis" que queimam mais facilmente. Isso ajuda a explicar porque muitos de nós comemos quando estamos estressados e também lança uma luz sobre o motivo por que pegamos o pote de sorvete em vez de uma bela e suculenta maçã.

Sinais de estresse crônico

- Dores de cabeça
- Problemas frequentes de estômago, indigestão, diarreia e mudanças de apetite
- Sensação de estar prestes a chorar
- Tensão muscular
- Aperto no peito e sensação de falta de ar
- Sentir-se nervosa ou triste
- Sentir-se irritável
- Ter problemas no trabalho ou em seus relacionamentos normais
- Distúrbios do sono: insônia ou hipersônia (dormir demais)
- Apatia (falta de interesse, motivação ou disposição)
- Fadiga física ou mental
- Doenças frequentes
- Urticária ou erupções cutâneas
- Ranger de dentes
- Sentir-se tonta ou fraca
- Zumbido nos ouvidos
- Atraso ou falhas no ciclo menstrual; TPM anormalmente grave ou sintomas da menopausa

VOCÊ SABIA ?

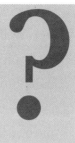

De acordo com um estudo da Universidade de Helsinque feito com 7 mil adultos, os que trabalhavam regularmente além do horário apresentaram probabilidade maior de ganhar peso no ano anterior. Isso pode ter acontecido devido ao estresse do trabalho e seu papel na produção de cortisol ou simplesmente devido à falta de tempo para comer de modo saudável e fazer exercícios físicos.[4]

Mas aqui está o fator principal: o cortisol também sinaliza para o corpo *armazenar* gordura na região central, ao redor dos órgãos. Isso mesmo, na barriga. É a forma de a natureza garantir que os recursos estejam prontos e facilmente disponíveis para serem usados como combustível quando o corpo precisar deles para preservar a vida ou, por exemplo, enfrentar a fome. Tudo isso faz ainda mais sentido quando se leva em conta que a gordura abdominal tem maior suprimento de sangue (para que o cortisol chegue mais rapidamente até lá) e mais receptores para o cortisol.

Você *pode* assumir o controle!

Depois dos momentos mais assustadores da minha vida — recital de piano aos 9 anos, competição de ginástica aos 12, primeira aparição na televisão aos 25 —, minha mãe sempre disse, para minha grande surpresa, que eu não parecia nem um pouco nervosa. Se ela soubesse o que estava me acontecendo por dentro! Quando fiquei mais velha, aprendi alguns métodos testados e comprovados para lidar com as pressões diárias de gerenciar uma revista, criar minhas filhas e lidar com centenas de outros projetos, como escrever este livro. Minha principal tática é distribuir muita gratidão para o melhor marido e a melhor babá do mundo. Após fazer isso, pratico exercícios físicos regularmente, rio bastante pelo menos uma vez por dia e faço questão de dizer as palavras "Tenho muita sorte de ter você" para o meu marido, Steve, e minhas filhas, Sophia e Olivia, sempre que posso.

Essas táticas me dão foco, perspectivà e ajudam a manter a calma (quase sempre!). Para mim, é fácil dizer que você deve reduzir o estresse "encontrando um hobby" ou "pedindo aos filhos para lavar a louça com mais frequência", mas essas sugestões realmente ajudam? Uma colega escreve um diário de gratidão todos os dias. Meu marido navega de caiaque no lago mais tranquilo que consegue encontrar. Outra amiga, editora, medita todas as manhãs — uma ideia que eu adoro, mas uma atividade que não consigo fazer... (ainda estou trabalhando nisso). A questão é: como as suas fontes de estresse são pessoais, as formas pelas quais você combate seus efeitos também devem ser específicas para o seu caso.

Porém, pesquisadores estudaram certos comportamentos que serão úteis para a maioria das mulheres que tenta gerenciar uma vida atarefada, evitar a ansiedade e encontrar a felicidade. Essas sete estratégias para matar o estresse não só ajudarão você a sentir-se calma e viver uma existência mais relaxante, como vão impedir o ganho de peso induzido pelo estresse. Use essa lista como kit de ferramentas. Quanto mais ferramentas você usar, maiores serão os benefícios.

Fique calma! Sete estratégias para acabar com o estresse

1. DURMA MAIS. Diários escritos na virada do século XX, antes de a luz elétrica se tornar comum, mostram que as pessoas geralmente dormiam por volta de nove horas por noite. Dá para imaginar isso? Hoje em dia a maioria de nós tem sorte se conseguir dormir sete horas. Isso não só cansa como pode deixá-la estressada — e gorda. Privar-se de descanso constantemente sujeita seu corpo a um nível constante de estresse elevado. A falta de sono gera um nível reduzido de leptina, uma proteína que

regula a gordura corporal e aumenta a grelina, que estimula o apetite. Sendo assim, não dormir o suficiente faz o corpo armazenar gordura, diminui o metabolismo e leva você a querer comer mais. O corpo precisa de tempo suficiente para descansar a fim de revitalizar e reabastecer suas reservas. Isso é verdadeiro para quem está de dieta, pois se você tiver qualquer tipo de privação de sono fica muito mais difícil obter a energia física e mental para se concentrar em qualquer dieta *ou* programa de exercícios físicos. Eu recomendo: se você não fizer mais nada dessas estratégias, coloque "conseguir uma boa noite de sono" no topo da lista de coisas a fazer para obter uma *barriga zero*.

■ **Durma de meias.** O aquecimento instantâneo fornecido pelas meias expande os vasos sanguíneos e permite que seu corpo transfira calor do centro para as extremidades, resfriando-se levemente. Isso induz ao sono, diz o dr. Phyllis Zee, diretor de distúrbios do sono na Escola Feinberg de Medicina da Universidade Northwestern, nos EUA. Se você usa uma antiquada touca de dormir, pode obter o mesmo resultado.[6]

■ **Mantenha sua agenda.** Quem segue uma rotina regular relata menos problemas de sono do que as pessoas que têm estilo de vida mais imprevisível, de acordo com um estudo do Centro Médico da Universidade de Pittsburg. Ter horários fixos sincroniza o ritmo corporal e o ciclo sono-vigília, explica o dr. Lawrence Epstein.[7]

Nem todo estresse faz mal

Acredite se quiser, mas alguns tipos de estresse agudo são benéficos. Pesquisadores norte-americanos descobriram que o estresse de uma tarefa que envolve o uso da memória ativava o sistema imune, enquanto que o estresse criado ao assistir passivamente um vídeo violento enfraquecia a imunidade (medida pela concentração de imunoglobulina A secretora, um dos principais fatores imunes, na saliva). Esses resultados sugerem que ter pequenos desafios mentais e cumprir prazos no trabalho podem ajudar a fortalecer as defesas do corpo.[5]

■ **Fique às escuras.** Qualquer tipo de luz dirá ao seu cérebro para acordar, mas a "luz azul" do telefone celular e do visor do relógio digital é a pior. Diminua a luz do relógio e retire dispositivos luminosos do quarto.

2. **DISTANCIE-SE.** Observe o que lhe causa estresse crônico — e, sempre que possível, fuja. Quando as emoções estão em alta, você pode se pegar roendo unhas, exagerando no uso da buzina do carro, esquecendo-se de compromissos importantes e até gritando com seus filhos. Se você pensar no que a está aborrecendo — pensar de verdade —, você, provavelmente, vai descobrir que o problema não está nas unhas, no trânsito ou nos filhos. É que você gastou o que eu gosto de chamar de reservas de estresse, e precisa interromper o ciclo estressante. Quando isso acontecer, retire-se do local. Apenas vá embora, literalmente. Dê uma volta no quarteirão ou vá para o quarto ao lado. Se isso for impossível, apenas feche os olhos, conte até dez e respire profundamente. Esses poucos momentos podem lhe dar a oportunidade de processar emoções fortes antes que elas tomem conta de você. Fisicamente, você deverá se sentir melhor quase imediatamente.

3. **MEXA-SE. TODOS OS DIAS.** Estudos mostram que apenas dez minutos de atividade física ajudam a reduzir os níveis de cortisol na corrente sanguínea. O exercício físico muda a bioquímica do corpo, ativando o cérebro para produzir betaendorfinas, produtos químicos que acalmam, regulam os hormônios do estresse e fazem você se sentir bem. Então, da próxima vez que estiver arrancando os cabelos ou prestes a atacar um pacote de batatas fritas, saia de casa e ande de bicicleta ou faça uma caminhada. Um pouco de exercício pode não resolver o problema que você está enfrentando, mas, certamente, vai ajudar a enfrentá-lo.

4. CONECTE-SE. Falar com outras pessoas pode neutralizar os sentimentos de tensão, mas estudos mostraram que apenas estar na companhia de alguém — sem dizer uma palavra sequer — ajuda a aliviar o estresse e também promove a boa saúde: pesquisas mostram que indivíduos que mantêm relações pessoais e na comunidade têm saúde melhor do que quem não faz isso.

Uma advertência importante para se ter em mente: fique apenas em companhia de pessoas que melhorem o seu humor e não a deixem emocionalmente esgotada. Se houver qualquer dúvida em relação a isso, faça a si mesma esta pergunta após estar com a pessoa: eu me diverti ou trabalhei para que o meu *amigo* se divertisse? Claro que a resposta para as duas perguntas pode ser sim, mas se a resposta à primeira pergunta for não, é um bom indicativo de que é preciso encontrar outra pessoa para conviver. Indivíduos que esgotam emocionalmente as outras — ou, na terminologia popular, pessoas nocivas — não ajudam a melhorar sua autoconfiança nem a mantê-la no caminho para conquistar seus objetivos.

5. SEJA POSITIVA. Pare com essa conversa-mole negativa. Estou falando daquela vozinha na sua cabeça que julga tudo o que você faz. Sempre que se pegar pensando "Jamais vou conseguir terminar este relatório" ou "Minha casa está uma bagunça horrorosa", pare e redirecione seu pensamento. Em vez disso, refaça essa afirmação com um

Caminhe para o sono profundo

Uma pequena caminhada vai longe em termos de garantir uma bela noite de sono. Quando pesquisadores estudaram mais de 700 homens e mulheres, descobriram que as pessoas que caminhavam pelo menos 1 quilômetro por dia num ritmo moderado tinham probabilidade um terço menor de ter problemas de sono do que os indivíduos que caminhavam distâncias menores. Quem andava num ritmo mais rápido tinha a maior probabilidade de dormir bem. Outros estudos mostram que um programa regular de caminhadas é tão eficaz quanto remédios em termos de melhorar o sono.

tom positivo: "Farei absolutamente o melhor para cumprir este prazo" e "Amo esta casa por todas as suas lembranças maravilhosas". Forçar esses pensamentos na sua cabeça pode parecer tolo, mas eu prometo: vai ajudá-la a aumentar a sensação de controle sobre a sua vida, e criar respeito próprio e autoconfiança. E, agora nós sabemos, isso é fundamental para conquistar sua saúde e seus objetivos de perder peso!

6. PENSE EM SI MESMA. SEJA EGOÍSTA. Antes de seguir adiante, quero que você pegue um lápis e preencha as lacunas:

Escreva, abaixo, os nomes das pessoas mais importantes na sua vida.

_____

_____

_____

_____

Quando terminar de escrever, vire a página deste livro. *Não vire a página até ter terminado esta lista.*

Pare de perder tempo

Um pouco de gerenciamento de tempo pode ajudar bastante a remediar o estresse. Lembre-se: gerenciar o tempo não significa necessariamente fazer mais e sim fazer mais o que você *quer* fazer. Tente registrar quanto tempo você gasta em tarefas por um ou dois dias, para descobrir como o seu tempo realmente está sendo gasto.

Defina um cronograma diário no computador ou numa agenda, dividido em blocos de 15 minutos. Anote o que foi feito em cada bloco de tempo desde quando você acordou até a hora em que foi dormir, e avalie cada dia. Ver como você realmente gasta o tempo ao longo do dia pode ajudar a determinar como fazer pequenas mudanças que reduzam o estresse e melhorem a capacidade de encaixar refeições saudáveis, mais atividade física ou apenas um tempinho para não fazer nada.

> ## OUSADIA COM A SASS
>
> *"O ajuste mental que vai preparar você para o sucesso."*
>
> Se há algo que aprendi nos meus anos de aconselhamento nutricional foi que para fazer mudanças duradouras é preciso acreditar que o seu objetivo seja muito melhor do que aquilo de que você está abrindo mão. O que funcionou para minhas clientes foi fazer algum tipo de autoanálise para chegar a um ponto onde os prós de mudar realmente superem os contras — não porque elas *acham* que deve ser assim, mas porque elas acreditam nisso!
>
> Uma vez, uma paciente revelou que jamais entendeu as pessoas que *realmente* preferem comer uma maçã e amêndoas a alguns biscoitos de chocolate. Ela sempre achou que eles estavam mentindo ou tinham uma vontade de ferro quando recusavam guloseimas (grátis!) no trabalho e comiam os alimentos saudáveis que haviam trazido de casa. Então, numa manhã de segunda-feira, ela procurava uma caixa de chocolates quando finalmente se deu conta de que passara a semana inteira comendo alimentos saudáveis e foi capaz de reunir a família para um passeio de bicicleta. Pela primeira vez em muito tempo eles não saíram sem ela. A satisfação obtida com esse passeio de bicicleta significou mais do que a satisfação momentânea que o chocolate forneceria. Naquele instante, ela realmente quis comer uma maçã suculenta em vez daqueles biscoitos. E sua escolha não teve nada a ver com força de vontade.
>
> *Cynthia*

Muito bem. Você se colocou no topo da sua lista? Por acaso você *estava* na sua lista? Meu palpite é que se você *realmente* incluiu a si mesma, foi no último item. E isso não surpreende, porque a maioria das mulheres é tão *voltada para os outros* que se esquece completamente da própria felicidade e de suas necessidades. Se eu lhe perguntasse sobre a relação com o seu marido, seus pais ou filhos, não há dúvida de que você me daria respostas detalhadas, específicas e cheias de nuances. Mas se eu lhe pedisse para descrever como trata a si mesma, o quão diferente seria essa resposta?

Quando se está tentando mudar um comportamento (especialmente um comportamento voltado para a saúde, como comer melhor e fazer mais exercícios físicos), é absolutamente essencial aprender a se colocar

> **VOCÊ SABIA?**
>
> Seu nível de pressão sanguínea, provavelmente, será mais alto no inverno do que no verão. Cientistas acham que o clima frio pode fazer com que os vasos sanguíneos se contraiam, reduzindo o fluxo sanguíneo.

em primeiro lugar. Afinal, o que é uma dieta se não um contrato entre você e você mesma? Você escolheu ler e seguir os princípios da *Dieta da barriga zero*. Eu presumo que tenha feito isso devido à sua aparência, à forma como você se sente e ao estado da sua saúde. E, embora você tenha feito um compromisso para permanecer no plano alimentar, trata-se de muito mais do que isso. É um compromisso colocar-se no topo da agenda, reconhecer que você é especial e merece o mesmo tempo, energia e esforço que tudo mais na sua vida.

Agora, eu quero que você pegue uma bela folha de papel em branco novinha e reescreva a lista das pessoas mais importantes da sua vida. Dessa vez, coloque-se em primeiro lugar, onde você merece estar. Ponha a lista em algum lugar onde você a veja com frequência, como o espelho ou a porta da geladeira. Você ficará surpresa com o quanto sua vida vai ficar menos estressante se jamais se esquecer de sempre cuidar do Número Um.

7. MARQUE NA AGENDA. Agora que você se colocou no topo da lista, reconheça que o momento especial para você não é um capricho, mas um fator *essencial* para sua saúde e felicidade, além do sucesso na *Dieta da barriga zero*. Esse momento é seu, de mais ninguém, se você estiver disposta a dizer "Este é o *meu* momento, e ele tem prioridade sobre tudo mais". Que tal começar com 15 minutos por dia?

Eu sei o que você está pensando: *Eu não tenho 15 minutos!* Você está errada, e vou provar isso. Nos primeiros quatro dias deste plano vou pedir que você tire de dois a três minutos antes de cada refeição para concentrar-se em si mesma, no seu objetivo final e no quanto você pode conquistar quando direciona sua mente para um objetivo. Eu chamo esses pequenos exercícios de Truques Mentais, porque são tarefas simples que ajudam a acordar o cérebro e direcionar a atenção para o ato de comer. Se você consegue tirar alguns minutos antes de cada refeição, aí estão os seus 15 minutos.

Quando você for além do quarto dia na *Dieta da barriga zero*, vou falar sobre a importância de manter um diário. Isso vai ajudá-la a concentrar a mente e refletir sobre seus objetivos a fim de garantir que você continue a se sentir inspirada ao longo do programa. Certifique-se de escrever no diário todos os dias para realmente analisar o seu progresso.

OUSADIA COM A SASS

"Diga não às gorduras trans."

Tenho a firme convicção de que comer gorduras é importante, mas ao criar este plano fui inflexível sobre um tipo de gordura que deveria ser totalmente excluído: os ácidos graxos trans, ou gorduras trans. Esses ácidos feitos pelo homem são criados a partir de óleos vegetais num processo chamado hidrogenação parcial, que acrescenta hidrogênio a óleos insaturados. Isso muda sua estrutura para uma forma que ajuda a manter ingredientes unidos em alimentos como cobertura de tortas, biscoitos doces ou salgados. Como as gorduras trans demoram mais a estragar, elas aumentam o prazo de validade de um produto. Pesquisas mostram que não só as gorduras trans são más para o seu coração, pois entopem artérias e aumentam o colesterol "mau", o LDL, como também aumentam o acúmulo de gordura abdominal, de acordo com pesquisas norte-americanas. Para evitar as gorduras trans, veja todas as listas de ingredientes dos produtos que consome. Se as palavras *hidrogenado(a)* ou *parcialmente hidrogenado(a)* aparecerem, limite ou evite totalmente esse alimento.

Cynthia

Armada e pronta para a briga: as três grandes perguntas

Agora você entende a base científica do ato de comer de modo emocional e da resposta fisiológica do corpo ao estresse. E, agora, você pode dominar as forças específicas que trabalham na relação entre a mente e a barriga. Você também está equipada com sete estratégias para matar o estresse que ajudarão a gerenciar o ritmo de sua vida durante essa jornada de alimentação saudável.

Porém, antes de embarcamos na primeira parte da *Dieta da barriga zero* — o plano inicial de quatro dias contra o inchaço — eu gostaria que você tirasse alguns minutos para refletir sobre essas três perguntas vitais relacionadas à mudança que será feita.

1. Por quem estou fazendo isso?
Há apenas uma resposta aceitável para esta pergunta: "eu" — e mais ninguém. Você, provavelmente, se sente muito mais confortável fazendo coisas para os outros, mas com que frequência faz algo para você mesma? Perder peso é a expressão máxima de cuidar de si mesma, mais até do que marcar aquela massagem ocasional ou fazer as unhas das mãos e dos pés

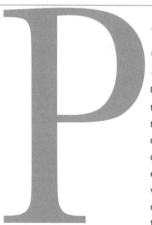

Por que preciso manter um diário alimentar?

O diário alimentar tem várias funções. Primeiro, diários alimentares aumentam a consciência sobre exatamente o que e quanto você come. Pesquisas também dizem que pessoas que fazem dieta se beneficiam desse registro por escrito, particularmente quando estão começando um novo plano alimentar. Escrever num diário todos os dias ajudará você a manter o compromisso com seus objetivos, manter o comportamento sob controle e levará a melhores resultados.

regularmente. Isso acontece porque perder peso agora, especialmente se você estiver com sobrepeso ou obesa, pode fazer a diferença entre sentir-se cansada e estar disposta. Pode significar a diferença entre uma aposentadoria que será bem-aproveitada e uma atormentada por problemas de saúde, como diabetes ou doenças cardíacas. Como observei antes, a gordura na sua barriga é do tipo mais perigoso e mortal. Escolher curar a si mesma — especialmente com um plano como este, que promete não só perda de peso como também uma vasta gama de outros benefícios à saúde — pode ser o maior presente que você pode dar a si mesma.

2. *Como posso tornar os próximos 32 dias mais fáceis?*
Pense na *Dieta da barriga zero* como um *feng shui*. Não estou falando em mudar a geladeira para o porão ou pendurar um espelho em cima do fogão. Estou apenas sugerindo que você leve em conta todas as maneiras possíveis para tornar o ambiente do seu escritório e de sua casa mais adequado para ajudar na conquista do seu novo objetivo. Isso significa esvaziar o armário da cozinha e a geladeira de alimentos tentadores ou manter toda a comida inadequada no segundo armário da esquerda. No escritório, uma boa ideia é limpar aquela gaveta de doces. Afinal, o reservatório "emergencial" de chocolate não vai ajudar você em nada. E agora é hora de achar um lugar para colocar o seu Lanchinho.

3. *Quem está no meu time?*
Antes de começar a dieta, pense em ter uma conversa séria com todas as pessoas do seu círculo mais próximo. Diga a elas por que está fazendo isso, por que é tão importante para você, o que você precisa delas e como você acha que a dieta poderá afetar o seu relacionamento com elas. Você poderá ter que trocar o bacon de domingo com a família por um café da manhã mais saudável em casa, ou uma saída para beber com as amigas por uma xícara de chá no café mais próximo. Quando eles perceberem o quanto isso é importante para você, ouvirão e aposto que alguns vão até querer se juntar a você!

LEIA UMA HISTÓRIA DE SUCESSO DA BARRIGA ZERO

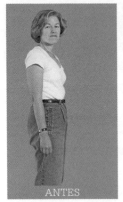
ANTES

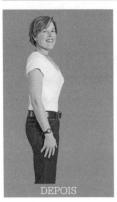
DEPOIS

Kathy Brechner

IDADE: 53

QUILOS PERDIDOS:
2,3
EM 32 DIAS

CENTÍMETROS PERDIDOS NO TOTAL:
19

"Eu não tinha tanto peso assim para perder", afirma Kathy Brechner. "Apenas dois quilos, na verdade. Mas, acredite, eles foram os quilos *mais difíceis* que já perdi em toda a minha vida." Ela atribui boa parte da dificuldade em perder esse peso ao fato de ter 53 anos e estar perto da menopausa. Mas o seu estilo de vida também não ajudava. "Eu trabalho para a autoridade local de educação, então, geralmente estou na rua. Por isso, eu me alimento no carro metade do tempo, janto tarde da noite, não faço exercícios físicos suficientes e corro para levar as crianças para as atividades entre uma tarefa e outra. Algo tinha que sair prejudicado."

Kathy estava preocupada que esse "algo" fosse a sua saúde, conta ela, por ter histórico familiar de doenças cardíacas, diabetes tipo 2 e pressão sanguínea alta. Sendo assim, tendo em mente a imagem dos números na balança aumentando de forma lenta e assustadora, e sabendo que a essa altura da vida ela estava prestes a ter o mesmo destino dos pais, Kathy percebeu que era hora de ver o que poderia ser feito para melhorar o que ela já fazia — especialmente porque o que ela estava fazendo simplesmente não funcionava.

Foi quando ela descobriu a *Dieta da barriga zero* e seu foco tanto na boa saúde quanto na perda de peso. Ela já conhecia os benefícios de comer AGMIs e do estilo saudável dos alimentos mediterrâneos, mas sentia que precisava de mais estrutura. "Acho que foi isso que me atraiu inicialmente", explica.

"Eu simplesmente gostei da ideia do princípio dos 32 dias. Eu sabia que poderia fazer algo por 32 dias, então, por que não tentar?"

A dieta mudou completamente como ela e a família veem porções de alimentos, revela Kathy: "Meu marido olhou o cardápio que escolhi para um de nossos jantares e disse '*Duas colheres de sopa de massa? Quem pode sobreviver com duas colheres de sopa de massa?*' Mas não só pudemos, como conseguimos. Para o lanche, eu botei uma bandeja de vime em cima da mesa com pequenos pratos contendo vários tipos de frutas secas. Uma colher de medida fica logo ao lado, porque é fácil demais pegar punhados e engoli-los sem perceber. A dieta cobria até os 'petiscos' para as noites de reunião no trabalho. Eu poderia preparar uma refeição e saber que estava dando algo saudável para minha família e ainda seguir a dieta."

Se ela está contente com os resultados? "Estou em êxtase!", exulta. "A *Dieta da barriga zero* me levou a cumprir o objetivo que estabeleci: perder dois quilos — feito. Pela primeira vez. E como um bônus: meu nível de disposição está muito maior. Não estou dormindo mais do que antes. Não estou fazendo nenhum exercício a mais. Então, tem que ser o que estou comendo", acrescenta. "Acho que toda mulher que está ou se aproxima da menopausa deveria saber isso: não há momento melhor para começar a pensar na sua saúde do que *agora mesmo*. Manter o peso baixo e a disposição alta fica mais difícil com a idade, então, por que não começar logo?"

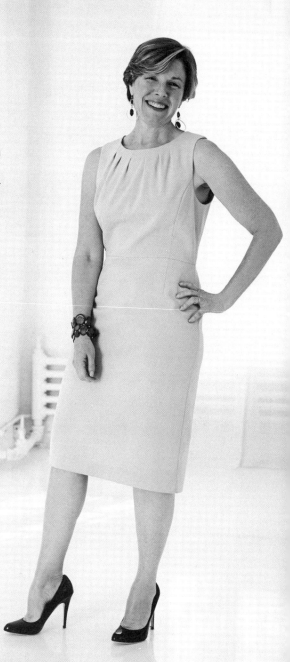

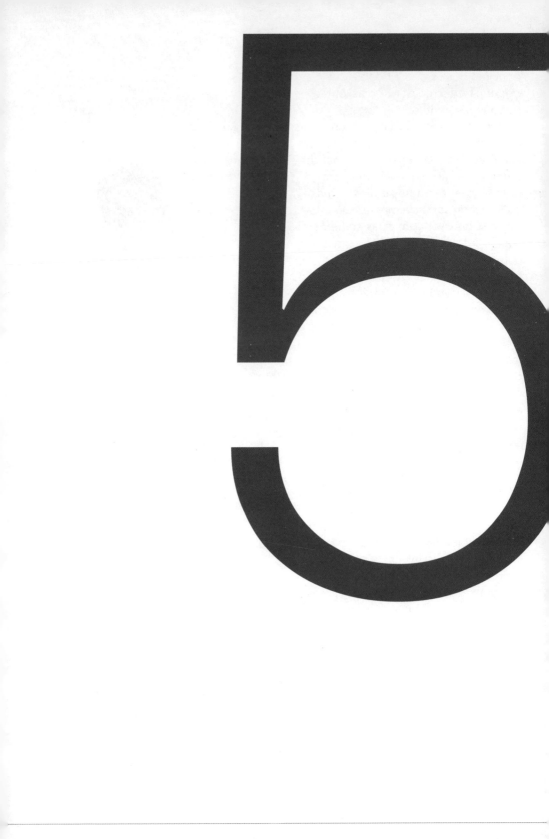

O PLANO INICIAL DE QUATRO DIAS CONTRA O INCHAÇO

ESTE CAPÍTULO É A REALIZAÇÃO DE UM SONHO para toda mulher que já sofreu com uma barriga inchada. Vários fatores influenciam o quanto você se sente inchada num determinado dia, incluindo a sua alimentação e como você cuida de si mesma. Mas este capítulo vai ajudá-la a acabar com o seu inchaço imediatamente, não importa qual seja a causa. Em apenas quatro dias você vai perder vários quilos e centímetros, criando um efeito cascata de motivação e energia que imediatamente vai preparar você para o sucesso no resto da empreitada.

Eu estava com vinte e poucos anos quando realmente entendi o fenômeno da retenção de água. Eu era editora de revista na época, e toda manhã de sexta-feira a equipe se reunia pontualmente às 9h da manhã numa grande e nova sala de reuniões que ficava no canto do andar. Foi naquela sala que eu notei que meu anel de noivado sempre parecia mais apertado.

Quando percebi a conexão entre o inchaço misterioso e um determinado dia e hora, comecei a prestar um pouco mais de atenção no que comia e bebia no resto da semana. Então descobri o que estava acontecendo: quinta-feira era a noite da pizza. Toda semana eu encontrava meu então noivo, Steve, para comer pizza na Mama Santa, no bairro de Little Italy. *E eu colocava sal em todos os pedaços.*

O inchaço pode realmente acabar com o dia de uma mulher, sem contar com a sua confiança. É por isso que a Dieta da barriga zero começa com o plano inicial de quatro dias contra o inchaço. Essa fase vai gerar uma cascata de confiança porque promete encolher sua barriga — uma

VOCÊ SABIA?

A palavra *metabolismo* se refere ao número de calorias que você queima por dia. Algumas delas vêm da energia que suas células usam para realizar as funções diárias que salvam a sua vida (como fazer as contrações do músculo do coração que mantêm o seu sangue circulando). Isso se chama taxa de metabolismo basal. Você também queima calorias realizando atividades, seja colocando o lixo para fora ou correndo 5 quilômetros. A última peça do quebra-cabeça metabólico vem da digestão dos alimentos, que queima calorias. Isso se chama "efeito térmico" da comida. A soma de todas as calorias que você queima (basal + atividades + digestão) é o seu metabolismo total, ou taxa metabólica total.

Ter pouca atividade afeta o metabolismo de duas maneiras: deixa o segundo termo dessa equação menor, mas também faz você perder músculos, reduzindo o número basal na equação.[3]

perda de até 14 centímetros em apenas quatro dias. Como eu sei disso? Porque nós testamos toda a *Dieta da barriga zero* — incluindo o plano inicial — em mulheres como você, fazendo avaliação do peso a cada duas semanas. Você está lendo as histórias ao longo deste livro. Mais da metade do grupo de teste perdeu pelo menos 2,5 centímetros de barriga durante o período do plano inicial.

Não há nada mais satisfatório e que aumente mais a confiança ao começar um novo plano alimentar do que ser capaz de ver quase imediatamente suas calças ficando mais largas, os ossos da bochecha mais proeminentes e os músculos mais definidos. Isso inspira compromisso e um desejo de sucesso. E é isso que eu quero que você consiga com este livro mais do que qualquer coisa: sucesso.

O plano inicial de quatro dias contra o inchaço foi criado com o propósito muito específico de eliminar gases, alimentos pesados e excesso de líquidos para que você possa sentir-se mais leve rapidamente. Lembre-se: este *não* é um plano maluco — e perigoso — de "desintoxicação". Você vai comer frutas, vegetais, grãos integrais e frescos e beber água aromatizada naturalmente — comidas saudáveis, preparadas de modo simples e delicioso. Na verdade, é o que você *não* vai comer, beber e fazer que realmente torna o plano inicial tão eficaz. Para ver como isso acontece é uma boa ideia, primeiro, entender como funciona o sistema digestivo.

Digestão – o básico

O SEU TRATO GASTROINTESTINAL (GI) tem cerca de 10 metros de comprimento no total. Leia de novo: *10 metros de comprimento!* Isso dá aproximadamente sete vezes o seu tamanho, de uma ponta a outra. E está tudo enrolado dentro de você (junto com a maior parte dos seus principais órgãos e, sim, a gordura abdominal). É por isso que, quando o trato GI está irritado ou funciona mal, de alguma forma, ele tem grande impacto em como você se sente no geral. Mas antes de falarmos de possíveis problemas, vamos aprender o básico.

A principal função do seu trato GI é extrair nutrientes essenciais, como carboidratos, proteínas, gorduras, vitaminas, minerais e água dos alimentos e líquidos que você come e bebe. Esses nutrientes são transportados pelas paredes do intestino grosso e do intestino delgado para a corrente sanguínea, onde são distribuídos para os locais onde sejam necessários. Por exemplo, quando você come um sanduíche de peito de peru, o seu trato GI o quebra em pedaços de carboidratos (pão e vegetais), proteína (o peito de peru), gordura (a maionese), fibras (do pão) e todo tipo de vitaminas e minerais. Os carboidratos, proteínas e gorduras são novamente quebrados em açúcares, aminoácidos e ácidos graxos, respectivamente. Os açúcares servirão de combustível para a atividade muscular e cerebral (e também para o trabalho de todas as células do corpo), os aminoácidos são usados para construir músculos e ossos e a gordura fica armazenada para necessidades futuras de energia ou é utilizada para fabricar hormônios e outros compostos essenciais.

OUSADIA COM A SASS

"Como derrotei o meu inchaço."

Meu trabalho exige que eu viaje de avião muitas vezes por ano. Em alguns meses, eu passava até seis horas num avião a cada fim de semana, e minha barriga certamente reclamava disso! Eu viajava sexta-feira à tarde com uma barriga lisinha e ia dormir à noite parecendo que estava grávida de três meses. Quando meu sistema digestivo começava a voltar ao normal, eu estava a 30 mil pés de altitude novamente, no domingo à noite. Após algumas semanas de experiências com alimentos que acabaram virando o plano inicial de quatro dias contra o inchaço, eu finalmente consegui controlar meu inchaço. Bebi muita água, troquei a maçã suculenta e fresquinha por figos secos (menos volume) e substituí os amendoins por sementes de abóbora ou de girassol, mais leves. É incrível como essas pequenas mudanças podem fazer uma diferença tão grande!

Cynthia

No fim das contas, ocorrem centenas de reações bioquímicas e os produtos químicos finais daquele sanduíche de peito de peru têm milhares de utilidades. Mas você pode ver que o trabalho final do seu sistema digestivo é extrair o máximo possível de nutrientes de tudo o que você põe na boca.

Todo o processo começa com a saliva e suas enzimas digestivas, que ajudam a quebrar as ligações químicas dos alimentos de modo que eles possam ser facilmente esmagados e macerados pelos dentes. Essas enzimas agem de modo muito rápido: se você coloca um biscoito ou pedaço de torrada na boca, notará que ele é quebrado antes mesmo de você começar a mastigar. Sua língua ajuda a posicionar a comida na boca e a movê-la na direção da garganta rumo ao esôfago, o conector de 25 centímetros entre a boca e o estômago é diferente da traqueia, que liga a boca aos pulmões. Quando você engole, uma pequena cartilagem chamada epiglote cobre a abertura da traqueia para impedir que você engasgue (se já aconteceu de a "comida entrar pelo lugar errado", é porque sua epiglote não tapou a traqueia com a rapidez necessária).

Uma vez no esôfago, contrações musculares automáticas e ritmadas ajudam a empurrar a comida na direção do estômago, onde ácidos quebram ainda mais a sua refeição, enquanto os músculos do estômago agitam toda a mistura, transformando tudo numa espécie de purê rico em nutrientes, que é então empurrado para o túnel de quase 7 metros que é o seu intestino delgado. Lá, com ajuda da bile, um emulsificador de gordura produzido pela vesícula biliar, e enzimas adicionais produzidas no pâncreas, sua refeição será absorvida pelas paredes do intestino rumo à corrente sanguínea na forma de blocos de construção de nutrientes específicos: açúcares, ácidos graxos e aminoácidos, que vêm dos carboidratos, gorduras e proteínas, respectivamente. Vitaminas e minerais também são absorvidos durante a jornada pelo intestino delgado.

Você deve ter notado que eu não mencionei as fibras, porque elas não são absorvidas. As fibras fazem você se sentir cheia, mas não contam no consumo geral de calorias. Embora as fibras contenham tantas calorias quanto qualquer outro tipo de carboidrato — aproximadamente quatro por grama —, o corpo não é capaz de usá-las para obter energia. Em vez disso, as fibras apenas se movem pelo corpo, praticamente intactas. Ao longo do caminho, elas se ligam ao colesterol, ajudando a tirá-lo do sistema.

P Se eu comer um quilo de comida, vou ganhar um quilo de peso?

Um litro de água pesa aproximadamente 1 quilo, mas se você beber 1 litro de água não vai engordar 1 quilo. Porém, você pesará temporariamente mais 1 quilo na balança até que os rins eliminem toda essa água. Isso ocorre porque, quando você pisa na balança, pesará a água que acabou de beber, a comida não digerida que comeu há algumas horas, os resíduos dos alimentos que você ingeriu ontem e ainda não fizeram todo o caminho pelo seu trato GI, além dos seus músculos, ossos, gordura corporal e as roupas que você está vestindo (se estiver).

A maioria das flutuações de peso que vemos na balança tem a ver com nosso nível de líquidos, porque essa é a variável que muda mais de uma hora para outra e de um dia para o outro. Se você estiver retendo água, poderá facilmente ter 2 quilos a mais e se estiver desidratada (talvez por estar doente), 2 quilos a menos. As alterações na gordura corporal, porém, acontecem muito devagar e são controladas apenas pelas calorias. É preciso um excesso de 3.500 calorias (muito além das calorias que você queima) para criar 450 gramas de gordura corporal. Se você comer 700 calorias além do que o seu corpo consegue queimar em um dia, vai ganhar cerca de 10 gramas. Faça isso por cinco dias seguidos, começando numa segunda-feira e, ao final da semana, você terá acumulado 225 gramas de gordura. (Aliás, isso não é motivo de espanto, é um pouco menos que dois pacotes de manteiga!) Então, embora o número que está na balança pareça subir e descer como um ioiô, na verdade é preciso ter vários dias de excessos alimentares para ganhar 450 gramas de gordura corporal de verdade. A balança é muito menos instável quando se trata de gordura do que de água!

Alguns estudos também descobriram que as fibras podem impedir a absorção de outras calorias consumidas numa proporção de até 90 por dia.

Todos os nutrientes que entram na corrente sanguínea seguem direto para o fígado, que filtra os resíduos e decide para onde vai tudo que é aproveitável. O que não é absorvido — fibras e resíduos —, vai para o intestino grosso e, enfim, para o cólon e o reto. Antes de sair do corpo, pequenas quantidades de água e de minerais são absorvidas, num último esforço para extrair cada gota de nutriente daquele sanduíche de peito de peru.

Agora que está familiarizado com o trato GI, vamos dar uma olhada mais de perto no que acontece quando parece que você engoliu uma bola de futebol.

Gases, sólidos e líquidos – a turma do balão

PENSE NUM DAQUELES balões bem compridos e estreitos comuns em festas infantis, aqueles que os palhaços transformam em diferentes formas. Esse balão representa o seu trato GI. Agora imagine esse balão cheio de água, ar ou alimentos sólidos. Cada uma dessas substâncias expande o balão de forma diferente.

■ AR: Quando o ar entra no intestino — por exemplo, ao mastigar chiclete, conversar, ingerir bebidas gasosas ou até mesmo fumar —, ele não é absorvido pela corrente sanguínea. Em vez disso, fica preso até que possa ser expelido por meio de um arroto ou flatulência. Até lá, ele vagueia pelo seu trato GI, causando distensão e desconforto.

■ SÓLIDOS: Geralmente, é só uma questão de tempo até que a comida sólida seja quebrada e absorvida ou expelida. Mas, até lá, você se sentirá como uma baleia. Encalhada, ainda por cima.

■ LÍQUIDOS: Assim como os alimentos sólidos, os líquidos acabam sendo absorvidos, mas, às vezes, nós retemos mais líquidos do que o corpo realmente precisa.

VOCÊ SABIA?

Uma caloria é uma unidade de energia necessária para aumentar a temperatura de 1 grama de água em 1°C. Em termos do dia a dia, é a energia que pode ter uma de quatro origens e um de três destinos. Há quatro fontes de calorias: carboidratos, proteínas, gorduras e álcool, mas apenas os três primeiros são essenciais para o corpo. Quando uma dessas fontes de calorias fica disponível para o corpo, as células farão uma de três coisas com a energia. Basicamente, há um sistema de prioridades.

O combustível é a prioridade número 1 de todas as células do corpo. Assim como os carros precisam de gasolina, as células precisam de combustível para executar seus trabalhos (respiração, circulação, movimento etc.). As calorias dos carboidratos são as fontes preferidas de energia das células. A prioridade seguinte fica com o trio reparo, cura e manutenção. O corpo pega a energia das proteínas e gorduras e a utiliza para consertar células danificadas ou criar novas células. As proteínas e energia das gorduras são usadas pelos músculos, ossos, pele e sistema imune para fazer esse trabalho. Por fim, se todas as células estiverem abastecidas de combustível e consertadas ou substituídas, o corpo pega a sobra ou energia e armazena nas células de gordura.

Quando o corpo está em "equilíbrio energético", isso significa que a quantidade de calorias que aparecem para trabalhar (a quantidade comida) é perfeitamente igual às suas necessidades. Se você estiver num equilíbrio energético positivo, muitas calorias apareceram e você acabou armazenando algumas (isto é, teve ganho de peso). Já um equilíbrio energético negativo significa que não há calorias suficientes disponíveis, o que pode causar fadiga, sensação de esgotamento, doenças ou lesões. A *Dieta da barriga zero* foi criada para manter o equilíbrio, fornecendo energia suficiente na forma de carboidratos, proteínas e gorduras, mas não a ponto de haver sobras.

Os quatro vilões do inchaço

O PLANO INICIAL DE QUATRO DIAS CONTRA o inchaço foi criado para o propósito bem específico de eliminar gases, sólidos pesados e excesso de líquidos, para que você possa se sentir mais leve quase instantaneamente.

Antes de passarmos para os detalhes do plano — o que e quando comer — vou explicar quatro fatores de estilo de vida que também podem influenciar a sua tendência ao inchaço ou à retenção de líquidos.

1. ESTRESSE: Ativa uma sequência complexa de flutuações hormonais que aumentam a pressão sanguínea e desviam o sangue para as extremidades, onde a energia é mais necessária. Esse processo permite que você corra mais rapidamente ou levante mais peso, se necessário, mas também faz com que o sistema digestivo diminua bastante o funcionamento, absorva os nutrientes de modo mais lento (e, às vezes, deixa de absorver alguns). Como resultado dessa lentidão, sua última refeição pode ficar rodando pelo intestino, causando o inchaço.

2. FALTA DE LÍQUIDOS: Você, provavelmente, já ouviu ou leu que precisa beber mais ou menos oito copos de água por dia. Beber água e comer alimentos "molhados" como melão, vegetais verdes e outras frutas e vegetais traz imensos benefícios para a saúde, como evitar a fadiga, manter o equilíbrio adequado de líquidos no corpo e proteger contra a retenção de água e constipação, que pode causar inchaço. Oito copos é só uma diretriz, as necessidades de líquido variam de acordo com o nível de atividade e o corpo de cada um. Embora todos os líquidos (e alimentos cheios de água) contem no consumo geral de líquidos, nem todos são permitidos no plano inicial de quatro dias contra o inchaço.

3. FALTA DE SONO: Dormir pouco perturba o intrincado funcionamento do sistema nervoso, que controla as contrações rítmicas do trato GI e ajuda a manter tudo a contento no corpo. A falta de sono também afeta a capacidade geral de gerenciar e lidar com o estresse. É importante ter pelo menos sete horas de sono por noite. Se você tem dificuldades para dormir, consulte um especialista em sono ou visite o site (em inglês) da Sociedade Britânica para o Sono na internet, em www.sleeping.org.uk.

4. VIAGENS AÉREAS: O avião costuma manter a pressão da cabine equilibrada entre 5 mil e 8 mil pés acima do nível do mar de modo a fornecer uma atmosfera confortável para os passageiros. Nessa altitude, o ar livre nas cavidades do corpo tende a se expandir em aproximadamente 25%.[1] As alterações de pressão também aumentam a produção de gases no trato GI. À medida que a pressão da cabine cai, o ar no intestino se expande, causando inchaço e desconforto. A pressurização da cabine também é responsável por aumentar a retenção de água, porque afeta o equilíbrio natural de líquidos do seu corpo. Acrescente a desidratação causada pelo ar reciclado e esse inchaço aumenta. A melhor defesa é beber o máximo de água possível antes e durante o voo e andar o máximo que puder.

Você ficará mais magra e leve em quatro dias!

O PLANO INICIAL DE QUATRO DIAS contra o inchaço, literalmente, abole comidas, bebidas e comportamentos que fazem sua barriga ficar protuberante. E, de quebra, fornece diretrizes para reduzir as oportunidades de voltar a se sentir assim. À medida que vivenciar essa fase, lembre-se de que esse é o primeiro passo de sua jornada rumo a um estilo de vida mais saudável. Não é apenas um tamanho de roupa menor. Veja o que você vai ganhar:

- Uma solução fácil, segura e baseada em alimentos específicos para a parte do corpo que você mais quer mudar.
- Foco mais intenso na sua saúde a longo prazo.
- Redução no risco de doenças cardíacas, diabetes e câncer.
- Uma compreensão vasta do que constitui uma refeição saudável.
- Uma abordagem pensada com refeições que virtualmente eliminam o ato de comer de forma emocional.

Lembre-se: esse plano de quatro dias contra o inchaço foi projetado para acabar tanto com o inchaço quanto com a retenção de água. Perder o inchaço não é o mesmo que queimar gordura (falaremos disso no próximo capítulo!), mas, ainda assim, gera uma grande mudança na aparência e no nível de confiança.

Isso não quer dizer que você não vá perder um bocado de peso! E vai começar agora. Se seguir as instruções fornecidas pelos próximos quatro dias, nós estimamos que você pode perder 3 quilos e 14 centímetros na cintura, quadris, coxas, busto e braços. *Sem precisar suar.* É isso mesmo — não é preciso fazer exercícios. Eu não inventei esses números, eles são quantidades reais que foram perdidas, calculadas por um especialista que pesou e mediu os participantes do nosso grupo de teste. Pode ter certeza: foi comprovado que esse plano funciona em mulheres de verdade, exatamente como você.

VOCÊ TEM TENDÊNCIA AO INCHAÇO ABDOMINAL?

DESCUBRA O QUANTO VOCÊ É SUSCETÍVEL AO INCHAÇO ABDOMINAL E À RETENÇÃO DE ÁGUA FAZENDO ESTE TESTE SIMPLES. QUANDO TERMINAR, SOME OS PONTOS E COMPARE COM A CLASSIFICAÇÃO.

PERGUNTA	A	B
Você costuma comer rapidamente? Se **sim**, acrescente 1 ponto para cada refeição que você come apressadamente por dia (por exemplo, se você come quatro vezes ao dia e todas em alta velocidade, ponha um 4 na coluna A. Se **não**, escreva 1 na coluna B.		
Você acha que tem intolerância à lactose? Se **sim**, escreva 1 na coluna A. Se **não**, coloque 1 na coluna B.		
Você costuma falar muito enquanto come? Se **sim**, escreva 1 na coluna A. Se **não**, coloque 1 na coluna B.		
Você acrescenta sal à comida? Se **sim**, some 1 ponto para cada refeição acrescida de sal que você come por dia (por exemplo, se você come quatro vezes ao dia e põe sal em cada refeição, escreva 4 na coluna A). Se **não**, coloque 1 na coluna B.		

Você costuma exagerar nos carboidratos? Em outras palavras, você tem episódios de comer alimentos ricos em carboidratos mais do que deveria pelo menos uma vez por semana? Se **sim**, some 1 ponto para cada excesso de carboidratos do qual você se lembre na última semana. Se **não**, coloque 1 na coluna B.		
Some 1 ponto na coluna A para cada um dos alimentos a seguir que você tenha comido pelo menos uma vez por semana: feijão, lentilhas, frutas secas, couve-flor, brócolis, couve-de-bruxelas, repolho, cebola, pimenta, frutas cítricas cruas. Se você não comeu nenhum desses alimentos pelo menos uma vez por semana, coloque 1 na coluna B.		
Você masca chicletes, mesmo aqueles sem açúcar? Se **sim**, some 1 ponto para cada chiclete mastigado por semana (por exemplo, se você comeu um chiclete por dia, escreva um 7 na coluna A). Se **não**, coloque 1 na coluna B.		
Você usa adoçante? Se **sim**, some 1 ponto para cada pacote consumido por dia (por exemplo, se você põe dois pacotes no café da manhã, escreva 2 na coluna A). Se **não**, coloque 1 na coluna B.		
Você come doces sem açúcar? Se **sim**, some 1 ponto para cada porção de doce sem açúcar que você come por semana (por exemplo, se você come um petisco sem açúcar à tarde no trabalho todos os dias, escreva 5 na coluna A). Se **não**, escreva 1 na coluna B.		
Você sofre de apneia do sono? Se **sim**, escreva 1 na coluna A. Se **não**, coloque 1 na coluna B.		
Você come frituras? Se **sim**, some 1 ponto para cada porção de frituras que você comeu por semana (por exemplo, se você comeu batatas fritas só uma vez na semana, escreva 1 na coluna A). Se **não**, coloque 1 na coluna B.		
Você toma bebidas com gás? Se **sim**, some 1 ponto para cada lata ou garrafa bebida por semana (por exemplo, se você bebeu dois refrigerantes diet por dia, escreva 14 na coluna A). Se **não**, coloque 1 na coluna B.		
Você toma café, chá ou suco de frutas ácidas (laranja ou tomate) diariamente? Se **sim**, some 1 ponto para cada copo ou caneca bebida por semana (por exemplo, se você toma duas xícaras de café por dia, escreva 14 na coluna A). Se **não**, coloque 1 na coluna B.		
Você classificaria o seu estresse diário como alto? Se **sim**, escreva 1 na coluna A. Se **não**, coloque 1 na coluna B.		
Some a pontuação de cada coluna	TOTAL da coluna A:	TOTAL da coluna B:

TOTAL FINAL (Pegue a soma de A e subtraia da soma de B): _____

SE VOCÊ FEZ A SEGUINTE PONTUAÇÃO:

UM NÚMERO NEGATIVO: Parabéns! O seu risco de inchaço é relativamente baixo. Você já evita muitos dos alimentos e maus hábitos que contribuem para o inchaço excessivo e a retenção de água. Mas isso não significa que o Plano Inicial de Quatro Dias Contra o Inchaço não vá ajudar. Você pode não perder medidas significativas, mas vai se sentir mais leve e mais saudável e estará no caminho para o bem-estar a longo prazo.

5-10: Você pode ter que abandonar alguns dos seus hábitos usuais, mas será lindamente recompensada — e deverá sentir uma diferença notável após dois dias do Plano Inicial.

0-5: NÃO ESTÁ TÃO MAL ASSIM. Você, provavelmente, tem inchaços ocasionais. É o que eu costumo chamar de fluxo do inchaço — um dia você está inchada e, alguns dias depois, está normal de novo. A boa notícia é que você pode domar a barriga sem fazer muitas mudanças no seu estilo de vida, e deverá obter recompensa imediata com o Plano Inicial de Quatro Dias Contra o Inchaço.

Acima de 10: PARABÉNS! Se você está confusa, não fique assim. Eu digo parabéns porque você é perfeita para obter resultados fantásticos com o Plano Inicial de Quatro Dias Contra o Inchaço, estando pronta para o sucesso na *Dieta da barriga zero* como um todo. O Plano Inicial é, na verdade, uma limpeza — de alimentos, bebidas e comportamentos — que fazem com que o corpo dependa desnecessariamente de líquidos ou produza gases e resíduos em excesso. Não é uma desintoxicação, mas uma limpeza, uma forma mais simples de comer do que você pode estar acostumada. E, por isso, você tem probabilidade de perceber uma grande diminuição da sua barriga.

Quando o inchaço piora

O inchaço é uma condição comum, mas em alguns casos pode ser um sinal de problemas de saúde mais graves. É hora de ver o médico quando:

- Os sintomas não melhoraram com o Plano Inicial de Quatro dias Contra o Inchaço.
- Você estiver sentindo constipação crônica, diarreia, náuseas ou vômitos.
- Você tiver azia ou dor abdominal ou retal persistente.
- Você perdeu peso sem tentar.
- Você tem uma febre que não consegue explicar.
- Há sangue na sua urina.

Quatro dias – O que evitar

- **O SALEIRO, TEMPEROS BASEADOS EM SAL E ALIMENTOS INDUSTRIALIZADOS:** A água é atraída pelo sódio, então, quando você consome quantidades de sódio maiores que o usual, temporariamente reterá mais líquidos, o que contribui para ter sensação de preguiça, aparência rechonchuda e peso extra em água. Cortar o sódio e aumentar o consumo de água ajudará a trazer seu corpo de volta ao equilíbrio. Também ajudará a reduzir os riscos de hipertensão (pressão sanguínea alta) e osteoporose. Se você acha que sua comida fica insossa sem umas pitadas de sal, use os temperos sem sal recomendados.
- **EXCESSO DE CARBOIDRATOS:** Os músculos armazenam um tipo de carboidrato chamado glicogênio como fonte de energia de reserva. Cada grama de glicogênio é armazenado com aproximadamente 3 gramas de água. Porém, a menos que você vá correr uma maratona amanhã, não vai precisar de todo esse estoque de combustível. Diminua o consumo de alimentos ricos em carboidratos como massas, bananas, *bagels* e *pretzels* para acostumar temporariamente o seu corpo a acessar esse combustível armazenado e queimá-lo. Com isso você também vai se livrar de todos os líquidos em excesso que estão guardados.

■ COMIDAS CRUAS QUE "INCHAM": Uma porção de 60 gramas de cenoura cozida tem os mesmos nutrientes que 115 gramas de cenouras cruas, mas ocupam menos espaço no seu trato GI. Coma apenas vegetais cozidos, porções menores de frutas secas sem açúcar e frutas conservadas no próprio suco. Isso permitirá que você atenda suas necessidades nutricionais sem expandir o trato GI com um volume extra.

■ ALIMENTOS GASOSOS: Certos alimentos simplesmente criam mais gases no seu trato GI, como: feijões, leguminosas, couve-flor, brócolis, couve-de-bruxelas, repolho, cebola, pimentas e frutas cítricas.

■ MASCAR CHICLETES: Você provavelmente não se dá conta, mas quando mastiga chicletes engole ar, que fica preso no seu trato GI e causa pressão, inchaço e expansão abdominal.

■ POLIÓIS: Esses substitutos do açúcar, que têm os nomes de xilitol ou maltitol, são geralmente encontrados em produtos como biscoitos, doces e barras energéticas de baixa caloria ou baixo teor de carboidratos, por serem doces. Como as fibras, seu trato GI não consegue absorver a maioria deles. Isso é bom para o consumo diário de calorias, mas não tão bom para a sua barriga. Esses álcoois de açúcar causam gases, distensão abdominal, inchaço e diarreia. Evite-os.

■ FRITURAS: Alimentos gordurosos, especialmente frituras, são digeridos mais lentamente, fazendo com que você se sinta pesada e inchada.

VOCÊ SABIA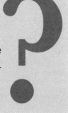

Uma forma de ocupar menos espaço no estômago é pensar no que você põe dentro dele. Por exemplo, 170 gramas de uvas ocupam quatro vezes mais espaço que 45 gramas de passas sem açúcar.

■ **ALIMENTOS CONDIMENTADOS:** Comidas temperadas com pimenta-preta, noz-moscada, cravo-da-índia, chili em pó, molhos picantes, cebola, alho, mostarda, pimentas frescas, molho barbecue, raiz-forte, catchup, molho de tomate ou vinagre podem estimular a liberação de ácidos estomacais, que podem causar irritação.

■ **BEBIDAS GASOSAS:** Onde você acha que todas aquelas bolinhas vão parar? Elas se acumulam na sua barriga!

■ **ÁLCOOL, CAFÉ, CHÁ, CHOCOLATE QUENTE E SUCOS DE FRUTAS CÍTRICAS:** Essas bebidas altamente ácidas podem irritar o seu trato GI, causando inchaço.

Quatro dias — O que fazer

■ SEGUIR À RISCA O PLANO DE QUATRO DIAS. Ele contém quatro pequenas refeições, uma das quais é uma vitamina refrescante. Isso reduz a quantidade de comida no sistema digestivo num determinado momento, diminui a liberação de ácidos estomacais e deixa o corpo acostumado à rotina de quatro refeições por dia (que você seguirá pelo resto da *Dieta da barriga zero*).

■ COMER QUATRO REFEIÇÕES POR DIA. O Plano Inicial contém menos calorias — cerca de 1.200 por dia — do que você vai consumir na *Dieta da barriga zero*, que permite aproximadamente 1.600 por dia. Comer menos por esses quatro dias reduz a quantidade de comida no trato GI, diminui a liberação de ácidos estomacais e deixa o seu corpo acostumado a uma rotina de quatro refeições por dia.

Você notará alguns produtos principais, como sementes de girassol, óleo de linhaça, *string cheese** e cenouras. Há três motivos pelos quais você verá esses itens aparecerem várias vezes. Primeiro, nós

---

*Queijo tipo mussarela. Ingredientes: leite pasteurizado, vinagre e enzima. Uma unidade = 28g, 6g de gorduda total. (*N. da R. T.*)

tentamos limitar a quantidade de comida que você precisa comprar para começar — e garantir que você vai conseguir comer tudo antes que estrague. Segundo, nós queríamos fornecer o máximo de valor nutricional sem inchaço para o seu orçamento. Por fim, escolhemos alimentos que não precisam de sal ou condimentos para ter gosto bom, de modo que você não fique tentada a buscar um desses "inchadores" em potencial.

■ DÊ UMA CAMINHADA RÁPIDA DE CINCO MINUTOS APÓS AS REFEIÇÕES. Mover o corpo ajuda a liberar o ar que está preso no trato GI, aliviando a pressão e o inchaço. Basta apenas uma caminhada tranquila pela rua, em torno do prédio onde você trabalha ou pelas lojas, um passeio rápido com o cachorro, um vizinho ou sua família após o jantar — qualquer atividade que faça você se mexer por apenas cinco minutos. Você pode andar mais se quiser, mas é preciso pelo menos cinco minutos para ajudar a fazer as coisas se mexerem dentro da sua barriga.

OUSADIA COM A SASS

"Meus truques pessoais da barriga zero."

Eu tenho muita tendência a reter água. Além disso, sou mais atraída por alimentos salgados do que doces e sempre que como uma guloseima especialmente salgada (pipoca de cinema, quem resiste?), fico inchada por pelo menos um dia. Então, se eu tiver que aparecer na TV de manhã cedo, tomo cuidados extras com o que como na noite anterior — pode apostar que não há molho de soja envolvido! Alguns de nós somos geneticamente mais suscetíveis a esse fenômeno do que outros — nada que se possa fazer em relação a isso. Aqui estão algumas coisas para se ter em mente em relação à retenção de líquidos, seja ela uma companheira constante ou uma chateação ocasional.

Lembre-se: ela não é gordura! Uma amiga me ligou em pânico uma vez, dizendo que ganhou quase 2 quilos num dia. Eu perguntei se ela comera todas as refeições de sempre mais 14 mil calorias extras, porque isso, minha amiga, é o que você precisa comer para ganhar tanta gordura corporal num só dia. Ela não cometera qualquer excesso e desconfio que você também não. Então, não se mate de preocupação com esse tipo de ganho de peso. É só retenção de líquidos, e você o perderá de novo.

Conheça seu corpo. Manter um diário pode ajudá-la a descobrir certos padrões. Você pode estar mais propensa à retenção de líquido durante parte do ciclo menstrual, e anotar mostrará quando e por quanto tempo você tenderá a manter aqueles líquidos a mais.

Planeje-se com antecedência. Se você vai usar trajes de banho ou simplesmente quer parecer mais magra, evite alimentos salgados alguns dias antes. Esse é o único tipo de mudança de peso que você pode controlar completamente.

Cynthia

■ BEBA TODOS OS DIAS UMA PORÇÃO INTEIRA DA REFRESCANTE ÁGUA DA SASS, A MARCA REGISTRADA DE CYNTHIA. Nós a chamamos assim por que ela é exatamente como a Cynthia! Mas os ingredientes aqui não servem apenas para dar sabor: o gengibre também ajuda a acalmar o seu trato GI. E mais importante: o simples ato de preparar a Água da Sass servirá como lembrete nesses quatro dias que a vida está um pouco diferente, que as coisas vão mudar, mantendo-a concentrada na tarefa de conquistar a barriga zero que você tem pela frente. Além disso, você poderá beber chás de ervas, como camomila ou hortelã.

- **COMA DEVAGAR.** Geralmente, quando comemos rápido, engolimos grandes porções de ar sem perceber. Esse excesso de ar fica preso no sistema digestivo e causa inchaço (pense num balão cheio até o máximo). Comer sem pressa ajuda a impedir a expansão e também deixa você mais calma, permitindo que se concentre no conceito de hora da refeição como um momento para parar, descansar e refletir. Geralmente comemos com pressa para conseguir mais um pouco de tempo em nossa vida corrida. Vamos acabar com isso por quatro dias, sem se esquecer da alegria que vem de respeitar os horários das refeições.

- **PREPARE A MENTE.** Os primeiros dias de dieta nunca são fáceis, e esses quatro dias não são exceção. Afinal, estou pedindo para você mudar o jeito de se alimentar e desistir de alguns dos alimentos que está acostumada a comer ou beber — e talvez imagine que não consiga viver sem eles. Claro que vai valer a pena no final, pois realmente funciona, e você vai perceber sua barriga diminuir. Mas até ver aquela pança desaparecer você vai precisar de um ajuste no cérebro. É aí que entram os meus truques mentais.

ÁGUA DA SASS

2 litros de água
1 colher de chá de gengibre moído na hora
1 pepino médio, descascado e cortado em fatias finas
1 limão médio, cortado em fatias finas
12 folhas de hortelã

Misture todos os ingredientes num grande jarro, esfrie no refrigerador e deixe que os sabores se misturem de um dia para o outro.

SUA LISTA DE COMPRA PARA OS QUATRO DIAS

LEGUMES E VERDURAS

- ☐ 460g de tomates-cereja
- ☐ 230g de ervilhas frescas ou congeladas
- ☐ 2 batatas vermelhas grandes
- ☐ 230g de minicenouras
- ☐ 115g de champignons
- ☐ 1 abóbora amarela ou abobrinha grande
- ☐ 4 pepinos médios
- ☐ 4 limões médios

LATICÍNIOS

- ☐ 2 litros de leite desnatado
- ☐ 1 pacote de *string cheese* light

FRUTAS

- ☐ 115g de mirtilos, frescos ou congelados (sem adição de açúcar)
- ☐ 115g de pêssegos, congelados ou conservados no próprio suco (sem adição de açúcar)
- ☐ 115g de peras, congeladas ou conservadas no próprio suco (sem adição de açúcar)
- ☐ 115g de morangos, frescos, congelados ou conservados no próprio suco (sem adição de açúcar)

PRODUTOS SECOS

- ☐ 375g (caixa) de flocos de milho integrais, sem açúcar
- ☐ 375g (caixa) de cereal de arroz
- ☐ 1 pacote (27g) de aveia tradicional
- ☐ 230g (caixa) de arroz integral
- ☐ 230g de abacaxis conservados no próprio suco (sem adição de açúcar)
- ☐ 1 pacote (cerca de 115g) de sementes de girassol torradas ou cruas, sem sal
- ☐ 240ml (garrafa) de óleo de semente de linhaça orgânico prensado a frio
- ☐ Pacote pequeno de passas sem açúcar
- ☐ Pacote pequeno de ameixas secas

ERVAS E TEMPEROS

- ☐ 1-2 pedaços de raiz de gengibre fresco
- ☐ 2 maços de hortelã fresca

CARNES/FRUTOS DO MAR

- ☐ 3 pacotes de peru orgânico fatiado
- ☐ 115g de bacalhau ou saithe (também conhecido como escamudo)
- ☐ 170g de peito de frango desossado e sem pele
- ☐ 90g de filé de peito de peru
- ☐ 90g de atum conservado em água

QUALQUER UM DESSES TEMPEROS SEM SAL DEVIDAMENTE APROVADOS

- ☐ Frescos ou secos: alfavaca, louro, canela, curry em pó, endro, gengibre, suco de limão ou lima, manjerona, hortelã, orégano, páprica, pimenta, alecrim, sálvia, estragão ou tomilho
- ☐ Vinagre balsâmico envelhecido

Os truques mentais são uma forma de dar importância à refeição — torná-la um momento especial e concentrado em você. Eles ajudam a mantê-la alerta em relação ao que está comendo e por quê. Enquanto aproveita nos quatro dias de Truques Mentais — num total de 16, um para cada refeição —, você, certamente, achará alguns tão interessantes que vai querer repeti-los várias vezes. Na verdade, você deve repetir seus truques favoritos até que eles virem um ritual. Eu sou a favor de fazer tudo o que for preciso para que você se sinta especial.

Anote seu progresso

Vários estudos mostram que manter um registro do que você come e como você se sente enquanto está comendo ajuda a seguir o seu novo estilo de vida. Agora há cada vez mais evidências para apoiar o conceito de que manter um diário tem um impacto positivo no bem-estar físico. O pesquisador da Universidade do Texas, em Austin, dr. James Pennebaker, provou cientificamente que manter um diário fortalece as células imunes chamadas linfócitos-T. Outras pesquisas indicam que manter um diário pode diminuir os sintomas de asma e artrite reumatoide. Pennebaker acredita que escrever sobre eventos estressantes ajuda a entendê-los melhor, reduzindo assim o impacto desses estressores na sua saúde física.

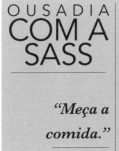

OUSADIA COM A SASS

"Meça a comida."

Sempre meça os alimentos — especialmente os que têm muitas calorias em pequenas quantidades, como óleos, frutas secas, sementes, manteiga de amendoim, abacate, massas, arroz e aveia para mingau. A medição ajuda para que este plano cuidadosamente calculado lhe dê os resultados que você procura. Sem medir, é fácil errar nas contas e acumular centenas de calorias extras. Já vi isso acontecer bastante na minha experiência como nutricionista.

Cynthia

Mas, além de tudo isso, manter um diário é uma forma simples de sentir se você está fazendo progressos significativos. Quando eu estava treinando para correr uma maratona, um dos maiores motivos para me fazer calçar os tênis de corrida e sair de casa todas as manhãs era o meu diário de corrida. Tudo o que eu queria era preencher o diário, e ficava fascinada ao observar a quilometragem acumulada a cada semana. Da mesma forma, um diário vai inspirá-la a se concentrar e conquistar seus objetivos de perder peso.

Para o Plano Inicial de Quatro Dias contra o Inchaço, o seu diário será incorporado ao seu plano de refeições. Mais tarde, ao completar o Plano Inicial e começar a *Dieta da barriga zero*, vou pedir para que você passe um pouco mais de tempo preenchendo o diário com questões específicas que você possa ter em relação à comida e à confiança em relação ao próprio corpo. Por ora, pegue esses quatro dias para se acostumar ao formato do diário alimentar — e comece a criar o hábito de sentar e anotar tudo o que ingeriu naquele dia.

Algumas regras para manter um diário:

1. Não se preocupe com ortografia e pontuação.
2. Escreva rapidamente para afastar o seu crítico interno.
3. Seja sincera.

Para o quarto dia e avante

À MEDIDA QUE VOCÊ CHEGA ao último dia do plano inicial contra o inchaço eu sei o que você vai sentir. Você estará mais leve, mais forte, mais confiante e egoísta (no bom sentido) do que jamais esteve na vida. Essa é exatamente a atitude mental certa para seguir adiante e começar a próxima fase da *Dieta da barriga zero*: o programa de 28 dias que lhe dará as ferramentas para gerenciar sua saúde e manter o peso desejado pelo resto da vida.

CARDÁPIO PARA OS QUATRO DIAS CONTRA O INCHAÇO, DIA 1

DATA:

CAFÉ DA MANHÃ

- ☐ 30g de flocos de milho sem açúcar
- ☐ 240ml de leite desnatado
- ☐ 115g de peras conservadas no próprio suco (sem adição de açúcar)
- ☐ 30g de sementes de girassol torradas ou cruas, sem sal
- ☐ Copo de Água da Sass

TRUQUE MENTAL: Dê bom-dia ao sol! Saboreie o café da manhã perto de uma janela ensolarada. Está provado que o sol da manhã melhora o humor e configura o relógio do corpo para a energia máxima o dia todo.

ALMOÇO

- ☐ 150g de fatias de peru orgânico, enroladas
- ☐ 1 *string cheese* light
- ☐ 230g de tomates-cereja frescos

TRUQUE MENTAL: Deixe o seu dia mais colorido. Antes de sentar-se para comer, pegue algumas flores, ponha num vaso e coloque na mesa. Você está trabalhando tanto nessa dieta que merece algo especial pelos seus esforços.

LANCHE

- ☐ Vitamina de mirtilo: Misture 240ml de leite desnatado e 115g de mirtilos frescos ou congelados no liquidificador por um minuto — sem acrescentar açúcar. Passe para um copo e mexa com uma colher de sopa de óleo de linhaça orgânico ou sirva com uma colher de sopa de sementes de girassol ou de abóbora.

TRUQUE MENTAL: Tire férias virtuais. Coloque algum reggae para tocar enquanto prepara sua refeição e transporte-se para uma praia com águas calmas e palmeiras. Para entrar no clima, passe um pouco de óleo de bronzear no rosto e respire profundamente. Está gelado lá fora? Nada disso, você está no Caribe.

JANTAR

- ☐ 115g de ervilhas cozidas
- ☐ 115g de bacalhau ou saithe
- ☐ 60g de batatas assadas, temperadas com uma colher de sopa de azeite de oliva
- ☐ Copo de Água da Sass

TRUQUE MENTAL: Refaça o seu ambiente. Ponha a mesa com pratos e tigelas menores. Isso fará parecer que há mais comida do que realmente existe.

DIÁRIO, DIA 1

DATA:

CAFÉ DA MANHÃ	
ESTADO DE ESPÍRITO:	PENSAMENTOS/DESAFIOS:
FOME ANTES: -5 -3 0 3 5 7	FOME DEPOIS: -5 -3 0 3 5 7

ALMOÇO	
ESTADO DE ESPÍRITO:	PENSAMENTOS/DESAFIOS:
FOME ANTES: -5 -3 0 3 5 7	FOME DEPOIS: - 5 -3 0 3 5 7

LANCHE	
ESTADO DE ESPÍRITO:	PENSAMENTOS/DESAFIOS:
FOME ANTES: -5 -3 0 3 5 7	FOME DEPOIS: -5 -3 0 3 5 7

JANTAR	
ESTADO DE ESPÍRITO:	PENSAMENTOS/DESAFIOS:
FOME ANTES: -5 -3 0 3 5 7	FOME DEPOIS: -5 -3 0 3 5 7

Escala de avaliação da fome

-5 = FAMINTA. Você quer devorar a primeira coisa que vir pela frente e vai ser difícil parar de comer.

-3 = COM MUITA FOME E IRRITADA. A sensação é de que você esperou demais para comer.

0 = FOME LEVE A MODERADA. Você pode ter sintomas físicos da fome, como barriga roncando e aquela sensação de "Preciso comer logo", mas não está faminta ou apresentando quaisquer sintomas desagradáveis, como dor de cabeça ou tremores.

3 = COM FOME, MAS NÃO ESTÁ LIVRE DE DESEJO. Você está cheia, mas não se sente muito satisfeita. Seus pensamentos ainda se concentram em comida.

5 = NO PONTO. A fome foi embora, e você está satisfeita. Sua mente não pensa em comida e você está pronta para cumprir a próxima tarefa, pois está bem-disposta.

7 = PASSOU DA CONTA. Você acha que comeu demais. Sua barriga está estufada e há uma sensação de desconforto. Você se sente meio indisposta.

CARDÁPIO PARA OS QUATRO DIAS CONTRA O INCHAÇO, DIA 2

DATA:

CAFÉ DA MANHÃ

- 30g de cereal de arroz
- 240ml de leite desnatado
- 30g de sementes de girassol torradas ou cruas
- 115g de pedaços de abacaxi conservados no próprio suco
- Copo de Água da Sass

TRUQUE MENTAL: Encontre o "mantra de uma refeição só". Escolha uma palavra ou frase calmante, como "Estou fazendo esta dieta por mim". Repita esta frase após cada colherada.

ALMOÇO

- 90g de atum conservado em água
- 115g de minicenouras cozidas no vapor
- 1 *string cheese* light (30g)
- Copo de Água da Sass

TRUQUE MENTAL: Converta um(a) amigo(a). Convide um(a) colega para almoçar com você hoje e explique a sua refeição. Tente se lembrar do máximo de princípios do Plano Inicial que puder. Isso vai ajudá-la a recordar os motivos pelos quais você está fazendo a dieta, mesmo que seja uma mudança tão grande de sua rotina normal.

LANCHE

- Vitamina de abacaxi: Misture 240ml de leite desnatado, 115g de abacaxi conservado em suco e um punhado de gelo no liquidificador por um minuto. Passe para um copo e mexa com uma colher de sopa de óleo de semente de linhaça orgânica prensado a frio ou sirva com uma colher de sopa de sementes de girassol ou de abóbora.

TRUQUE MENTAL: Pendure sua inspiração. Tenha, digamos, sua "calça jeans da fase magra" num cabide bem à vista, de modo que você passe por ela todos os dias. Isso vai servir de lembrete em relação ao seu grande objetivo de perder peso. Ela vai caber em você de novo.

JANTAR

- 115g de champignons frescos salteados em 1 colher de sopa de azeite de oliva
- 90g de peito de frango grelhado
- 110g de arroz integral cozido
- Copo de Água da Sass

TRUQUE MENTAL: Cante enquanto prepara o jantar. De acordo com pesquisadores alemães, você pode sentir um ganho na imunidade de até 240%, bem como um aumento nos hormônios antiestresse, apenas cantando.

DIÁRIO, DIA 2

DATA:

CAFÉ DA MANHÃ	
ESTADO DE ESPÍRITO:	PENSAMENTOS/DESAFIOS:
FOME ANTES: -5 -3 0 3 5 7	FOME DEPOIS: -5 -3 0 3 5 7

ALMOÇO	
ESTADO DE ESPÍRITO:	PENSAMENTOS/DESAFIOS:
FOME ANTES: -5 -3 0 3 5 7	FOME DEPOIS: -5 -3 0 3 5 7

LANCHE	
ESTADO DE ESPÍRITO:	PENSAMENTOS/DESAFIOS:
FOME ANTES: -5 -3 0 3 5 7	FOME DEPOIS: -5 -3 0 3 5 7

JANTAR	
ESTADO DE ESPÍRITO:	PENSAMENTOS/DESAFIOS:
FOME ANTES: -5 -3 0 3 5 7	FOME DEPOIS: -5 -3 0 3 5 7

Escala de avaliação da fome

-5 = FAMINTA. Você quer devorar a primeira coisa que vir pela frente e vai ser difícil parar de comer.

-3 = COM MUITA FOME E IRRITADA. A sensação é de que você esperou demais para comer.

0 = FOME LEVE A MODERADA. Você pode ter sintomas físicos da fome, como barriga roncando e aquela sensação de "Preciso comer logo", mas não está faminta ou apresentando quaisquer sintomas desagradáveis, como dor de cabeça ou tremores.

3 = COM FOME, MAS NÃO ESTÁ LIVRE DE DESEJO. Você está cheia, mas não se sente muito satisfeita. Seus pensamentos ainda se concentram em comida.

5 = NO PONTO. A fome foi embora, e você está satisfeita. Sua mente não pensa em comida e você está pronta para cumprir a próxima tarefa, pois está bem-disposta.

7 = PASSOU DA CONTA. Você acha que comeu demais. Sua barriga está estufada e há uma sensação de desconforto. Você se sente meio indisposta.

CARDÁPIO PARA OS QUATRO DIAS CONTRA O INCHAÇO, DIA 3

DATA:

CAFÉ DA MANHÃ

- ☐ 30g de flocos de milho sem açúcar
- ☐ 240ml leite desnatado
- ☐ 30g de sementes de girassol sem sal, torradas ou cruas
- ☐ 2 colheres de chá de passas
- ☐ Copo de Água da Sass

TRUQUE MENTAL: Concentre-se no seu momento. Tome seu café da manhã sem distrações — nada de rádio, programas matinais de TV ou jornais. Concentre-se no sabor de cada colherada.

ALMOÇO

- ☐ 115g de fatias de peru orgânico, enroladas
- ☐ 1 *string cheese* light
- ☐ 230g de tomates-cereja
- ☐ Copo de Água da Sass

TRUQUE MENTAL: Traga um pouco de brilho. Sirva sua Água da Sass na melhor taça de cristal que tiver. Faça dele o seu copo da barriga zero e use-o em todas as refeições.

LANCHE

- ☐ Vitamina de pêssego: Misture 240ml de leite desnatado e 115g de pêssegos congelados ou em conserva, sem açúcar, no liquidificador por um minuto. Passe para um copo e mexa com uma colher de sopa de óleo de semente de linhaça orgânica prensado a frio ou sirva com uma colher de sopa de sementes de girassol ou de abóbora.

TRUQUE MENTAL: Agradeça. tenha um momento de agradecimentos pelo alimento que você está ingerindo, pelo corpo que está alimentando e pela vida que está melhorando. Não é preciso ser religioso — é perfeitamente normal agradecer ao fazendeiro que plantou o pêssego e aos seus pais!

JANTAR

- ☐ 115g de ervilhas cozidas
- ☐ 90g de peito de peru grelhado ou assado
- ☐ 60g de batatas assadas temperadas com uma colher de sopa de azeite de oliva
- ☐ Copo de Água da Sass

TRUQUE MENTAL: Pense em você. Lembra-se da lista compilada no Capítulo 4, aquela com todas as pessoas importantes da sua vida? Enquanto saboreia esta refeição, reflita sobre tudo o que você está fazendo para cuidar do seu corpo e do seu espírito.

DIÁRIO, DIA 3

DATA:

CAFÉ DA MANHÃ	
ESTADO DE ESPÍRITO:	PENSAMENTOS/DESAFIOS:
FOME ANTES: -5 -3 0 3 5 7	FOME DEPOIS: -5 -3 0 3 5 7

ALMOÇO	
ESTADO DE ESPÍRITO:	PENSAMENTOS/DESAFIOS:
FOME ANTES: -5 -3 0 3 5 7	FOME DEPOIS: -5 -3 0 3 5 7

LANCHE	
ESTADO DE ESPÍRITO:	PENSAMENTOS/DESAFIOS:
FOME ANTES: -5 -3 0 3 5 7	FOME DEPOIS: -5 -3 0 3 5 7

JANTAR	
ESTADO DE ESPÍRITO:	PENSAMENTOS/DESAFIOS:
FOME ANTES: -5 -3 0 3 5 7	FOME DEPOIS: -5 -3 0 3 5 7

Escala de avaliação da fome

-5 = FAMINTA. Você quer devorar a primeira coisa que vir pela frente e vai ser difícil parar de comer.

-3 = COM MUITA FOME E IRRITADA. A sensação é de que você esperou demais para comer.

0 = FOME LEVE A MODERADA. Você pode ter sintomas físicos da fome, como barriga roncando e aquela sensação de "Preciso comer logo", mas não está faminta ou apresentando quaisquer sintomas desagradáveis, como dor de cabeça ou tremores.

3 = COM FOME, MAS NÃO ESTÁ LIVRE DE DESEJO. Você está cheia, mas não se sente muito satisfeita. Seus pensamentos ainda se concentram em comida.

5 = NO PONTO. A fome foi embora, e você está satisfeita. Sua mente não pensa em comida e você está pronta para cumprir a próxima tarefa, pois está bem-disposta.

7 = PASSOU DA CONTA. Você acha que comeu demais. Sua barriga está estufada e há uma sensação de desconforto. Você se sente meio indisposta.

CARDÁPIO PARA OS QUATRO DIAS CONTRA O INCHAÇO, DIA 4

DATA:

CAFÉ DA MANHÃ

- 1 pacote de aveia
- 240ml de leite desnatado
- 30g de sementes de girassol torradas ou cruas
- 2 ameixas secas
- Copo de Água da Sass

TRUQUE MENTAL: Dê uma gargalhada. Uma criança de quatro anos ri mais ou menos 400 vezes por dia e um adulto por volta de 15. Hoje, mesmo se você estiver sozinha quando sentar para comer, ria da sua tigela de aveia ou gargalhe com seu copo de Água da Sass.

ALMOÇO

- 115g de fatias de peito de peru orgânico, enroladas
- 115g de minicenouras cozidas no vapor
- 1 *string cheese* light
- Copo de Água da Sass

TRUQUE MENTAL: Arrume seu prato. Passe alguns minutos preparando o almoço de hoje com o estilo de um chefe de cozinha sofisticado. Enrole as fatias de peito peru no queijo e nas cenouras, depois faça cortes inclinados na ponta e arrume. Decore com ramos de ervas frescas.

LANCHE

- Vitamina de morango: Misture 240ml de leite desnatado e 115g de morangos frescos ou congelados no liquidificador por um minuto — sem adição de açúcar. Passe para um copo e mexa com uma colher de sopa de óleo de semente de linhaça orgânica prensado a frio ou sirva com uma colher de sopa de sementes de girassol ou de abóbora.

TRUQUE MENTAL: Antes de sentar-se para comer, feche os olhos e diga algo de bom e reconfortante sobre seu corpo. Mencione o quanto você ama seus braços ou como as pessoas dizem que você tem belos olhos ou um sorriso lindo.

JANTAR

- 115g de abóbora amarela ou abobrinha salteada em uma colher de sopa de azeite de oliva
- 90g de peito de frango grelhado
- 110g de arroz integral cozido
- Copo de Água da Sass

TRUQUE MENTAL: Sirva o jantar de hoje na sua melhor porcelana. Ponha a mesa adequadamente com aquela prataria usada em ocasiões especiais e guardanapos de linho.

DIÁRIO, DIA 4

DATA:

CAFÉ DA MANHÃ	
ESTADO DE ESPÍRITO:	PENSAMENTOS/DESAFIOS:
FOME ANTES: -5 -3 0 3 5 7	FOME DEPOIS: -5 -3 0 3 5 7

ALMOÇO	
ESTADO DE ESPÍRITO:	PENSAMENTOS/DESAFIOS:
FOME ANTES: -5 -3 0 3 5 7	FOME DEPOIS: -5 -3 0 3 5 7

LANCHE	
ESTADO DE ESPÍRITO:	PENSAMENTOS/DESAFIOS:
FOME ANTES: -5 -3 0 3 5 7	FOME DEPOIS: -5 -3 0 3 5 7

JANTAR	
ESTADO DE ESPÍRITO:	PENSAMENTOS/DESAFIOS:
FOME ANTES: -5 -3 0 3 5 7	FOME DEPOIS: -5 -3 0 3 5 7

Escala de avaliação da fome

-5 = FAMINTA. Você quer devorar a primeira coisa que vir pela frente e vai ser difícil parar de comer.

-3 = COM MUITA FOME E IRRITADA. A sensação é de que você esperou demais para comer.

0 = FOME LEVE A MODERADA. Você pode ter sintomas físicos da fome, como barriga roncando e aquela sensação de "Preciso comer logo", mas não está faminta ou apresentando quaisquer sintomas desagradáveis, como dor de cabeça ou tremores.

3 = COM FOME, MAS NÃO ESTÁ LIVRE DE DESEJO. Você está cheia, mas não se sente muito satisfeita. Seus pensamentos ainda se concentram em comida.

5 = NO PONTO. A fome foi embora, e você está satisfeita. Sua mente não pensa em comida e você está pronta para cumprir a próxima tarefa, pois está bem-disposta.

7 = PASSOU DA CONTA. Você acha que comeu demais. Sua barriga está estufada e há uma sensação de desconforto. Você se sente meio indisposta.

LEIA UMA HISTÓRIA DE SUCESSO DA BARRIGA ZERO

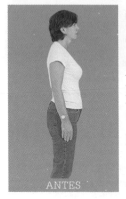
ANTES

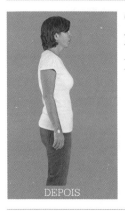
DEPOIS

Colleen O'Neill-Groves

IDADE: 45

QUILOS PERDIDOS:
2,7
EM 32 DIAS

CENTÍMETROS PERDIDOS NO TOTAL:
14

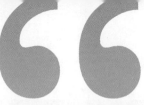

"Passei a minha vida inteira fazendo dieta", lamenta Colleen O'Neill-Groves, de 45 anos. "Eu realmente experimentei todas, de A a Z, e nenhuma deu certo por muito tempo. Sempre havia alguma desvantagem." Ela explica que em todas as dietas, quando ela *realmente* perdia peso, o primeiro lugar onde a gordura sumia era no rosto e nos seios, sendo que ambos tinham uma boa aparência antes da dieta. Enquanto isso, a barriga — que *mais* precisava perder gorduras — sempre era a última a ceder. Outro aspecto que ela não conseguia superar era o fato de estar sempre com fome. "Eu acabava o almoço e começava a me perguntar: **Daqui a quanto tempo vou poder lanchar?**"

Segundo esta mãe de três filhos, A *Dieta da barriga zero* é tudo de bom. Colleen confirma que a comida é maravilhosa, mas explica que é preciso se livrar de quaisquer noções preconcebidas sobre coisas como azeite de oliva e frutas secas, para que o plano funcione. Ela ficou se perguntando como seria possível alguém perder peso com toda essa comida deliciosa. "As barras foram, no geral, uma ótima surpresa. E os *waffles*, molho pesto, pizza... Só coisa boa. Claro que nas outras dietas eu podia comer vegetais à vontade — mas depois de um tempo você não consegue mais olhar para outra folha de alface. E esses regimes jamais permitiriam um sanduíche, um abacate ou molho pesto."

Colleen diz que nesta dieta você sabe exatamente o que está

consumindo e o valor que isso representa para o seu corpo. Isso a fez perceber o quanto de besteira ela costumava comer e como se entupia de calorias sem pensar. "Eu estou muito ciente do meu corpo porque faço muitos exercícios físicos", explica. "Então, se houver uma oportunidade para cuidar melhor de mim mesma, eu vou aproveitá-la."

Mas nem tudo foi o paraíso, admite Colleen. Ela descreve os primeiros quatro dias — o plano inicial contra o inchaço — como "nada fáceis", mas acrescenta que foram apenas quatro dias e, "no fim das contas, foi a maneira perfeita de começar. Eu descobri que podia fazer tudo por quatro dias. Agora, quando exagero num fim de semana, costumo *voltar* à dieta do plano inicial para compensar."

Nas primeiras quatro semanas Colleen perdeu 2,7 quilos. "Eu não era tão gorda assim, para começar, então fiquei realmente feliz com o resultado. Perdi 2,5 centímetros em cada coxa, 2,5 centímetros em cada braço e alguns na barriga — enquanto o tamanho do meu sutiã continuou o mesmo, exatamente como eu queria."

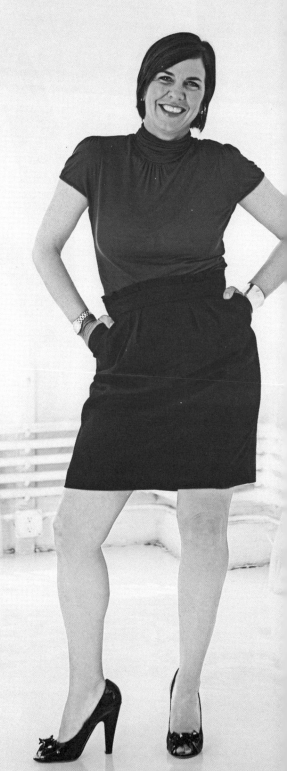

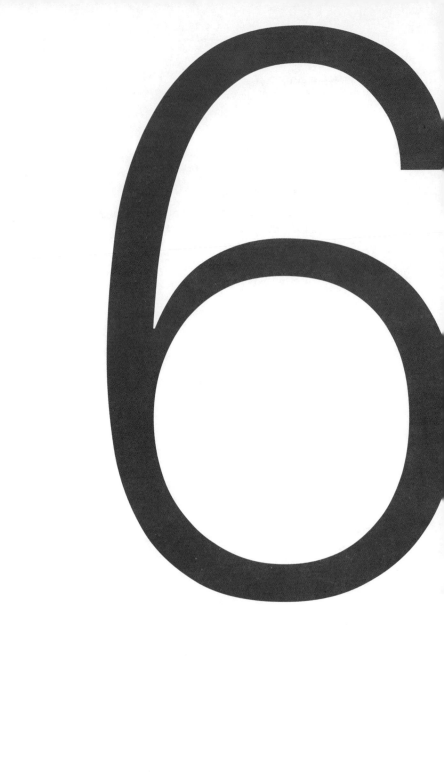

AS REGRAS DA DIETA DA BARRIGA ZERO

UAU! Não é incrível o quanto se pode mudar dramaticamente a forma de pensar e sentir em apenas quatro dias? Você acabou de terminar um marco importantíssimo na sua *Dieta da barriga zero*: dominou a difícil arte de banir o inchaço da sua vida para sempre. E se fez todos os Truques Mentais, você acumulou várias estratégias úteis que podem ser usadas em qualquer lugar, a qualquer momento, para aumentar sua confiança e manter a motivação. Mas agora que você viu como é ter uma barriga menor e sentiu a confiança renovada que vem de ter resultados tão rápidos, já pode passar para a próxima fase da *Dieta da barriga zero*, aquela que terá consequências para toda a vida: você está pronta para perder gordura abdominal.

Para quem já tentou perder peso, a palavra *dieta* significa longas listas de comidas proibidas, fome ininterrupta, muita força de vontade e, no fim das contas, uma volta à alimentação "normal" depois de cumprir o objetivo. Para Cynthia e para mim, *dieta* tem um significado totalmente diferente, inspirado no Instituto Nacional de Saúde dos EUA, que simplesmente define a palavra como "o que uma pessoa come e bebe; um tipo de plano de alimentação". A *Dieta da barriga zero* é uma forma de comer que permite a você chegar ao peso ideal, e permanecer nele, enquanto aumenta sua saúde e disposição e diminui muito a possibilidade de ter praticamente todas as doenças crônicas existentes.

Nosso plano, como você já sabe, faz uma promessa específica: menos gordura abdominal. E menos gordura abdominal, por sua vez, vai reduzir o seu risco de doenças. Mas mesmo após termos encontrado a pesquisa que apoia a ideia de que um grupo alimentar específico — nossos queridos AGMIs — poderia conseguir essa proeza, e mesmo após Cynthia ter trabalhado na contagem de calorias e se certificado de que os requisitos nutricionais da mulher comum poderiam ser atendidos, ainda havia trabalho a fazer. Eu sabia que a *Dieta da barriga zero* teria que competir com uma prateleira inteira (ou várias) cheias de métodos populares, cada um deles prometendo perda de peso significativa. Eu sabia que para se destacar nessa prateleira a dieta teria que oferecer uma vantagem — ou várias — que as outras não tinham.

O primeiro passo era perguntar às mulheres o que elas amavam e odiavam nas dietas tradicionais para perder peso. Logo descobri que, em termos de dieta, o pesadelo de uma mulher é o sonho de outra, o que provavelmente é o motivo pelo qual há um livro de dieta para cada mulher hoje em dia. Existem livros para pessoas com determinados tipos sanguíneos, para as que odeiam carboidratos, aquelas com fobias

VOCÊ SABIA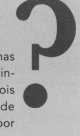

Perder 450g de gordura é algo digno de comemoração — mas não com uma guloseima engordativa, é claro! Quatrocentos e cinquenta gramas de gorduras equivalem, aproximadamente, a dois pacotes de manteiga. Feche os olhos e imagine dois pacotes de manteiga saindo da sua barriga. É isso que você pode fazer por si mesma!

de gorduras ou que gostam de, digamos, sopa de repolho — seja lá quem forem esses indivíduos especiais e aventureiros. Mas eu falei com Cynthia e descobri algumas verdades universais sobre dietas que realmente funcionam para a grande maioria das pessoas.

- Oferecem conselhos claros e cumprem o que prometem. (Confere. É o mínimo que se pode esperar.)
- Oferecem um plano ao qual é possível voltar várias vezes, sempre que sua calça jeans favorita ficar um pouco apertada. (Confere. O plano inicial de quatro dias contra o inchaço é uma solução eficaz e segura à qual você pode recorrer sempre que precisar ficar instantaneamente esbelta.)
- São fáceis de conviver. (Confere...?)

Ahhh, esse era o problema: como desenvolver um plano que funcionasse para todo mundo, ao mesmo tempo? Pensei nisso por muito tempo e temi que isso não fosse possível simplesmente porque há tantas definições de "perfeito" quanto existem leitores deste livro. Cynthia me garantiu, porém, que isso *era* possível! A experiência de anos tratando pessoas que faziam dieta — e os planos rigorosos para a *Dieta da barriga zero* — forma o cerne desse estilo de vida. Isso é possível porque a *Dieta da barriga zero* oferece:

■ **FOCO NA SAÚDE E NA ENERGIA.** Qualquer pessoa pode perder peso com uma dieta de 1.200 calorias por dia. Mas esse indivíduo também vai perder músculos, densidade óssea, o prazer de viver, a sanidade mental e, se você seguir uma dieta como essa por tempo demais, o senso de humor. (Eu já vi isso acontecer!) Com refeições satisfatórias e saudáveis e uma diretriz de 1.600 calorias por dia a *Dieta da barriga zero* é a mais saudável possível.

■ **SABOR.** Afinal, é comida! Nós achamos que nenhuma dieta é "completa" ou "saudável" a menos que seja repleta de alimentos deliciosos e refeições que qualquer um possa apreciar. Este plano oferece tanto sabor quanto nutrição.

■ **REALIDADE.** Não pediríamos a ninguém para fazer algo que nós mesmas não estivéssemos dispostos — ou não seríamos capazes — de fazer.

■ **FLEXIBILIDADE.** Se você tem pressa, nós queremos lhe dar a possibilidade de preparar refeições rapidamente, cozinhando pouco ou sem cozinhar. Se, por outro lado, você quiser cozinhar para a sua família ou amigos, nós queremos facilitar isso sem colocar sua meta em perigo. E, por fim, se você não gostar de uma refeição sugerida, poderá trocá-la por algo que *realmente* quer comer. A *Dieta da barriga zero* tem flexibilidade total.

Três regras para comer

Nos próximos 28 dias — e depois disso, também — você vai fazer ótimas refeições. O que acha de camarões apimentados com cobertura de feijão mexicano e carne? Ou você prefere um cachorro-quente à moda de Chicago? E que tal comer farelo de frutas vermelhas? Estes são apenas alguns dos pratos "antidieta" que você vai saborear. E não vai dar o menor trabalho prepará-los. Nós desenvolvemos duas formas diferentes para seguir a *Dieta da barriga zero*: a primeira, no Capítulo 7, é perfeita para quem é ocupado demais até para fazer o jantar. Ela é também uma ótima maneira de se familiarizar com esta nova forma de se alimentar, porque deixa tudo prontinho para você não ter que pensar no tamanho das porções, pois tudo vai estar preparado antecipadamente. Já o Capítulo 8 está repleto de receitas ricas em AGMI e outras refeições que permitirão seguir a *Dieta da barriga zero* quando a comida de conveniência não for uma boa opção — a noite do jantar com a família, por exemplo, ou quando você estiver recebendo amigos. Os dois planos seguem as três importantíssimas regras da *Dieta da barriga zero* às quais você deve obedecer, se espera obter saúde e perda de peso. São elas:

- Regra número 1: Mantenha as 400 calorias por refeição.
- Regra número 2: Jamais passe mais de quatro horas sem comer.
- Regra número 3: Coma um AGMI em cada refeição.

REGRA NÚMERO 1: MANTENHA AS 400 CALORIAS POR REFEIÇÃO

Ao olhar para lista de AGMIs na página 55, você, provavelmente, já notou que eles não são exatamente escolha de baixas calorias, sendo alimentos — frutas secas, óleos, chocolate — que geralmente lhe dizem para evitar quando quiser emagrecer. Mas como esses AGMIs são essenciais para perder gordura abdominal, o controle de calorias do que vem junto com eles ganha importância fundamental. Todas as refeições da *Dieta da barriga zero* fornecem um AGMI *e* têm um total de 400 calorias. Um bônus desse plano de calorias controladas é que ele permite trocar uma refeição por outra. Você pode comer o café da manhã no jantar ou o almoço no café da manhã. Se quiser, pode até tomar quatro cafés da manhã num dia. Isso faz parte da facilidade desse plano. Eu não espero que você adore todas as refeições. Mas, por outro lado, se você encontrar algumas que realmente goste, não tem o menor problema em apreciá-las para ficar mais contente.

Esta dieta tem 1.600 calorias por dia, pois essa é a quantidade necessária para uma mulher de altura, tamanho e nível de atividade médios conseguir e manter o peso ideal. Logo, 1.600 calorias por dia não é um plano de fome, é o suficiente para manter sua disposição, ajudar o funcionamento do seu sistema imunológico e manter seus preciosos músculos, que queimam calorias. Isso quer dizer que você não vai se sentir esgotada, irritável, ter variações de humor ou ficar faminta. Tudo isso sem comer calorias suficientes para manter aquela barriguinha.

REGRA NÚMERO 2: JAMAIS PASSE MAIS DE QUATRO HORAS SEM COMER

Eu não preciso dizer que uma dieta não vai funcionar se ela faz você sentir fome ou cansaço. É por isso que na *Dieta da barriga zero* você é *obrigada* a comer a cada quatro horas. Esperar demais para comer faz você ficar tão faminta (e irritada) que fica difícil até raciocinar com clareza. Isso significa que você não terá disposição ou paciência para escolher a refeição mais saudável, quanto mais para prepará-la. Você, provavelmente, vai querer atacar a primeira coisa que vir pela frente (saco de batatas fritas, colheradas de cereal direto da caixa, biscoitos, e por aí vai) e, provavelmente, vai ter dificuldades de parar para comer devagar e não repetir a refeição.

Os lanches são particularmente importantes, mas o horário de comê-los fica a seu critério. Eu gosto de lanchar à noite, enquanto leio, mas alguns dos editores com os quais trabalho precisam de uma pequena refeição à tarde, para manter o estômago cheio até a hora do jantar. O seu horário de lanchar é totalmente pessoal e fundamental. Para ajudá-la a lanchar todos os dias Cynthia criou uma variedade de lanchinhos que você pode preparar antecipadamente e levar para o trabalho. Eles são práticos e cheios de AGMIs. Use o lanchinho como sua refeição sem horário fixo.

REGRA NÚMERO 3: COMA UM AGMI EM CADA REFEIÇÃO

"Um AGMI em cada refeição" virou quase um mantra para mim. Como você sabe, "AGMI" é a sigla para "ácido graxo monoinsaturado", um tipo de gordura "boa", saudável para o coração, e que protege contra doenças. Ela é encontrada em alimentos como amêndoas, manteiga de amendoim, azeite de oliva, abacate e até chocolate. Os AGMIs são gorduras *in*saturadas e têm o efeito exatamente oposto ao das nada saudáveis gorduras trans e saturadas, que você vê nos jornais.

E tem mais! Os AGMIs são deliciosos de qualquer jeito. Quem não adora temperar uma salada com azeite de oliva ou devorar um punhado de biscoitos de chocolate? Você vai encontrar alimentos ricos em AGMIs nos planos de refeição e nos lanchinhos. E é possível substituir um AGMI por outro, desde que a contagem de calorias seja equivalente. Por exemplo, você pode trocar manteiga de amêndoas (200 calorias) por biscoitos de chocolate amargo (210). Para obter as porções exatas de AGMI por refeição consulte a tabela na próxima página. Melhor ainda, copie a tabela e cole-a na porta do armário da cozinha. Para ficar mais familiarizada com os cinco grupos de AGMIs e aprender a melhor forma de comprar, armazenar e prepará-los, vá para a página 129.

TABELA DE PORÇÕES DE AGMIs

ALIMENTO	PORÇÃO	CALORIAS
GRÃOS DE SOJA, DESCASCADOS E COZIDOS	190g	298
GOTAS DE CHOCOLATE AMARGO	45g	210
MANTEIGA DE AMÊNDOA	2 colheres de sopa	200
MANTEIGA DE CASTANHAS DE CAJU	2 colheres de sopa	190
MANTEIGA DE SEMENTE DE GIRASSOL	2 colheres de sopa	190
MANTEIGA DE AMENDOIM NATURAL CROCANTE	2 colheres de sopa	188
MANTEIGA DE AMENDOIM NATURAL SUAVE	2 colheres de sopa	188
TAHINE (PASTA DE SEMENTE DE GERGELIM)	2 colheres de sopa	178
SEMENTES DE ABÓBORA	2 colheres de sopa	148
ÓLEO DE CANOLA	1 colher de sopa	124
ÓLEO DE SEMENTE DE LINHAÇA (ORGÂNICO E PRENSADO A FRIO)	1 colher de sopa	120
SEMENTES DE MACADÂMIA	2 colheres de sopa	120
ÓLEO DE CÁRTAMO (ALTAMENTE OLEICO)	1 colher de sopa	120
ÓLEO DE GERGELIM	1 colher de sopa	120
ÓLEO DE SEMENTE DE GIRASSOL	1 colher de sopa	120
ÓLEO DE NOZES (ALTAMENTE OLEICO)	1 colher de sopa	120
AZEITE DE OLIVA	1 colher de sopa	119
ÓLEO DE AMENDOIM	1 colher de sopa	119
PINHOLIS (PINE NUTS)	2 colheres de sopa	113
CASTANHAS-DO-PARÁ	2 colheres de sopa	110
AVELÃ	2 colheres de sopa	110
AMENDOIM	2 colheres de sopa	110
AMÊNDOA	2 colheres de sopa	109
CAJU	2 colheres de sopa	100
ABACATE (TIPO HASS)	60g	96
NOZ-PECÃ	2 colheres de sopa	90
SEMENTE DE GIRASSOL	2 colheres de sopa	90
TAPENADE DE AZEITONAS PRETAS	2 colheres de sopa	88
PISTACHE	2 colheres de sopa	88
NOZES	2 colheres de sopa	82
MOLHO PESTO	1 colher de sopa	80
ABACATE VERDE (TIPO FLÓRIDA)	60g	69
TAPENADE DE AZEITONAS VERDES	2 colheres de sopa	54
AZEITONAS VERDES OU PRETAS	10 grandes	50

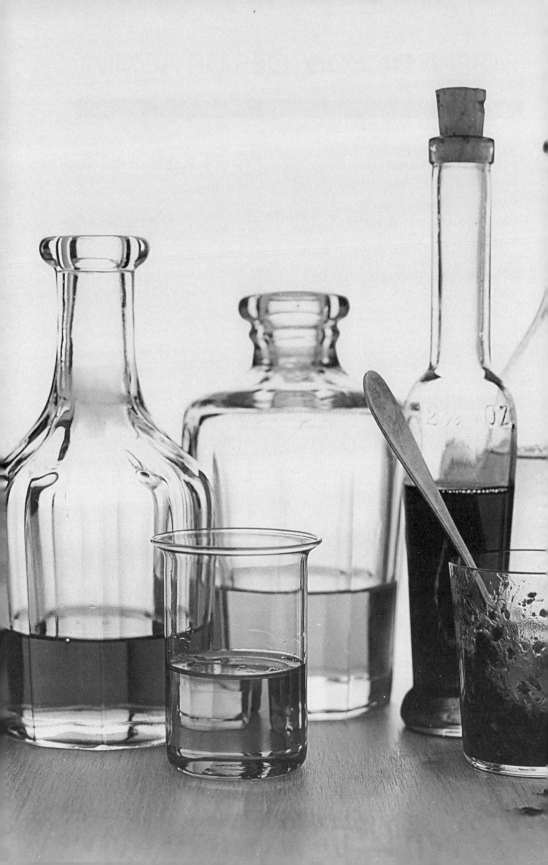

1. Óleos

UNTE SUAS REFEIÇÕES com os AGMIs mais versáteis da cozinha. Escolha o seu óleo com base na utilização (cozinhar ou temperar) e sabor (forte ou suave).

COMO COMPRAR E USAR: Recomendamos os óleos prensados, um processo de extração sem produtos químicos. Esse método natural permite que o óleo retenha a cor, o aroma e os nutrientes naturais. O óleo prensado a frio num ambiente de calor controlado é mantido a temperaturas abaixo de 49°C. Isso é importante para óleos delicados como o de semente de linhaça.

COMO ARMAZENAR: Escolha um recipiente que guarde apenas o que você vai usar em até dois meses. À medida que o recipiente se esvazia, ele se enche de oxigênio, que faz o óleo oxidar, ou se deteriorar. Isso pode gerar um gosto amargo ou estragado (como papelão molhado) e contribui para diminuir a vitamina E, além dos preciosos AGMIs. Opte por jarras de vidro ou latas (em vez de garrafas plásticas) para proteger o óleo da luz, outra fonte de oxidação que acaba com o sabor. Você pode armazenar garrafas abertas de azeite de oliva, óleo de canola e de amendoim num local escuro e frio como o fundo da despensa, mas o óleo de semente de linhaça sempre deve ser mantido na geladeira, porque se deteriora com muita facilidade em temperaturas mais quentes.

HISTÓRIA

Óleos extraídos de plantas comestíveis são utilizados em praticamente todas as culturas do mundo desde a Antiguidade. Uma cozinha de 4 mil anos encontrada por um arqueólogo na cidade norte-americana de Indiana revelou que grandes placas de pedra haviam sido usadas para esmagar frutas secas a fim de extrair o óleo.

CURIOSIDADE!

O ÓLEO DE CÁRTAMO ROTULADO COMO "ALTAMENTE OLEICO" CONTÉM OS AGMIS MAIS BENÉFICOS PARA A SAÚDE, SEGUIDO PELO AZEITE DE OLIVA E DO ÓLEO DE CANOLA.

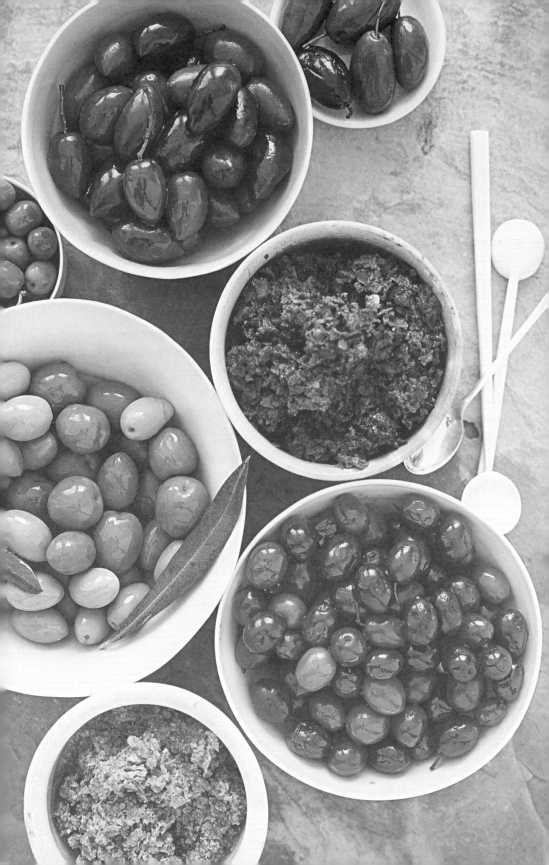

2. Azeitonas

HÁ UMA AZEITONA por aí especialmente para você. Basta escolher a cor (preta ou verde) e o sabor (salgado, doce ou picante). Quando você cansar de tanta azeitona, mude para tapenade, um patê delicioso, feito com a fruta amassada.

COMO COMPRAR E USAR: Escolha suas azeitonas em balcões de supermercados. Às vezes elas vêm pasteurizadas e curadas em óleo, sal ou salmoura, ou aromatizadas com ervas ou pimentas vermelhas. Azeitonas podem ser compradas em vidros e latas, bem como a granel.

COMO ARMAZENAR: Azeitonas devem ser guardadas na geladeira depois de abertas, seja em vidro ou embalagem hermeticamente fechada. Se você comprou azeitonas em lata, passe as que sobraram para outro local hermeticamente fechado antes de guardar na geladeira.

HISTÓRIA

Com origem nas regiões costeiras do Mediterrâneo, Ásia e partes da África, as azeitonas são cultivadas desde o ano 6000 a.C., sendo um dos alimentos mais antigos que se conhece. Essas maravilhas foram distribuídas pelo mundo por exploradores espanhóis e portugueses nos séculos XV e XVI. Hoje em dia a maioria das azeitonas é cultivada na Espanha, Itália, Grécia e Turquia.

CURIOSIDADE!

A MEDICINA TRADICIONAL CHINESA USA SOPA DE AZEITONAS COMO RECEITA PARA CURAR INFLAMAÇÃO NA GARGANTA — NA ÚNICA OCORRÊNCIA DO USO DA FRUTA NA COZINHA CHINESA.

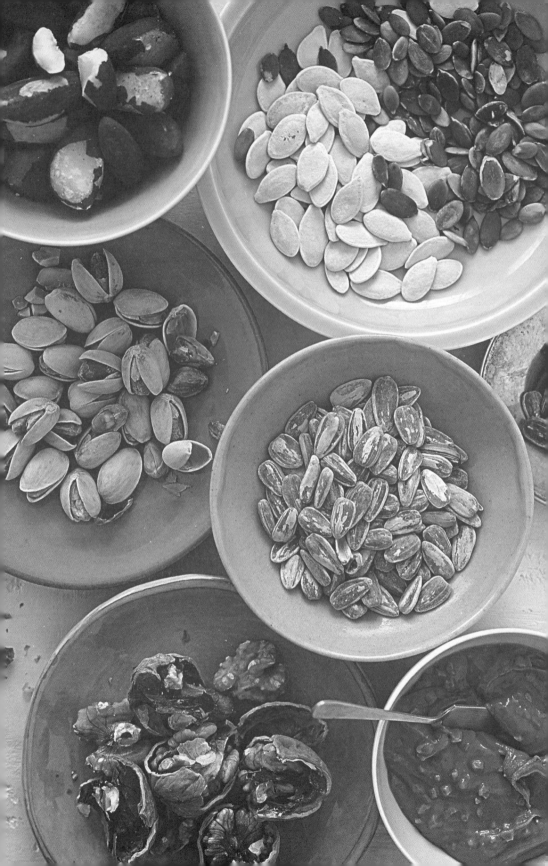

3. Nozes e sementes

ESTES AGMIs SÃO reverenciados há muito tempo pelo alto nível de proteínas, fibras e antioxidantes (sem falar naquelas gorduras saudáveis!). Coloque no iogurte, cereal e saladas, use em molhos no peixe ou frango, ou apenas coma aos punhados, como um petisco.

COMO COMPRAR E USAR: As sementes são vendidas de várias formas, incluindo latas hermeticamente fechadas, potes, sacos e a granel. Elas podem estar inteiras, fatiadas, cruas ou torradas, com ou sem casca. Se comprar a granel, escolha um mercado que tenha bastante movimento, renove sempre o estoque e use recipientes tampados para que elas estejam perfeitamente frescas. Nozes sem casca devem estar sem rachaduras ou buracos, parecerem pesadas ao toque e não devem sacudir na embalagem. Já as com casca devem ser rechonchudas e possuir tamanho e forma uniformes.

COMO ARMAZENAR: Devido ao seu elevado teor de gordura, nozes e sementes tendem a estragar com facilidade depois de terem a casca retirada, especialmente se forem expostas ao calor, à luz e à umidade durante o armazenamento, por isso elas devem ser compradas frescas. Quando mantidas num local frio e seco, numa embalagem hermeticamente fechada, as nozes cruas e sem casca podem ser consumidas entre seis meses a um ano, enquanto que frutas na casca permanecem frescas por três a quatro meses nas mesmas condições. As nozes na casca podem ser armazenadas por quatro meses na geladeira e seis meses no freezer.

HISTÓRIA

Nozes e sementes têm uma longa e extensa história: as amêndoas eram muito valorizadas pelos faraós no Egito, e o uso da linhaça vem desde a Idade da Pedra e da Grécia Antiga. Além disso, índios norte-americanos utilizam sementes de girassol há mais de 5 mil anos, e o amendoim era um dos produtos principais da dieta dos astecas.

CURIOSIDADE!

AS SEMENTES DE MACADÂMIA TÊM MAIS AGMIs DO QUE QUALQUER OUTRA NOZ OU SEMENTE.

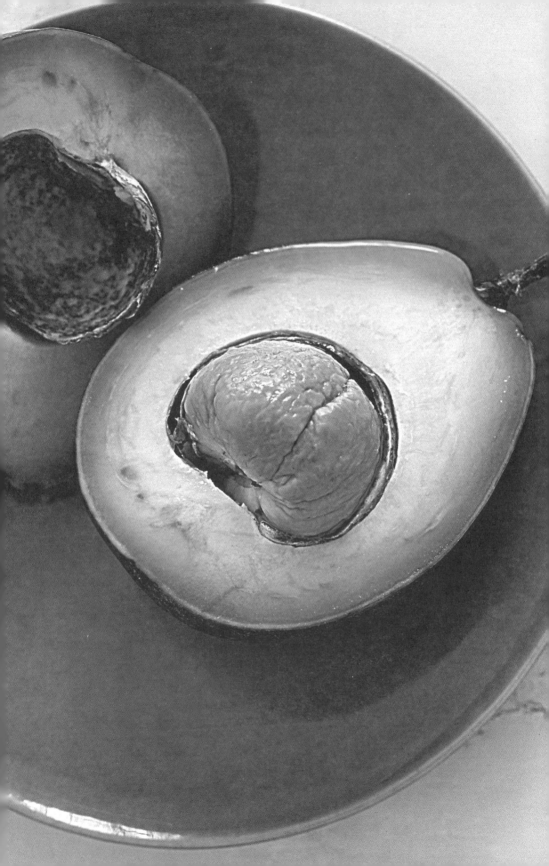

4. Abacate

OUTRORA UM ALIMENTO DE LUXO, reservado para a realeza, o supercremoso abacate é um banquete dos mais ricos e fica delicioso amassado num molho ou fatiado numa salada. Esse AGMI é como manteiga, só que melhor.

COMO COMPRAR E USAR: Ao escolher um abacate, procure uma fruta com a casca levemente macia que ceda facilmente quando apertada com o polegar. Evite frutas machucadas, rachadas ou com ranhuras. Aquelas com forma de lágrima geralmente amadureceram no pé e terão um gosto mais rico do que os mais arredondados. Quando estiver maduro, use uma faca afiada para fatiá-lo longitudinalmente, guiando a faca em torno da semente, com cuidado. Depois, gire as duas metades uma contra a outra em direções opostas para separá-las. A semente ficará numa das metades. Cutuque cuidadosamente a semente com a faca e vire a metade da fruta para retirá-la. Você pode descascá-lo com cuidado ou comer o abacate ainda na casca, cortando longas fatias ou talhos e usar uma colher para tirar a casca.

COMO ARMAZENAR: Um abacate inteiro e maduro com casca pode ser conservado na geladeira por um ou dois dias. Já o abacate levemente verde pode amadurecer em apenas um ou dois dias armazenado num saco de papel e guardado em cima da pia da cozinha. Para impedir que as sobras fiquem marrons, cubra a parte exposta com suco de limão, embale em plástico bem apertado e guarde na geladeira.

HISTÓRIA

Os abacates são cultivados nas Américas do Sul e Central desde o ano 8000 a.C., e foram levados para os Estados Unidos no início do século XX, quando foram plantados pela primeira vez na Califórnia e na Flórida.

CURIOSIDADE!

OS ABACATES RUGOSOS DO TIPO HASS TÊM UMA CONSISTÊNCIA MUITO MAIS CREMOSA QUE OS MAIS LISOS DO TIPO FLÓRIDA E FORNECEM QUASE O DOBRO DE AGMIS POR PORÇÃO.

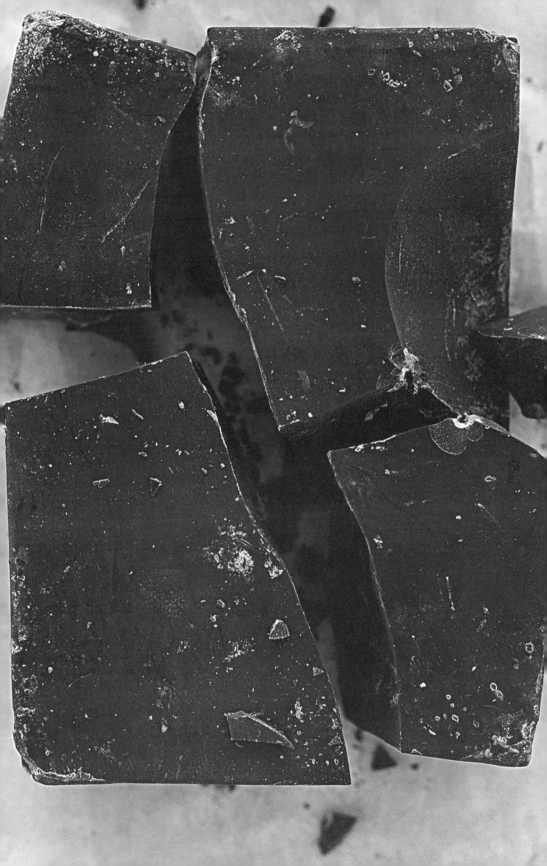

5. Chocolate amargo

NOSSO AGMI mais amado. Aquele que dá água na boca, deixa cada refeição ou lanche um pouco mais doce e faz todo mundo querer começar a *Dieta da barriga zero* — para nunca mais parar.

COMO COMPRAR E USAR: O chocolate amargo tem pouco açúcar e muitas gorduras monoinsaturadas, por isso pode ser aceito entre os AGMIs deste livro. O chocolate com teor mais alto de cacau — o pacote geralmente diz a porcentagem — é geralmente mais escuro e levemente mais amargo, mas no bom sentido. Se você está acostumada com o chocolate ao leite, passe gradualmente para o amargo a fim de treinar as papilas gustativas para apreciar o sabor mais forte do chocolate verdadeiro e amargo. É possível comprar esse chocolate em grandes pedaços (bom para fazer bolos), barras ou biscoitos. Eu gosto de biscoitos porque eles são fáceis de comer. (E quando eu quero chocolate, não estou a fim de fazer bagunça com uma faca e um ralador!)

COMO ARMAZENAR: Guarde o chocolate amargo no pacote original fechado em lugar frio e seco (15,5-24°C). Depois de aberto, o chocolate deve ser passado para um recipiente ou saco hermeticamente fechado e ser mantido na geladeira (bom) ou no freezer (melhor). Em caso de armazenamento prolongado, o chocolate, às vezes, desenvolve uma cor branca. Ele pode ser comido sem problemas, embora não seja muito apetitoso de se olhar. Uma solução: derreta-o e a cor estranha vai desaparecer de imediato.

HISTÓRIA

Você não é a única a amar chocolate. Os antigos maias e astecas o consideravam o alimento dos deuses — e ele é um dos pontos altos da culinária desde então.

CURIOSIDADE!

O CHOCOLATE DERRETE NA BOCA PORQUE SEU PONTO DE FUSÃO FICA LEVEMENTE ABAIXO DA TEMPERATURA DO CORPO HUMANO.

LEIA UMA HISTÓRIA DE SUCESSO DA BARRIGA ZERO

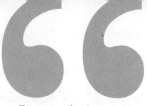

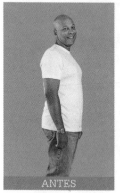
ANTES

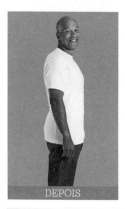
DEPOIS

Kevin Martin

IDADE: 50

QUILOS PERDIDOS:

6

EM 32 DIAS

CENTÍMETROS PERDIDOS NO TOTAL:

29

Eu contribuí para esta barriga", lamenta Kevin Martin. "Sou supervisor e ando por aí o dia inteiro no carro. Sabe como é. Você passa o dia comendo muita coisa que não presta. Eu saía para trabalhar às 6h, parava no caminho para tomar café e comia dois *donuts* para acompanhar. Às 9h, eu devorava um sanduíche com ovo, bacon e queijo e um suco industrializado. Esse era o café da manhã. À 12h eu comia uma pizza ou sanduíche enorme, e isso me dava energia até as 14h, quando atacava uns pacotes de batatas fritas e um refrigerante. Às 16, eu chegava em casa e ia direto para os biscoitos no armário, e logo era a hora do jantar." Depois, ele jogava pôquer no computador. No dia seguinte? "Fazia tudo de novo, igualzinho." Após uma longa pausa, ele pergunta: "Chega a ser uma surpresa que esse pneuzinho na minha cintura crescesse cada vez mais?"

"Eu queria perder entre 5 e 7 quilos e me livrar do pneuzinho", revelou o homem de 50 anos, acrescentando jamais ter feito dieta — pelo menos não com sucesso. Ele tentou várias vezes com a esposa, mas jamais ficou num regime por mais de alguns dias.

Desta vez, ele conta, foi diferente. "Acho que o momento foi perfeito com essa dieta. O verão estava chegando e eu queria tirar a camisa em público." Ele também sabia que precisava de algo para fazê-lo sair do computador — jogar pôquer na internet era sua atividade noturna — e fazer exercícios físicos. "Eu pagava a academia, mas nunca ia. Gastava um monte de dinheiro à toa. Então, como eu também estava no programa de exercícios [da *Barriga zero*], passei a frequentar a academia."

Kevin admite que os primeiros quatro dias — o Plano Inicial Contra o Inchaço — foram um desafio e tanto. Abandonar o café lhe rendeu até sintomas de abstinência, relembra. Mas deixar de lado todas aquelas guloseimas? Isso foi *realmente* difícil. Mesmo assim, ele não abandonou a dieta. O que fez Kevin continuar foi a experiência de atleta. "Eu queria terminar, chegar ao 32º dia. E sabia que conseguiria, pois já fui atleta e pratiquei todo tipo de esporte. Quando um atleta começa a fazer algo, leva até o fim."

Após a primeira semana, Kevin ficou impressionado por se sentir tão bem. Ele está feliz por fazer algo produtivo para si mesmo *e* para seu corpo. Agora, quando chega em casa, em vez de atacar os biscoitos e ir para o computador, ele vai para a academia ou dá uma volta de bicicleta — às vezes, faz as duas coisas. Ele agora tem disposição para isso. "Eu me sinto muito melhor, não estou mais cansado, nem com fome. Meu principal objetivo era ser capaz de tirar a camisa em público, e eu consegui. Agora que perdi todo esse peso, percebi o quanto tratava mal o meu corpo. Não vou fazer *isso* de novo", diz ele. "Nunca mais!"

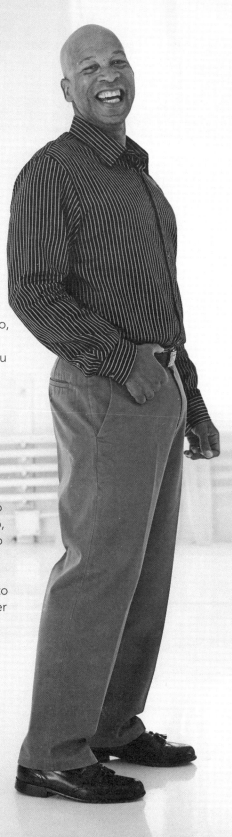

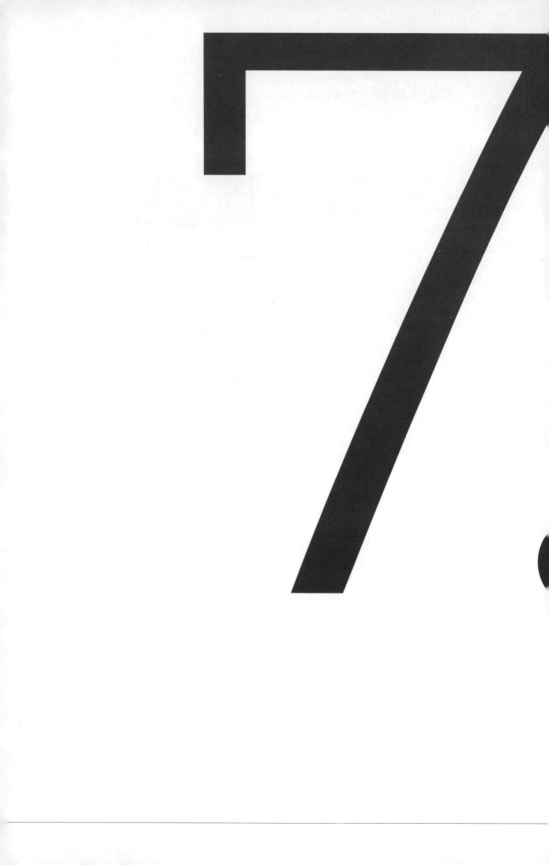

O PLANO DE QUATRO SEMANAS: REFEIÇÕES RÁPIDAS E FÁCEIS

AO CONTRÁRIO DA MAIORIA DAS OUTRAS DIETAS, a *Dieta da barriga zero* não exige que você siga um cardápio diário, onde cada refeição é fixa. Viva! Em vez disso, você tem um conjunto de refeições recomendadas (quatro por dia, incluindo o lanchinho) e uma contagem de calorias predeterminada por refeição e lanche (aproximadamente 400). Além disso, nós não ditamos o que deve ser comido e quando. Em vez disso, oferecemos sugestões — e muitas.

VOCÊ SABIA?

Estar acima do peso ou obesa pode causar câncer, diz um novo estudo feito por pesquisadores na Universidade de Oxford. Cientistas pesquisaram mais de 1 milhão de mulheres britânicas, em busca de uma relação entre o índice de massa corporal e o câncer. Mulheres obesas e com sobrepeso tinham uma tendência duas vezes maior de desenvolver câncer endometrial e de esôfago que mulheres de peso normal. Elas também apresentaram um risco 53% maior de desenvolver câncer nos rins e risco 34% mais alto de desenvolver câncer pancreático.[1]

Todas as refeições são intercambiáveis, de modo que você pode misturá-las e combiná-las como quiser. As pessoas do nosso grupo de teste relataram, felizes da vida, que essa liberdade de escolha facilitou muito para que elas seguissem o plano à risca — mesmo depois do período de teste de quatro semanas.

Lembre-se de que você vai comer quatro refeições de 400 calorias por dia: três refeições e mais um lanchinho. As refeições são classificadas aqui como café da manhã, almoço e jantar, mas como cada uma delas segue a regra da *Barriga zero* de "400 calorias com um AGMI", vale misturá-las como você achar melhor. Se quiser pizza de abacaxi e presunto no café da manhã e granola no jantar, vá fundo! São 14 cafés da manhã e 28 almoços e jantares. Então, se quiser, você pode optar pelo máximo de variedade e comer algo diferente em cada refeição, todos os dias, por quatro semanas. Por outro lado, se você se apaixonou por um café da manhã e quiser fazer dele parte da sua rotina matinal diária, também não há problema. (Junte-se ao clube das criaturas de hábitos fixos. Eu como o mesmo café da manhã todos os dias há três anos!) Para os dias de lazer, quando tiver mais tempo livre e sentir vontade de cozinhar, vá para o Capítulo 8, onde encontrará mais de 80 receitas da *Dieta da barriga zero*.

Você pode ficar tentada a criar suas próprias refeições do zero, mas nós recomendamos não fazer isso, pelo menos nos primeiros 28 dias. É importante, primeiro, entrar no ritmo da *Dieta da barriga zero*. Depois de ficar totalmente familiarizada com os tamanhos das porções, a quantidade de AGMIs e a composição básica das refeições, sinta-se à vontade para criar seus pratos com a frequência que desejar. No entanto, customizar as refeições para o seu gosto é fácil. As duas perguntas abaixo esclarecerão os pontos mais importantes para se ter em mente quando alterar as refeições deste capítulo.

As perguntas alimentares

Posso trocar os ingredientes de uma refeição?

Sim e não. Não se deve trocar itens de uma refeição para outra — isto é, você não pode remover o AGMI do café da manhã e acrescentá-lo ao almoço. Mas você *pode* trocar alimentos dentro de uma refeição, contanto que:

- eles estejam dentro do mesmo grupo alimentar, como tomates e pimentões vermelhos ou peru e frango; e
- os alimentos adicionados por você tenham mais ou menos a mesma quantidade de calorias do alimento que você retirou. As calorias de cada ingrediente aparecem entre parênteses.

Cafés da manhã da barriga zero

Entre os integrantes do nosso grupo de teste — e suas famílias! — a Aveia com noz-pecã e pêssego da próxima página foi um grande sucesso. Os AGMIs estão em **negrito** e a contagem de calorias dos ingredientes está entre parênteses.

Aveia com maçã e amêndoas: 30g de aveia, misturada com 180ml de leite semidesnatado (180), 1 maçã fatiada (80) e salpicada com um punhado de mix de especiaria e 2 colheres de sopa de **amêndoas** picadas ou em flocos (109).
■ Total de calorias = 370

Aveia com banana e noz-pecã: 30g de aveia, misturada com 180ml de leite semidesnatado (180), 1 banana grande fatiada (100) e salpicada com canela, noz-moscada e 2 colheres de sopa de **noz-pecã** picada ou em flocos (90).
■ Total de calorias = 370

Aveia com "banana split": 30g de aveia, misturada com 180ml de leite semidesnatado (180), 3 colheres de sopa de morangos frescos ou 3 colheres de sopa de bagas congeladas esquentadas no forno micro-ondas (50), coberto com ½ banana fatiada (35), 10g de gotas de chocolate amargo (50) e 2 colheres de sopa de **amendoim** (110).
■ Total de calorias = 425

Aveia com mirtilo e castanhas de caju: 30g de aveia, misturada com 180ml de leite semidesnatado (215), 3 colheres de sopa de mirtilos frescos ou congelados, aquecidos em microondas por 1 minuto (50), e 2 colheres de sopa de **castanhas de caju** (100).
■ Total de calorias = 365

Torrada com passas: 2 fatias médias de pão de passas, torradas (200), com 30g de queijo cremoso com baixo teor de gordura (50) e coberto com 2 colheres de sopa de **nozes** (82); 1 maçã média (80).
■ Total de calorias = 412

Cereal com frutas e nozes: 1 porção (16g) de cereal matinal de grãos integrais com 120ml de leite semidesnatado (120), 2 colheres de sopa de **amêndoas** (109) e 8 damascos secos (98).
■ Total de calorias = 327

Café da manhã mediterrâneo: 1 muffin inglês de trigo integral, torrado (130), coberto com 2 colheres de sopa de **tapenade de azeitonas pretas** (88) e 1 queijo light (42). Acrescente 5 fatias de pepino (5), 3 tomates secos ao sol em azeite de oliva (30), 3 folhas grandes de alface (3) e 2 fatias pequenas de bacon magro grelhado (90).
■ Total de calorias = 388

Muesli (cereal suíço com nozes e frutas secas) e iogurte: 4 colheres de sopa de muesli com baixo teor de açúcar (220), misturado com 1 iogurte de baunilha light ou com baixo teor de gordura (200g) (100) e 1 colher de sopa de **amêndoas** (55); 20 uvas vermelhas sem sementes (60).
■ Total de calorias = 435

Manteiga de amendoim e banana: 1 muffin inglês de trigo integral, torrado

(130), untado com 2 colheres de sopa de **manteiga de amendoim** natural sem sal (190) e coberto com 1 banana pequena fatiada (70).
- Total de calorias = 390

Aveia com noz-pecã e pêssego:
30g de aveia, misturada com 180ml de leite semidesnatado (180), pêssego fresco fatiado (60) ou 6 fatias de pêssegos conservados em suco natural da fruta, escorridos (60) e salpicados com noz-moscada, e 2 colheres de sopa de **noz-pecã** (90).
- Total de calorias = 330

Torrada com manteiga de amendoim e iogurte:
1 fatia média de pão integral multigrãos, torrada (80), com 2 colheres de sopa de **manteiga de amendoim** natural e cremosa (190); 1 iogurte de baunilha light ou com baixo teor de gordura (200g) (100).
- Total de calorias = 370

Cereal com passas e noz-pecã:
1 porção (16g) de cereal matinal integral com 120 ml de leite semidesnatado salpicado com 2 colheres de sopa de **noz-pecã** (90) e 3 colheres de sopa de passas (98).
- Total de calorias = 308

Parfait de baunilha e macadâmia:
4 colheres de sopa de muesli com baixo teor de açúcar, misturado com 1 iogurte de baunilha light ou com baixo teor de gordura (200g) (100) coberto com 2 colheres de sopa de **macadâmia** (120).
- Total de calorias = 440

Muffin de ovo e abacate:
1 *muffin* inglês integral, torrado (130), coberto com 1 ovo pochê (75) e 1 tomate fatiado (10) e 60g de abacate Hass fatiado (96).
- Total de calorias = 311

OUSADIA COM A SASS

"Por que tanta contagem de calorias?"

Os números entre parênteses correspondem ao conteúdo calórico de cada ingrediente. Eu os forneço pelas seguintes razões: primeiro, para ajudá-la a se familiarizar com os níveis calóricos de vários ingredientes — você pode se surpreender ao descobrir quantas calorias existem em certos alimentos. O segundo motivo é ajudar a customizar o plano. Se você não gostar de um determinado ingrediente, não tiver a mesma marca à mão, quiser usar algo que já tem em casa ou quiser experimentar uma forma diferente de preparar uma refeição, isso é possível. Apenas certifique-se de que o alimento que você acrescentou tenha mais ou menos a mesma quantidade de calorias do que foi retirado. Use as informações nutricionais do rótulo para verificar o conteúdo calórico de alimentos industrializados.

Cynthia

Almoços da barriga zero

Meu prato favorito para comer no trabalho, o Wrap de peru com mostarda Dijon, está na próxima página. Delícia! Como acontece com os cafés da manhã, os AGMIs estão em **negrito** e a contagem de calorias dos ingredientes está entre parênteses.

Tacos de frango: 1 tortilha integral multigrãos, grande e aquecida (180), recheada por igual com 50g de peito de frango cozido frio (60) e coberta com um pequeno punhado de folhas tenras de espinafre (3), ½ punhado de salsa (50) e 60g de **abacate** Hass fatiado (96).
Total de calorias = 389

Hambúrguer de frango à Califórnia: 1 peito de frango médio grelhado (100g), sem pele (120), em um pão de hambúrguer integral multigrãos (130), temperado com 1 colher de sopa de mostarda Dijon (0), 3 folhas grandes de alface (3), 30g de pimentão vermelho assado (conservado em água) (30) e 60 g de avocado Hass fatiado (96).
Total de calorias = 379

Wrap de alface e frango I: 100g de peito de frango grelhado (120), untado com 2 colheres de sopa (30g) de maionese light (80) e enrolado em 4 folhas grandes de alface (4); 3 colheres de sopa de vagem fresca (20) com 1 colher de sopa de homus com baixo teor de gordura (60) salpicado com 2 colheres de sopa de **pinholis** (113), para mergulhar.
Total de calorias = 393

Wrap de alface e frango II: 100g de peito de frango grelhado (120), resfriado, coberto com **molho pesto** (80), 30g de pimentões vermelhos assados (em conserva) (30) e 60g de mozarela fresca (160), enrolados em 4 folhas grandes de alface romana (4).
Total de calorias = 394

Penne de espinafre com queijo: 130g de penne integral cozido (140) feito com 1 colher de sopa de **azeite de oliva** (119), 2 colheres de sopa de queijo parmesão ralado fresco (40), pequeno punhado de folhas tenras de espinafre (3), 2 colheres de sopa de cebolinha (6) e 150g de massa de tomate (60).
Total de calorias = 368

Penne com frango resfriado: 130g de penne integral cozido (140) com 1 colher de sopa de **molho pesto** (80), 60g de peito de frango pré-cozido cortado em cubos (70), 12 tomates-cereja cortados ao meio (30), 2 colheres de sopa de cenoura ralada (15) e 1 colher de sopa de queijo parmesão ralado, fresco (20).
Total de calorias = 355

Penne apimentado com linguiça: 50g de linguiça de porco extramagra ou com baixo teor de gordura, fatiada (150), misturada com 130g de penne integral cozido (140), 12 tomates-cereja cortados ao meio (30), 2 colheres de sopa de cenoura ralada (15), 2 talos de aipo picado (5), ½ colher de sopa de **molho pesto** (65).
Total de calorias = 402

Sanduíche de atum derretido e crocante: 1 fatia média de pão integral multigrãos (80) coberta com 100g de atum conservado em água (100), 2 colheres de sopa de **sementes de girassol** (90) e 1 fatia de queijo cheddar com baixo teor de

OUSADIA COM A SASS

"E o álcool?"

A *Dieta da barriga zero* serve para você, não importa se você bebe ou é abstêmia. Como profissional de saúde, meu objetivo sempre foi ajudar as pessoas a tomar decisões informadas sobre o que funciona melhor para suas vidas. Por isso, aqui estão as informações que eu sempre dou a respeito do álcool: as diretrizes atuais em termos de dieta recomendam que se você não bebe, não deve começar. Moderadamente, o álcool se mostrou capaz de diminuir o risco de doenças cardíacas, mas ele também tem seus próprios riscos. Apenas um drinque por dia está relacionado a um aumento no risco de câncer de mama, e beber acima do moderado está associado à cirrose hepática, hipertensão, cânceres do trato gastrointestinal superior, derrames, lesões e comportamento violento.

Algumas pessoas recebem a recomendação de não consumir qualquer tipo de bebida alcoólica, como mulheres grávidas ou as que estão amamentando, bem como indivíduos que estejam tomando medicamentos que possam interagir com o álcool.

Dito isso, a maioria dos adultos consome álcool. Então, se você bebe, exerça a moderação, o que significa beber não mais de duas a três unidades de álcool por dia, para mulheres, e três a quatro unidades de álcool para homens. (Uma unidade é igual à medida de ânimo dos pubs, isto é: beba ½ pint [284 ml] de cerveja ou um copo de 175ml de vinho branco ou tinto e lá se foram 2,3 unidades). Cada unidade contém, *aproximadamente*, 100 calorias, então, para seguir de acordo com a *Dieta da barriga zero*, é preciso equilibrar essas calorias de alguma forma. Você pode queimar 100 calorias extras se exercitando ou cortar 25 calorias de cada uma de suas refeições — ou 50 em duas refeições. Tirar 100 calorias de uma refeição de 400 calorias pode fazer com que você sinta muita fome, e como o álcool estimula o apetite, essa pode ser a receita para comer demais.

Cynthia

---

gordura (80). Coloque numa grelha ou torradeira para derreter.
Total de calorias = 350

Wrap de peru com mostarda Dijon: tortilha integral multigrãos, grande e aquecida (180), coberta com 1 colher de sopa de mostarda Dijon (0), polvilhada com 2 colheres de sopa de **sementes de abóbora** (148) e recheada com 50g de peito de peru extramagro (50), ¼ de cebola roxa fatiada (15), ½ tomate-italiano fresco fatiado (6) e 3 folhas grandes de alface (3).
Total de calorias = 402

Trio de pastinhas: 2 colheres de sopa de eclameme (grãos de soja verde) (120), frescos ou descongelados, temperados com

molho francês sem gordura, 3 torradas de pão tipo sueco, sem sal (60), 5 minicenouras ou cenoura baby (25), com 2 colheres de sopa de tahine para mergulhar (178).
Total de calorias = 383

Rolinhos de peru e abacate:
100g de fatias de peito de peru defumado (100) enroladas em cerca de 1 pote (113g) de molho guacamole com baixo teor de gordura (140), 50g de pimentões vermelhos assados fatiados (conservados em água) (50) e 2 colheres de sopa de pinholis (113).
Total de calorias = 403

Salada de presunto e queijo azul:
4 punhados pequenos de folhas tenras de espinafre (12), misturados com 2 colheres de sopa de molho tipo French sem gordura (0) e coberto com ½ tomate-italiano fresco e fatiado (6), 100g de presunto extramagro picado (100), 30g de gorgonzola esfarelado (100) e 2 colheres de sopa de sementes de abóbora (148).
Total de calorias = 366

Wrap apimentado de salsicha:
Saltear em 1 colher de sopa de óleo de canola (124): 10g de linguiça de porco extramagra ou com baixo teor de gordura, picada (150), ½ pimentão vermelho fresco picado (25) e ½ cebola roxa picada (30). Espalhe igualmente em 4 folhas grandes de alface (4), polvilhe com 30g de gorgonzola esfarelado (100) e enrole.
Total de calorias = 433

OUSADIA
COM A SASS

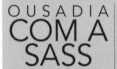

"Aproveite a hora do almoço!"

Uma pesquisa recente descobriu que espantosos 74% dos trabalhadores de escritório norte-americanos comem o almoço em suas mesas. Comer enquanto trabalha pode fazê-la comer rápido demais, perder a noção de quanto já comeu e impedi-la de saborear e apreciar sua refeição. Siga estas regras de hora do almoço para fazer da sua refeição do meio-dia uma prioridade:

■ Configure o alarme do celular ou computador para lembrá-la da hora do almoço. Quando ele tocar, não aperte o botão soneca ou o ignore. Você pode retomar de onde parou após a refeição, sentindo-se renovada.

Comprometa-se a almoçar com um colega. Quando você sabe que um amigo está esperando, não vai se obrigar a ficar na mesa.

■ Use pratos e talheres de verdade. As pessoas na França, Grécia, Itália, Portugal, Espanha e outros países da Europa (onde o horário de almoço é 50% maior, mas as cinturas são menores) se utilizam dessa tradição para fazer com que cada refeição pareça especial. Mantenha um conjunto na cozinha do seu escritório — lavá-los acrescentará apenas alguns segundos à refeição.

■ Se você realmente tiver que comer na mesa de trabalho, tente não trabalhar enquanto come. Dê algumas respirações profundas e saboreie cada mordida, mesmo se for apenas por dez minutos.

Cynthia

Falafel no pão árabe: 1 pão árabe torrado (160) recheado com 2 minifalafels (100) e salpicado com 1 colher de sopa de **azeite de oliva** (119); 50g de molho tzatziki para mergulhar (70).
Total de calorias = 449

Wrap Mediterrâneo: 1 tortilha wrap grande integral multigrãos aquecida (180), coberta com 2 colheres de sopa de **tapenade de azeitonas pretas** (88) e recheada com 50g de peito de peru (50) e ½ cebola roxa fatiada (30); ½ tomate italiano fresco, fatiado (6) e 3 folhas grandes de alface (3).
Total de calorias = 357

Wrap de queijo e peru: 1 tortilha wrap grande integral multigrãos aquecida (180), coberta com 2 colheres de sopa de **tapenade de azeitonas pretas** (88) e recheada com 50g de peito de peru cozido (50), 1 fatia de queijo cheddar com baixo teor de gordura (30g) (80), 2 talos de aipo picado (5) e 3 folhas grandes de alface (3).
Total de calorias = 406

Salada Niçoise: 130g e mix de folhas tenras para salada (15), temperadas com mostarda Dijon (0) e cobertas por 100g de batatas novas, cortadas em cubos, fervidas e resfriadas (75), 10 **azeitonas pretas** grandes cortadas (50), 2 colheres de sopa de ervilhas cozidas (25), 2 talos de aipo picado (5), 6 metades de tomate-cereja (15), 100g de atum conservado em água (100) e 1 ovo cozido fatiado (75).
Total de calorias = 360

Sanduíche de queijo, presunto e molho pesto: 1 muffin inglês de trigo integral (130), untado com 1 colher de sopa de **molho pesto** (80) e coberto com 50g de presunto cozido (50), ½ tomate-italiano fresco, fatiado (6), 3 folhas grandes de alface e 1 fatia de queijo cheddar com baixo teor de gordura (80); 6 metades de tomate-cereja (15).
Total de calorias = 364

Almoço de piquenique: 4 torradas de pão tipo sueco (120) cobertas com mostarda Dijon (0), 5 fatias de peru (75g) (70), 10 **azeitonas verdes** grandes (50) e 5 cenouras baby (25) com ¼ de pote de homus com baixo teor de gordura (120), para mergulhar.
Total de calorias = 385

Wrap de alface e camarão: 4 folhas grandes de alface (4), recheadas por igual com 100g de camarões cozidos (100), misturados a 2 colheres de sopa de maionese light (80), 2 talos de aipo picado (5), ¼ de cebola roxa moída (15), um pimentão vermelho picado (25) e 2 colheres de sopa de **castanhas de caju** (100); 1 laranja (62).
Total de calorias = 391

Pão árabe com frango derretido: ½ pão árabe integral grande (80), torrado, recheado com 1 fatia de queijo cheddar com baixo teor de gordura (80) e 1 peito de frango médio (100g) sem pele, grelhado e fatiado (120), decorado com 3 folhas grandes de alface (3), ½ tomate tipo italiano fresco, fatiado (6), 20g de **abacate** Hass fatiado (96) e 2 colheres de sopa de cebola picada (6).
Total de calorias = 391

Hambúrguer de frango apimentado: 1 pão de hambúrguer integral multigrãos pequeno (130), recheado com 1 peito de frango médio grelhado (100g), fatiado e sem pele (120), coberto com 60g de abacate Hass fatiado (96), 2 colheres de sopa de cebola fatiada (6), 1 pimenta-malagueta ou chilli picada (4) e 1 colher de sopa de salsa (25).
Total de calorias = 381

Espaguete com molho de tomate: 130g de espaguete integral cozido (140), feito com 1 colher de sopa de **azeite de oliva** (119) e coberto com 2 colheres de sopa de massa de tomate (60) e 2 colheres de sopa de queijo parmesão ralado fresco (80).
Total de calorias = 399

Wrap de frango e espinafre: 1 tortilha wrap integral multigrãos (180) grande, aquecida, recheada com 1 peito de frango grelhado médio (100g), sem pele, fatiado (120), 1 punhado pequeno de folhas de espinafre fresco (3), 2 colheres de sopa de cebolinha picada (4) e 60g de abacate Hass fatiado (96).
Total de calorias = 403

Pão árabe com atum: ½ pão árabe integral (80) recheado com 100g de atum conservado em água (100), 2 tomates secos picados em cubos, conservados em azeite de oliva extravirgem (20), 2 colheres de sopa de nozes picadas (82) e 30g de queijo feta esfarelado (80).
Total de calorias = 362

Salada de atum: 130g de mix de folhas tenras para salada (15), temperadas com 2 colheres de sopa de molho vinagrete com baixo teor de gordura (45) e cobertas com 100g de atum conservado em água (100), 2 colheres de sopa de nozes (82) e 30g de queijo feta esfarelado (80); 1 ameixa (25).
Total de calorias = 347

Muffin de cranberry e peru: 1 muffin inglês de trigo integral (130) coberto com 1 pedaço triangular de queijo tipo cremoso light com baixo teor de gordura (25) e 75g de peito de peru cozido frio (75), 1 colher de sopa de cranberries secas (45) e 2 colheres de sopa de nozes (82).
Total de calorias = 357

Pão árabe à moda Waldorf: 1 pão árabe integral (160) recheado com 2 pedaços triangulares de queijo tipo cremoso light com baixo teor de gordura (50), 2 talos de aipo picado (5), 1 maçã média fatiada (80), 2 colheres de sopa de nozes (82) e 3 folhas grandes de alface (3).
Total de calorias = 380

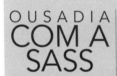

OUSADIA COM A SASS

"A cura para a fome depois do trabalho."

Muitas pacientes que trabalhavam fora de casa almoçavam entre 12h e 13h, mas não começavam a fazer o jantar até bem depois das 18h. Isso significa que os sinais da fome estão a todo vapor antes mesmo delas colocarem o pé na cozinha — uma receita perfeita para devorar petiscos antes do jantar, como biscoitos, batatas fritas ou queijo, ou beliscar os ingredientes da refeição enquanto cozinha. A melhor cura para isso é planejar o lanchinho entre o almoço e o jantar, por volta de 15h ou 16h. O AGMI do seu lanchinho vai ajudá-la a ficar cheia e satisfeita, de modo a ainda se sentir disposta (e calma) quando começar a cozinhar. E como você não vai estar com tanta fome, não vai preparar a refeição com pressa.

Cynthia

Jantares da Barriga zero

Não hesite em fazer porções adicionais desses jantares para a sua família. Os participantes do nosso grupo de teste exultaram e ficaram agradecidos, pois essas opções agradaram a maridos, crianças e adolescentes! Como nos cafés da manhã e almoços, os AGMIs estão em **negrito** e as calorias dos ingredientes estão entre parênteses.

Salada de peru à califórnia: 130g de mix de folhas tenras para salada (15) temperadas com 2 colheres de sopa de vinagrete balsâmico light (45), cobertas com 30g de queijo gorgonzola esfarelado (100) e 2 colheres de sopa de **nozes** (82); 1 pera pequena (50).
Total de calorias = 367

Penne vegetariano com queijo: 3 anéis de pimentão vermelho picado (10), 2 bouquês de brócolis (20) e 2 cebolas fatiadas (6), tudo isso salteado em 1 colher de sopa de **azeite de oliva** (119) e misturado com 20g de ricota (70), 1 colher de sopa de queijo parmesão ralado fresco (40) e 130g de penne integral cozido (140).
Total de calorias = 405

Cachorro-quente à moda de Chicago: 1 salsicha de cachorro-quente pequena (50g) (80), dourada na frigideira com 1 colher de sopa de **óleo de amendoim** (119), num pão de cachorro-quente (140) temperado com 1 colher de sopa de mostarda (0), 2 colheres de sopa de cebola picada em cubos (6), 2 colheres de sopa de molho doce para cachorro-quente (30), ½ tomate fresco, cortado em cubos (6), e uma pitada de semente de aipo.
Total de calorias = 381

Salada Caesar de frango: 130g de mix de folhas tenras para salada, diversas (15), temperadas com 1 colher de sopa de **azeite de oliva** (119) e 1 colher de sopa de molho para Salada Caesar com baixo teor de gordura (30) e cobertas com 100g de peito de frango pré-cozido (120), resfriado (opcional: toste na grelha); 25g de queijo parmesão fatiado (104) e 1 torrada de pão tipo sueco (30).
Total de calorias = 418

Salada Caprese com frango: 50g de peito de frango orgânico grelhado (60), servido com 3 colheres de sopa de arroz selvagem cozido (150) e salada de mussarela e tomate feita com 1 tomate-italiano, fatiado (12), 28g de mussarela light (50) e 2 folhas de manjericão fresco (0), polvilhados com 1 colher de sopa de **azeite de oliva** (119) e 1 colher de sopa de vinagre balsâmico (5), salpicado com pimenta-preta moída.
Total de calorias = 406

Salada de grãos de soja: 130g de mix de folhas tenras para salada (15) temperadas com 2 colheres de sopa de molho para salada light (30) e cobertas com 3 colheres de sopa de grãos de soja, frescos ou descongelados (180), 130g de laranja mandarim, seca (50), e 2 colheres de sopa de **amêndoas** (109).
Total de calorias = 384

Salada de grãos de soja com arroz: 2 colheres de sopa de arroz cozido (100), frio, misturado com 2 colheres de sopa de grãos de soja frescos ou descongelados (120), 3 colheres de sopa de legumes refogados (25), 2 colheres de sopa de molho para salada com baixo teor de gordura (30) e 2 colheres de sopa de **castanhas de caju** (100).
Total de calorias = 355

Salada de frango grelhado: 130g de mix de folhas tenras para salada (15), temperadas com 2 colheres de sopa de vinagre balsâmico (10), 1 colher de sopa de **azeite de oliva** (119) e cobertas com 100g de peito de frango grelhado (120), 2 buquês de brócolis (20), 2 colheres de sopa de cenoura ralada (15), ¼ de cebola roxa fatiada (15), 3 colheres de sopa de milho verde, congelado ou enlatado (100), e pimenta-preta moída na hora.
Total de calorias = 414

Salada de carne de porco grelhada: 100g de filé suíno grelhado (120), servido num leito de 130g de mix de folhas tenras para salada (15), com 130g de pedaços de abacaxi drenado (60), 2 anéis de pimentão vermelho picado (10), 30g de queijo feta esfarelado (80), 2 colheres de sopa de vinagre balsâmico (10) e 1 colher de sopa de **azeite de oliva** (119).
Total de calorias = 414

Salada mexicana: 130g de mix de folhas tenras para salada (15), cobertas com 100g de feijão frito (90), 3 colheres de sopa de milho verde descongelado ou enlatado (100), ¼ de cebola roxa fatiada (15), 1 colher de sopa de salsa (50) e 60g de abacate Hass fatiado (96).
Total de calorias = 366

Pizza de pepperoni: 1 pão árabe integral (160) untado num dos lados com 1 colher de sopa de **azeite de oliva** (119) e recheado com 1 colher de sopa de molho de tomate (30), 2 minilinguiças Peperami com baixo teor de gordura, fatiadas (76), e 15g de queijo ralado light (35); esquente na grelha para aquecer por igual.
Total de calorias = 420

Pizza de abacaxi e presunto: 1 pão árabe integral (160) untado num dos lados com 1 colher de sopa de **azeite de oliva** (119) e recheado com 1 colher de sopa de molho de tomate (30), 60g de pedaços de abacaxi drenado (30), 2 anéis de pimentão vermelho picado (10), 50g de fatias frias de presunto cozido, picadas (50), e 15g de queijo gorgonzola esfarelado (50); esquente na grelha para aquecer por igual.
Total de calorias = 449

Carne de porco com legumes refogados: 6 colheres de sopa de legumes refogados diversos (50), salteados em 1 colher de sopa de **óleo de canola** (124), temperados com pimenta em grão moída e servidos com 100g de filé suíno fatiado (120) e 3 colheres de sopa de arroz integral cozido (150).
Total de calorias = 444

Calzone de ricota: 50g de ricota (70), misturada a 2 tomates secos conservados em azeite de oliva, cortados em cubos (20); 1 colher de sopa de **azeite de oliva** (119), 1 colher de sopa de alho moído (10) e 4 folhas frescas de manjericão (0), recheando 1 pão árabe integral (160). Esquente na grelha até que o pão fique dourado e o queijo borbulhe. Sirva com 1 colher de sopa de molho de tomate fresco (30), para mergulhar.
Total de calorias = 409

Wrap de alface com salmão e pistache: 4 folhas grandes de alface (4) recheadas por igual com 1 colher de sopa de homus com baixo teor de gordura (120), 100g de salmão em lata (150), ½ tomate fresco, tipo italiano, cortado em cubos (6), 1 colher

de sopa de pepino, cortado em cubos (5), e 2 colheres de sopa de **pistaches** (88).
Total de calorias = 367

Sanduíche de salmão:
2 fatias de pão integral multigrãos (160) untadas com 2 colheres de sopa de **tapenade de azeitonas pretas** (88), 100g de salmão em lata (150), ½ tomate ameixa fresco, cortado em cubos (6), e 2 folhas grandes de alface (2).
Total de calorias = 406

Filé de salmão com amêndoa:
130g de filé de salmão grelhado (215), servido com 4 colheres de sopa de ervilhas cozidas no vapor ou no forno de micro-ondas (50), temperados com pimenta-branca moída na hora e 2 colheres de sopa de **amêndoas** picadas (109).
Total de calorias = 374

Massa deliciosa com peru:
2 buquês de brócolis (20) e 12 minitomates tipo italiano fatiados (30), salteados em 1 colher de sopa de **azeite de oliva** (119) e misturados com 4 folhas frescas de manjericão (0), 100g de peru frito picado e grelhado (100) e 130g de massa de penne integral cozida (140).
Total de calorias = 429

Wrap de camarão, gengibre e gergelim:
1 tortilha wrap integral multigrãos, grande (180), recheada com 100g de camarões cozidos (100), 3 colheres de sopa de vagem (10), 2 talos de aipo picados (5), 2 colheres de sopa de **castanhas de caju** (100), polvilhados com 1 colher de sopa de molho de gergelim e gengibre light (0).
Total de calorias = 395

Macarrão parafuso com camarão, ervilha-torta e gergelim:
50g de camarões cozidos (50), frios, e 115g de macarrão parafuso integral cozido (140), misturados com 1 colher de sopa de **óleo de gergelim** (120), 3 colheres de ervilha-torta (10), 2 colheres de sopa de cebolinha picada (4), 2 talos de aipo picado (5) e polvilhado com 1 colher de sopa de sementes de gergelim preto integral (50).
Total de calorias = 379

Cachorro-quente com salada de repolho:
1 salsicha pequena de cachorro-quente, de 50g (80), marinada na frigideira em 1 colher de sopa de **óleo de amendoim** (119), 1 pãozinho de cachorro-quente (140) temperado com 1 colher de sopa de mostarda (0) e 1 colher de sopa de salada de repolho com baixo teor de calorias (50).
Total de calorias = 389

Camarões apimentados:
100g de camarões cozidos (100) e 145g de talos de aspargos frescos (30) salteados em 1 colher de sopa de **óleo de canola** (124), 1 colher de sopa de alho moído conservado em água (10), 1 colher de sopa de salsa fresca picada (0) e pimenta-preta-moída na hora, servida com 3 colheres de sopa de arroz selvagem cozido.
Total de calorias = 404

Burrito de espinafre:
1 tortilha wrap integral multigrãos, grande (180), recheada com 1 punhado pequeno de espinafre fresco (3), 1 colher de sopa de alho moído (10) e ¼ de cebola roxa (15), salteados em 1 colher de sopa de **azeite de oliva** (119) e cobertos com 30g de queijo feta esfarelado (80).
Total de calorias = 407

Frango refogado:
6 colheres de sopa de legumes refogados diversos (50), salteados em 1 colher de sopa de **óleo canola** (124), temperados com pimenta em grãos moída, servidos com 100g de peito de frango orgânico grelhado (120) e 3 colheres de sopa de arroz integral cozido (150).
Total de calorias = 444

Quesadilla de peru:
espalhe 1 pedaço triangular de queijo com baixo teor de gordura tipo cremoso light (25) em 1 tortilha

wrap integral multigrãos, grande (18). Em metade do wrap, ponha 50g de fatias de peito de peru cozido (50), 1 punhado pequeno de folhas tenras de espinafre (1), 30g de queijo feta esfarelado (80) e 10 **azeitonas pretas** grandes, fatiadas (50). Dobre e aqueça no forno elétrico ou frigideira de teflon em fogo médio.
Total de calorias = 380

Peru salteado: 5 anéis de pimentão vermelho fresco picado (20) e ¼ de cebola roxa fatiada (15), salteados em 1 colher de sopa de **azeite de oliva** (119), misturados com 2 cebolinhas picadas (4), 4 folhas de manjericão frescas picadas (0) e 100g de peru picado e grelhado (100), servido com 90g de pedaços triangulares de batata condimentada (180) cozida na grelha ou forno.
Total de calorias = 438

Tacos de peru: saltear 2 anéis de pimentão vermelho picados (10) e 2 colheres de sopa de cebola roxa fatiada (12) em 1 colher de sopa de **azeite de oliva** (119). Doure 100g de peito de peru picado e grelhado (100). Preencha três conchas de taco (150) por igual com o peru, depois adicione uma mistura de pimenta e salpique com 2 cebolinhas picadas (4) e 2 colheres de sopa de cenoura ralada (15).
Total de calorias = 410

Salada de castanhas de caju e salmão: 130g de mix de folhas tenras para salada (15) temperadas com 2 colheres de sopa de molho para salada light (40) e cobertas com 130g de filé de salmão grelhado (215) e 2 colheres de sopa de **castanhas de caju** (100).
Total de calorias = 370

OUSADIA COM A SASS

"Você fica melhor com o café da manhã!"

Quando eu atendia como nutricionista em meu consultório particular, pelo menos uma vez por semana alguém me dizia que "ficava melhor" quando pulava o café da manhã. Infelizmente, isso não é verdade para ninguém, e as pesquisas provam. Na verdade, avassaladores 78% dos nutricionistas bem-sucedidos registrados no Registro Nacional de Controle de Peso dos Estados Unidos, um banco de dados de indivíduos que perderam 13kg ou mais e continuaram sem eles por pelo menos um ano, tomam café da manhã. E a teoria que diz que pular essa refeição é um jeito natural de eliminar calorias? Estudos mostram que indivíduos que pulam o café da manhã compensam essas calorias involuntariamente comendo mais no mesmo dia. Alguns dos meus clientes juraram que tomar café da manhã os deixava com mais fome. Na verdade, tomar o café da manhã realmente estimula o apetite, por botar o seu metabolismo para funcionar em alta velocidade. Ter um metabolismo mais rápido significa uma barriga mais zerada e mais calorias queimadas ao longo do dia. Portanto, no geral, você fica muito melhor com o café da manhã.

Cynthia

Opções de Lanchinhos

Há 28 opções de Lanchinhos para escolher. São dez opções doces, dez saborosas, quatro para viagem e quatro vitaminas. Os AGMIs estão em **negrito**.

Você tem direito a "gastar" um lanchinho por dia.

Planeje seu lanchinho com antecedência. Recomendo reservar aproximadamente 10 minutos todas as noites para pensar no seu planejamento para o dia seguinte, quando você decidirá em que momento do dia vai "encaixar" o seu lanchinho. Você pode precisar prepará-lo na noite anterior e levá-lo com você, por isso é importante deixá-lo pronto para quando precisar.

Você pode comer o Lanchinho entre o café da manhã e o almoço, entre o almoço e o jantar ou entre o jantar e a hora de dormir — como for melhor para o seu planejamento. Eu peço, apenas, que o lanche seja utilizado a fim de garantir que você não passe mais de quatro horas sem comer. O objetivo é usar o lanchinho para manter estáveis a sua energia e o nível de açúcar no sangue, manter o metabolismo em funcionamento e impedir que a fome saia do controle (o que geralmente leva a comer demais).

Aveia com mirtilo e amêndoas: 1 pacote de aveia, feito com 180ml de leite semidesnatado, coberta com 3 colheres de sopa de mirtilos e 2 colheres de sopa de amêndoas.
Total de calorias = 350

Aveia com chocolate e framboesa: 1 pacote de aveia, feito com 180ml de leite semidesnatado, coberta com 3 colheres de sopa de framboesas e 45g de gotas de chocolate amargo.
Total de calorias = 440

Aveia ao estilo tropical: 30g de aveia, misturada com 180ml de leite semidesnatado, coberta com 130g ou aproximadamente 3 fatias de abacaxi em lata e 2 colheres de sopa de **macadâmia**.
Total de calorias = 363

Aveia com manteiga de amendoim e maçã: 2 colheres de sopa de **manteiga de amendoim** misturada com 30g de aveia e 180ml de leite semidesnatado. Coberta com 1 maçã média, fatiada.
Total de calorias = 448

Lanche de maçã: 1 maçã média cortada em pedaços triangulares misturados com 2 colheres de sopa de **manteiga de amendoim** como pastinha, e 30g de pipoca.
Total de calorias = 370

Sundae de abacaxi: 130g (aproximadamente 3 fatias) de abacaxi, conservados em suco natural da fruta, misturados com 200g de queijo cottage com baixo teor de gordura e salpicados com 2 colheres de sopa (6 metades) de **nozes** picadas.
Total de calorias = 350

Sundae de morango e chocolate: 3 colheres de sopa de morangos fatiados e 45g de **gotas de chocolate amargo** misturados em 200g de queijo cottage light.
Total de calorias = 420

Muffin de manteiga de amendoim e maçã: 1 muffin inglês integral untado com 2 colheres de sopa de **manteiga de amendoim** e coberto com 1 maçã média fatiada.
Total de calorias = 400

Maçã e biscoitos: 3 torradas de pão tipo sueco, com 2 colheres de sopa de **manteiga de amendoim** cobertas com 1 maçã média fatiada.
Total de calorias = 360

Creme de morango e amendoim: 6 colheres de sopa de morangos fatiados e 2 colheres de sopa de **amendoim** misturados em 200g de iogurte de baunilha light.
Total de calorias = 310

Saborosos

Pastinha de homus: 100g de homus com baixo teor de gordura, salpicado com 2 colheres de sopa de pinholis e servido com 10 anéis de pimentão vermelho, picados.
Total de calorias = 393

Lanche delicioso: 3 torradas de pão tipo sueco cobertas com 2 colheres de sopa de **tapenade de azeitonas pretas**, tomates-cereja (12) e 100g de fatias de peito de peru cozido.
Total de calorias = 320

Pastinha de feijão-manteiga com queijo: 100g de feijão-manteiga em lata, lavado, escorrido e amassado, coberto com 60g de abacate Hass picado, salpicado com 60g de queijo tipo mozarela fatiado. Servir com 10 minicenouras.
Total de calorias = 336

Pastinha de feijão manteiga com tomate: 100g de feijão-manteiga em lata, lavado, escorrido, amassado e misturado com tomates-cereja (12), coberto com 60g de abacate Hass fatiado, salpicado com 30g de queijo mozarela fatiado e servido com 3 torradas de pão tipo sueco.
Total de calorias = 356

Sanduíche aberto de peru: 1 muffin inglês integral untado com 2 colheres de sopa de **tapenade de azeitonas verdes**, coberto com 100g de peito de peru cozido frio fatiado e 4 corações de alcachofra conservados em água, drenados.
Total de calorias = 380

Sanduíche aberto de tomate: 1 muffin inglês integral coberto com 200g de queijo cottage light e tomates-cereja (12) e salpicado com 2 colheres de sopa de **pinholi**.
Total de calorias = 433

Queijo e torrada crocante: 100g de queijo cottage light, misturado com 10 anéis de pimentão vermelho picados, uma pitada de mix de ervas italianas e 10 **azeitonas pretas** fatiadas servidas com 6 torradas de pão tipo sueco.
Total de calorias = 350

Wrap delicioso: 100g de fatias de peito de peru cozido, recheadas com 1 colher de sopa de homus com baixo teor de gordura, salpicadas com 2 colheres de sopa de **pinholis** e enroladas.
Total de calorias = 333

Rolinhos de peru: 100g de fatias de peito de peru, recheadas com 60g de abacate Hass picado, 60g de queijo mozarela light picado e 10 anéis de pimentão vermelho picados. Enrole.
Total de calorias = 336

Wrap de frango com molho pesto: 100g de peito de frango cozido em fatias, untadas com uma mistura de 100g de queijo cottage light e 1 colher de sopa de **molho pesto**, cobertos com tomates-cereja e 4 corações de alcachofra conservados em água, drenados. Enrole.
Total de calorias = 390

Para Viagem

Opção 1: 2 tiras de queijo *string* light ou 60g de queijo mozarela light com 130g (aproximadamente 3 fatias) de abacaxi conservado em suco natural da fruta, 10 minicenouras e 2 colheres de sopa de amendoim.
Total de calorias = 320

Opção 2: 2 tiras de queijo *string* light ou 60g de queijo muzarela light, 30g de pipoca comum ou com sal, 4 colheres de sopa de queijo parmesão ralado e 2 colheres de sopa de **sementes de girassol**.
Total de calorias = 370

Opção 3: 200g de iogurte de frutas light ou com baixo teor de gordura, 1 maçã média, 2 colheres de sopa de **castanhas de caju** e 150ml de leite semidesnatado.
Total de calorias = 360

Opção 4: 200g de iogurte de frutas light ou com baixo teor de gorduras, 1 laranja média e 2 colheres de sopa de **amêndoas**.
Total de calorias = 279

Vitaminas

Mirtilo: Bata 150ml de leite semidesnatado ou leite de soja com baixo teor de gordura, 1 iogurte de baunilha light ou com baixo teor de gordura (200 ml), 3 colheres de sopa de mirtilos frescos mais um punhado de gelo ou 3 colheres de sopa de mirtilos congelados por 1 minuto. Passe para um copo e misture com 1 colher de sopa de **óleo de linhaça** prensado a frio.
Total de calorias = 320

Chocolate com framboesa: Bata 150ml de leite semidesnatado ou leite de soja com baixo teor de gordura, 1 iogurte de baunilha light (200ml), 45g de **gotas de chocolate amargo** e 3 colheres de sopa de framboesas frescas mais um punhado de gelo ou 3 colheres de sopa de framboesas congeladas por 1 minuto. Passe para um copo e coma usando uma colher.
Total de calorias = 440

Limão: Bata 150ml de leite semidesnatado ou leite de soja com baixo teor de gordura, 1 iogurte de limão light ou com baixo teor de gordura (200 ml), 1 laranja média, cortada em pedaços, e um punhado de gelo, por 1 minuto. Passe para um copo e misture com 1 colher de sopa de **óleo de linhaça** prensado a frio.
Total de calorias = 340

Torta de maçã: Bata 150ml de leite semidesnatado ou leite de soja com baixo teor de gordura, 1 iogurte de baunilha light ou com baixo teor de gordura (200 ml), uma pitada de mix de especiarias em pó, 1 maçã média, descascada, sem o centro e fatiada, 2 colheres de sopa de **manteiga de amendoim** cremosa e um punhado de gelo, por 1 minuto. Passe para um copo e coma com uma colher.
Total de calorias = 438

Crie seu próprio lanchinho

PARA MANTER A CONTAGEM TOTAL DE CALORIAS ABAIXO DE 400, INCLUA UMA OPÇÃO A PARTIR DA TABELA DE AGMIs, NA PÁGINA 127, E COMBINE COM UM DOS SEGUINTES ALIMENTOS.

ALGUMAS ESCOLHAS DE AGMIs

- 10 azeitonas (50)
- 190g de edamame (grãos de soja verdes) (298)
- 60g de abacate Hass (96)
- 45g de gotas de chocolate amargo (210)
- 2 colheres de sopa de nozes ou sementes (82-148)
- 2 colheres de sopa de tapenade de azeitonas (88)
- 1 colher de sopa de óleo (124)

Consulte a tabela completa na página 127

GRÃOS

½ tortilha wrap integral grande — 90 calorias
Panqueca escocesa — 1 — 65 calorias
Pão de passas — 1 fatia média – 100 calorias
Pão integral multigrãos — 1 fatia média — 80 calorias
Cereal matinal — 6 colheres de sopa – 80 calorias
Waffle congelado — 1 — 100 calorias
Aveia tradicional — 30g — 100 calorias
Pipoca — 30g, comum ou salgada — 100 calorias
Torrada de pão tipo sueco — 3 — 90 calorias
Pão árabe integral — ½ de 1 grande — 80 calorias
Muffin inglês integral — 1 (75g) — 130 calorias
Arroz integral para micro-ondas — ¼ de pacote — 100 calorias

LATICÍNIOS

Fatias de queijo cheddar light — 1 fatia (30g) — 80 calorias
Fatias de queijo emmental com baixo teor de gordura — 2 fatias pequenas (30g) — 70 calorias
Queijo cottage light — 200g — 160 calorias
Queijo feta — 30g — 80 calorias
Leite semidesnatado — 150ml — 70 calorias
Queijo *string* light ou queijo muzarela light — 2 tiras ou 60g — 100 calorias
Iogurte natural light (150g) — 80 calorias
Iogurte de frutas light ou com baixo teor de gordura (sem adoçantes artificiais) — 200g — 100 calorias

FRUTAS

Maçã, qualquer variedade, média (do tamanho de uma bola de tênis) — 80 calorias
Bagas (mirtilo, framboesa ou morango) — 3 colheres de sopa — 50 calorias
Cerejas frescas — 25 — 80 calorias
Kiwi — 2 — 100 calorias
Manga — 150g — 100 calorias
Laranja — 1 de tamanho médio — 70 calorias
Mamão — ½ de tamanho médio — 60 calorias
Pêssego — 1 de tamanho médio — 50 calorias
Pera — 1 de tamanho médio — 50 calorias
Abacaxi, conservado em suco natural da fruta — 130g (aproximadamente 3 fatias) — 60 calorias
Ameixa — 2 médias — 50 calorias
Uvas vermelhas ou verdes — 100g (aproximadamente 20 uvas) — 60 calorias
Banana — 1 pequena — 70 calorias
Passas sem açúcar — 2 punhados pequenos — 100 calorias
Melancia — 2 fatias grandes — 70 calorias

VEGETAIS

Coração da alcachofra, conservado em água — 4 corações — 50 calorias
Minicenouras ou cenouras baby — 10 cenouras — 50 calorias
Buquês de brócolis, crus — 5 — 40 calorias
Buquês de couve flor, crus — 10 — 40 calorias
Tomates-cereja — 12 — 30 calorias
Salada de repolho com baixo teor de calorias — 1 colher de sopa, cheia — 50 calorias
Molho de tomate — 150g — 70 calorias
Mix de folhas tenras p/ salada — 130g — 15 calorias
Rabanete — 20 grandes — 20 calorias
Pimentão vermelho fatiado — 10 anéis — 40 calorias
Salsa — 100g — 50 calorias

PROTEÍNAS

Presunto magro — 100g — 100 calorias
Feijão-manteiga enlatado, escorrido — 100g (3 colheres de sopa) — 90 calorias
Pedaços de atum light conservado em água — 100g — 100 calorias
Fatias de peito de frango cozido — 90g — 100 calorias
Fatias de peito de peru cozido — 100g — 100 calorias
Minifalafel — 2 — 50g — 100 calorias
Homus com baixo teor de gordura — 50g — 120 calorias
Peito de frango pré-cozido — 1 — 90g — 90 calorias

LEIA UMA HISTÓRIA DE SUCESSO DA BARRIGA ZERO

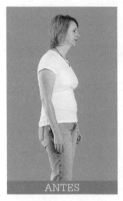
ANTES

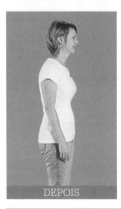
DEPOIS

Julie Plavsic

IDADE: 42

QUILOS PERDIDOS:
2,7
EM 32 DIAS

CENTÍMETROS PERDIDOS NO TOTAL:
16,5

> Tive um filho há alguns anos e desde então — pelo menos até agora — eu estava lutando com 4 quilinhos que teimavam em não me deixar. Até estava perto do que precisava perder, mas não conseguia fazer o ponteiro da balança diminuir. Eu me alimentava de modo saudável e fazia exercícios físicos, mas nada parecia funcionar. Tudo bem, eu preciso confessar que não tinha os hábitos alimentares mais perfeitos do mundo naquela época."

Julie admite que tinha vários comportamentos típicos de pessoas que não conseguem levar dietas adiante. Ela beliscava "umas coisinhas" o dia inteiro e nem sempre era sincera consigo mesma sobre o que e quanto comia. "Massas, por exemplo. Eu comia o que achava que era uma porção pequena, mas, de acordo com a *Dieta da barriga zero*, era uma porção dupla, ou tripla. Afinal, quem realmente mede o que come? Parecia uma porção pequena, então eu dizia a mim mesma que estava tudo bem."

A princípio, quando olhou para as 1.600 calorias por dia, ela pensou que não fosse conseguir. Mas acabou não sendo difícil, afirma ela, porque a comida satisfaz. Os AGMIs a surpreenderam. Julie experimentou várias das opções do cardápio nas primeiras duas semanas mas, no fim, achou melhor simplificar. Devido ao trabalho como advogada de imigração e ao filho pequeno, ela precisava de refeições que pudessem ser preparadas rapidamente. "Então, eu acabava comendo a mesma coisa todas as manhãs — torrada com manteiga de amendoim, que eu amo. E, depois disso, ficava satisfeita até o almoço. Chega de beliscar a manhã inteira."

Difícil mesmo, ela admite, foi mudar a forma de pensar. "Eu sabia que a dieta obrigava a comer coisas como azeitonas e azeite de oliva. E mesmo sabendo que as calorias não eram tão ruins assim, foi difícil acreditar de primeira que era possível enfrentar a gordura comendo gordura. Ou que a gordura tivesse a ver com outros fatores também. Eu precisei me livrar de um peso de vários anos negando essas comidas com alto teor de gordura a mim mesma. Foi um salto no escuro."

E ela está feliz por ter dado esse salto. "Aprendi muito com essa dieta", revela Julie. "Em primeiro lugar, descobri que a gordura abdominal pode ser mais perigosa que os outros tipos de gordura. Então, com essa dieta, estou deixando o meu corpo mais saudável, além de mais magro. Também aprendi que o que a balança diz é muito menos importante do que o modo como me sinto. Eu queria chegar a 58kg, mas estou feliz com o meu visual e com as minhas roupas, que caem muito bem aos 60kg."

Julie não considera o que está fazendo como uma "dieta" em si. Para ela, é mais uma nova forma de olhar para os alimentos, de fazer escolhas e usar as calorias de modo sensato, uma forma de dividir racionalmente o que é preciso colocar em cada refeição ao longo do dia. "Penso em todos os meus amigos que estão acima do peso", conta. "Estou tão empolgada com essa dieta que mal posso *esperar* para recomendar a eles!"

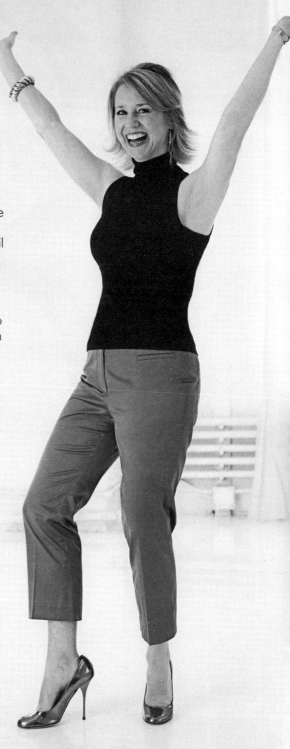

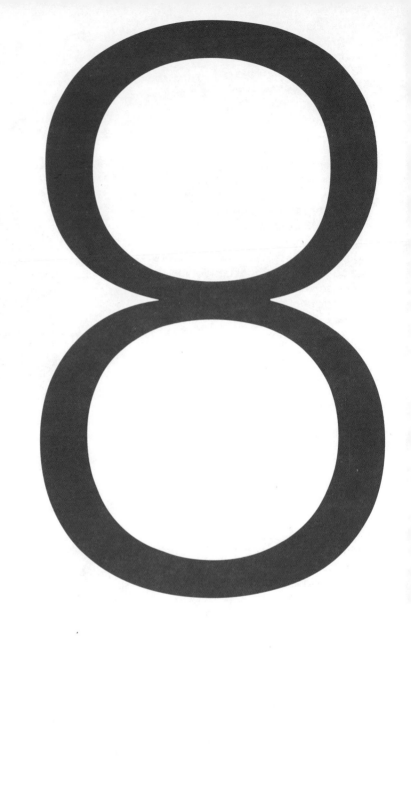

O PLANO DE QUATRO SEMANAS: RECEITAS

TENHO UMA CONFISSÃO A FAZER. Não sou uma ótima cozinheira. Tenho minhas especialidades (quer dizer, especialidade: canapés de minifatias de pão de centeio cobertos de uma mistura de queijo cheddar derretido, azeite e curry), que eu uso sempre quando recebo a visita de amigos, mas, na maioria das vezes, o meu marido é quem cozinha em casa. Também é ele quem faz boa parte das compras de supermercado, graças a Deus! Sou boa em dizer do que gosto (estimulando-o a fazer pratos com alimentos frescos, saudáveis, cheios de vegetais) e o que pode ser melhor servir quando eu estivesse fora viajando a trabalho.

Você deve estar se perguntando: por que a Liz começaria o capítulo de receitas com esta confissão? Porque eu jurei que todo capítulo de receitas num livro meu teria que ser repleto de refeições que eu mesma pudesse preparar.

Se eu vir uma receita com uma dúzia de ingredientes e que leva um dia para ser preparada, passo o olho e começo a pensar em pedir uma pizza.

Por isso, as receitas encontradas aqui são bastante sofisticadas para fazer a boca encher de água e deixar o seu lado criativo de chefe de cozinha fluir. Mas elas também são extremamente simples. Pegue os Champignons grelhados e Hambúrgueres tostados com pimentão vermelho assado, na página 176. *Eles levam quatro minutos para preparar! (Esse é meu tipo de receita!)*, ou os Camarões agridoces na página 227 — meros 15 minutos do início ao fim. E, acredite, os sabores vão impressioná-la.

Mas o que realmente deixa essas receitas extraordinárias não é a facilidade ou a rapidez para prepará-las, mas como elas se encaixam bem na *Dieta da barriga zero*. Cada porção contém um AGMI, para começar. Como você sabe, os AGMIs são os únicos alimentos que podem ajudar a reduzir especificamente a gordura abdominal. Eles podem ser facilmente encontrados na lista de ingredientes, pois estão em **negrito**. Além disso, ao lado da maioria das receitas, há um componente muito importante intitulado "Transforme numa Refeição da *Dieta da barriga zero*". Esse item diz o que é preciso acrescentar a uma porção daquela receita para transformá-la numa refeição que pode ser adicionada ao seu plano de refeições. Digamos que você decida começar o dia com uma porção das deliciosas Panquecas de maçã da página 170. O seu AGMI está incluído. Mas lembre-se que cada refeição da *Dieta da barriga zero* deve ter aproximadamente 400 calorias. Quando você se sentar para tomar o delicioso café da manhã com as Panquecas de maçã de 209 calorias, também deverá acrescentar 240ml de leite desnatado (80 calorias) e 3 fatias finas de peito de peru (75 calorias) para acertar a refeição e deixá-la com uma quantidade adequada de calorias de modo saudável. Lembre-se de que os números entre parênteses referem-se à contagem de calorias dos ingredientes específicos.

Ficou confusa? Não é para tanto. Basta seguir as instruções dos itens "Transforme numa Refeição da *Dieta da barriga zero*" ao final de cada receita e você terá a garantia de se manter dentro das regras da *Dieta da barriga zero*, não importa qual receita decida experimentar. Agora, vamos cozinhar.

ÍNDICE DE RECEITAS

■ CAFÉS DA MANHÃ 169

Fritada de salmão defumado e cebolinha

Panquecas de maçã

Muffin de frutas e nozes

Granola

Parfait de granola

Vitamina surpresa de manga

Ovos Florentine com molho pesto de tomates secos

■ SANDUÍCHES 177

Cogumelos Portobello grelhados e hambúrgueres tostados com pimentão vermelho assado

Sanduíche de salmão e wasabi

Bruschetta de atum

■ SOPAS 179

Sopa de ervilha fresca com hortelã

Sopa asiática com bolinhos de camarão

Sopa mexicana de frango

Chili de cozimento lento

Chili de feijão-preto

Sopa encorpada de legumes

Sopa de nabo e cenoura com queijo parmesão

Sopa cremosa de brócolis

■ SALADAS 187

Salada de pepino e melão com agrião, ervas e queijo feta

Salada de cenoura e nozes

Salada de vagem e erva-doce com vinagrete de maçã

Salada de caranguejo com abacate e toranja

Salada de camarão e cevadinha ao curry

Salada de beterraba e queijo de cabra

Salada morna de quinoa

Salada italiana de massa e camarão

Salada de peru e abacate

Salada de macarrão soba com ervilha-torta
Salada de espinafre
Salada de mesclun com ervas e camarões grelhados
Salada de batata ao curry
Salada de espinafre com molho vinagrete quente
Salada marroquina de cenoura com cominho torrado
Salada de espinafre com rabanete e nozes
Salada de massa com brócolis, tomate-cereja e molho pesto
Salada crocante de alface romana com frango e manga

■ AVES 205

Frango grego ao limão
Enroladinho de frango recheado com espinafre
Frango com frutas cítricas, abacate e molho picante
Frango grelhado com gengibre e soja
Frango grelhado com orégano
Frango marinado em lima com molho picante
Frango com molho romesco
Peito de frango incrustado de amêndoas
Piccata de frango
Frango tailandês
Frango marroquino de cozimento lento com azeitonas
Frango com mostarda, mel e cobertura de noz-pecã
Fiesta saborosa de frango
Frango à Toscana com feijão
Ensopado africano de frango

■ FRUTOS DO MAR 220

Salmão cozido no vapor com ervilha-torta
Peixe com abobrinha
Peixe assado com alcachofras
Filé de salmão grelhado
Peixe recheado com limão
Ceviche de vieira
Vieiras chai com repolho chinês
Camarões agridoces
Camarões fritos com tomate
Vieiras tostadas com gergelim
Camarões tailandeses doces e quentes
Salmão selvagem tostado com molho picante de manga

■ CARNES 232

Costeletas de porco com mostarda Dijon e repolho
Filé suíno mexicano
Arroz refogado com vegetais asiáticos e filé
Salada vietnamita de carne
Filé básico cozido lentamente na gordura com vinagre balsâmico

■ RECEITAS VEGETARIANAS 237

Brócolis e tofu refogados com amêndoas torradas
Salada de grão-de-bico
Macarrão parafuso com abobrinha
Ensopado de vegetais
Brócolis e cogumelos refogados com tofu
Penne com cogumelos e alcachofras
Grãos de soja com gergelim e cebolinha

■ **ACOMPANHAMENTOS** 244

Cenouras assadas com vinagre balsâmico

Pilaf de arroz integral com cogumelos

Abobrinha salteada

Arroz selvagem com amêndoas e molho de cranberry

Batatas chips sem culpa

Aspargos refogados com gengibre, gergelim e soja

Pastinha de feijão-branco à Toscana

■ **SOBREMESAS** 251

Torta inglesa de ameixa e nectarina

Chocolate com morango

Brownies irresistíveis

Cookies de aveia com cranberries e pedaços de chocolate

Pudim de chocolate com bananas e biscoitos digestivos

Farelo de frutas vermelhas

Musse de chocolate: "O melhor fica por último."

CAFÉS DA MANHÃ
Fritada de salmão defumado e cebolinha

Tempo de preparo: 10 minutos / Tempo de cozimento: 15 minutos / Rende 6 porções

2 colheres de sopa de azeite de oliva extravirgem
6 cebolinhas (brancas e 2,5cm das verdes), com as pontas aparadas e picadas grosseiramente
6 claras de ovos
4 ovos
1 ½ colher de sopa de estragão fresco ou ½ colher de sopa de estragão seco
60ml de água fria
½ colher de sopa de sal
Pimenta-preta moída na hora
60g de salmão defumado, cortado em fatias finas e em pedaços de 1,25cm de largura

AGMI: 200g de tapenade de azeitonas pretas

1. Preaqueça o forno a 180°C. Aqueça uma frigideira pesada de 20 cm em fogo médio por 1 minuto. Acrescente o azeite de oliva e as cebolinhas e salteie, mexendo até ficar macio.
2. Numa tigela média, misture as claras de ovos, os ovos inteiros, estragão, água e sal. Tempere com a pimenta. Despeje a mistura na frigideira e coloque pedaços de salmão por cima. Cozinhe, mexendo periodicamente, por mais ou menos 2 minutos ou até que esteja parcialmente endurecido.
3. Transfira para o forno e asse por 6 a 8 minutos ou até ficar firme, dourado e fofo. Retire. Use uma espátula para liberar a fritada da frigideira. Ponha a fritada numa travessa morna, com cuidado. Espalhe 2 colheres de sopa da tapenade em cada prato, e ponha uma fatia da fritada por cima.

■ Coma uma porção:

190
CALORIAS

10g de proteínas, 2g de carboidratos, 15g de gorduras, 2,5g de gorduras saturadas, 143mg de colesterol, 537mg de sódio, 0g de fibras

TRANSFORME NUMA REFEIÇÃO DA DIETA DA BARRIGA ZERO

Sirva com 75g de cerejas pretas descongeladas (45), misturadas com 230g de iogurte tipo grego sem gordura (112) e cobertas com 2 colheres de sopa de aveia torrada (37).

■ TOTAL DA REFEIÇÃO:

384
CALORIAS

O PLANO DE QUATRO SEMANAS: RECEITAS

Panquecas de maçã

Tempo de preparo: 20 minutos / Tempo de cozimento: 4 minutos / Rende 12 porções

90g de farinha de trigo integral
90g de farinha de trigo branca
45g de fubá fino ou farinha de milho fina
1 colher de sopa de fermento em pó
1 colher de chá de gengibre moído
½ colher de chá de bicarbonato de sódio
450g de iogurte sem gordura
180ml de clara de ovo
2 colheres de sopa de óleo de canola
1 maçã descascada, sem o centro e ralada grosseiramente

AGMI: 180g de nozes-pecã, picadas

1. Numa tigela grande, misture as farinhas, o fubá, o fermento, gengibre, bicarbonato de sódio, iogurte, as claras de ovos e o óleo, até formar uma massa.
2. Acrescente as maçãs raladas à mistura.
3. Unte uma frigideira grande com óleo de cozinha e aqueça em fogo médio.
4. Para cada panqueca, ponha de 2 a 3 colheres de sopa da mistura na frigideira. Cozinhe por 2 minutos ou até que bolhas surjam na superfície e as bordas fiquem endurecidas. Vire para o outro lado.
5. Cozinhe até ficar levemente dourado, por mais ou menos 2 minutos. Repita com o resto da mistura.
6. Cubra cada porção com 2 colheres de sopa das nozes-pecã picadas.

■ Coma uma porção:

209
CALORIAS

6g de proteínas, 19g de carboidratos, 13,5g de gorduras, 1g de gorduras saturadas, 1mg de colesterol, 208mg de sódio, 3g de fibras

TRANSFORME NUMA REFEIÇÃO DA DIETA DA BARRIGA ZERO

Sirva com 240ml de leite desnatado (80) e 3 fatias finas de bacon de peru (73)

■ TOTAL DA REFEIÇÃO:

364
CALORIAS

Muffin de frutas e nozes

Tempo de preparo: 10 minutos / Tempo de cozimento: 20 minutos / Rende 12 porções

250g de farinha de trigo integral
1 ½ colher de chá de fermento em pó
1 ½ colher de chá de canela moída
½ colher de chá de bicarbonato de sódio
¼ de colher de chá de sal
230g de iogurte de baunilha sem gordura
90g de açúcar mascavo
1 ovo
2 colheres de sopa de óleo de canola
1 colher de chá de extrato de baunilha

AGMI: 180g de nozes, picadas

115g de abacaxi triturado, conservado em suco natural da fruta, drenado
90g de groselhas ou passas
30g de cenouras raladas

1. Preaqueça o forno a 200°C.
2. Numa tigela grande, misture os primeiros cinco ingredientes. Numa tigela média, misture o iogurte, açúcar mascavo, ovo, óleo e extrato de baunilha. Mexa a mistura do iogurte com a mistura de farinha até formar uma massa única. (Não tem problema se formar calombos.) Coloque as nozes, o abacaxi, a groselha ou passas e as cenouras.
3. Divida a mistura igualmente em 12 formas de muffin numa panela para muffin untada com óleo de cozinha.
4. Asse por 20 minutos ou até que um palito inserido no centro de um muffin saia limpo.
5. Deixe esfriar em uma grelha por 5 minutos. Retire os muffins da forma para esfriar completamente na grelha.

■ Coma uma porção:

242
CALORIAS

6g de proteínas, 29g de carboidratos, 12,5g de gorduras, 1g de gorduras saturadas, 18mg de colesterol, 177mg de sódio, 3g de fibras

TRANSFORME NUMA REFEIÇÃO DA DIETA DA BARRIGA ZERO

Sirva com 230g de iogurte tipo grego sem gordura (112)

■ TOTAL DA REFEIÇÃO:

354
CALORIAS

Granola

Tempo de preparo e cozimento: 45 minutos / Rende 10 porções (de 90g cada)

- 230g de flocos de aveia
- AGMI: 150g de nozes, picadas
- 75g de farelo de trigo não processado
- 45g de semente de linhaça moída
- 75ml de suco de maçã
- 120ml de xarope de bordo
- 1 colher de chá de gengibre cristalizado moído
- 145g de maçãs secas, picadas
- 45g de cranberries ou passas adoçadas e secas

1. Preaqueça o forno a 180°C. Unte um tabuleiro com borda com óleo de cozinha. Misture a aveia, nozes, farelo e a semente de linhaça numa tigela grande.
2. Misture o suco, o xarope e o gengibre numa caçarola pequena. Cozinhe em fogo médio até a mistura ferver. Despeje sobre a mistura de aveia, mexendo para cobrir bem.
3. Espalhe no tabuleiro preparado. Asse por 25 a 35 minutos ou até que fique levemente dourado, mexendo duas vezes. Ponha numa tigela e acrescente as maçãs e os cranberries

■ Coma uma porção:

294

CALORIAS

7g de proteínas, 43g de carboidratos, 12g de gorduras, 1g de gorduras saturadas, 0mg de colesterol, 112mg de sódio, 8g de fibras

TRANSFORME NUMA REFEIÇÃO DA DIETA DA BARRIGA ZERO

Sirva com 240ml de leite desnatado (118)

■ TOTAL DA REFEIÇÃO:

412

CALORIAS

Parfait de granola

Tempo de preparo: 5 minutos / Rende 2 porções

1 banana fatiada
145g de framboesas
145g de iogurte grego sem gordura
230g de granola (feita em casa — veja a página 172 — ou comprada pronta)

AGMI: nozes

1. Arrume em camadas a banana, as framboesas, o iogurte e a granola em 2 copos altos. Sirva imediatamente.

■ Coma uma porção:

420

CALORIAS

14g de proteínas, 67g de carboidratos, 13g de gorduras, 1g de gorduras saturadas, 0mg de colesterol, 140mg de sódio, 14g de fibras

UMA PORÇÃO DESTA RECEITA CONTA COMO REFEIÇÃO DA DIETA DA BARRIGA ZERO, SEM PRECISAR ACRESCENTAR NADA!

Vitamina surpresa de manga

Tempo de preparo: 5 minutos / Rende 1 porção

30g de cubos de manga

AGMI: 60g de abacate maduro amassado

120ml de suco de manga
60g de iogurte de baunilha sem gordura
1 colher de sopa de suco de limão espremido na hora
1 colher de sopa de açúcar
6 cubos de gelo

1. Misture a manga, o abacate, suco de limão, açúcar e cubos de gelo no liquidificador. Bata até ficar macio. Sirva num copo longo. Decore com fatias de manga ou morango, se desejar, e sirva imediatamente.

■ Coma uma porção:

268
CALORIAS

5g de proteínas, 53g de carboidratos, 6g de gorduras, 1g de gorduras saturadas, 1mg de colesterol, 84mg de sódio, 4g de fibras

TRANSFORME NUMA REFEIÇÃO DA DIETA DA BARRIGA ZERO

Sirva com 1 pera fatiada (104)

■ **TOTAL DA REFEIÇÃO:**

372
CALORIAS

Ovos Florentine com molho pesto de tomates secos

Tempo de preparo e cozimento: 20 minutos / Rende 4 porções

1 colher de chá de azeite de oliva
1 pacote (250g) de espinafre pré-lavado
90g de iogurte grego sem gordura

AGMI: 4 colheres de sopa de molho pesto de tomate seco

1 colher de chá de vinagre
Uma pitada de sal
4 ovos grandes
2 muffins ingleses integrais, separados e torrados
Pimenta-preta moída na hora

1. Aqueça o óleo numa frigideira grande antiaderente em fogo médio-alto. Acrescente o espinafre e cozinhe (em lotes, se necessário) até secar.
2. Misture o iogurte e o pesto. Mexa 60g dessa mistura com o espinafre e retire do calor. Tampe para manter aquecido.
3. Enquanto isso, ponha uma caçarola média contendo 2,5cm de água em fogo alto. Adicione o vinagre e o sal e reduza o fogo. Quebre um ovo numa xícara e acrescente-o à água com cuidado. Repita o procedimento com os outros 3 ovos. Tampe e deixe cozinhar em fogo brando, sacudindo a caçarola 2 ou 3 vezes, por 3 a 5 minutos, para obter uma gema de ovo levemente cozida (mole) ou até as claras ficarem totalmente cozidas e as gemas começarem a ficar espessas.
4. Ponha uma metade de muffin inglês em cada um dos 4 pratos aquecidos. Divida o espinafre entre os muffins. Retire os ovos com uma escumadeira e escorra em toalhas de papel (ainda na escumadeira), antes de colocar sobre o espinafre.
5. Despeje 1 colher de sopa do líquido em ebulição na mistura do iogurte para torná-la mais macia. Distribua por igual sobre cada ovo e sirva um pouco da pimenta moída na hora por cima.

■ Coma uma porção:

175

CALORIAS

12g de proteínas, 21g de carboidratos, 6g de gorduras, 2g de gorduras saturadas, 212mg de colesterol, 462mg de sódio, 5g de fibras

TRANSFORME NUMA REFEIÇÃO DA DIETA DA BARRIGA ZERO

Sirva com 2 fatias de bacon magro grelhado (140)

■ TOTAL DA REFEIÇÃO:

315

CALORIAS

Cogumelos Portobello grelhados e hambúrgueres tostados com pimentão vermelho assado

Tempo de preparo: 4 minutos / Tempo de cozimento: 6 minutos / Rende 2 porções

4 cogumelos Portobello pequenos (230g), sem os caules
4 colheres de chá de vinagre balsâmico
2 metades de pimentão vermelho assado, em conserva
2 pães de hambúrguer integrais

AGMI: 2 colheres de sopa
de molho pesto pronto

4 folhas de alface friseé

1. Preaqueça a grelha à temperatura média.
2. Grelhe os cogumelos por 8 minutos, virando-os durante o cozimento e polvilhando com o vinagre. Aqueça as metades do pimentão e os pãezinhos na grelha.
3. Espalhe 1 colher de sopa do pesto em cada metade inferior do pão de hambúrguer, depois ponha 2 cogumelos e 1 fatia de pimentão em cada metade inferior do pão de hambúrguer, acrescentando 2 pedaços de alface frisée em cada um deles. Polvilhe com mais vinagre, se desejar, e cubra com a parte superior do pão de hambúrguer.

■ **Coma uma porção:**

270
CALORIAS

10g de proteínas, 37g de carboidratos, 9,5g de gorduras, 2,5g de gorduras saturadas, 5mg de colesterol, 614mg de sódio, 5g de fibras

TRANSFORME NUMA REFEIÇÃO DA DIETA DA BARRIGA ZERO

Acrescente uma sobremesa: misture 60g de iogurte tradicional sem gordura (50) com 1 colher de chá de mel (21) e cubra com 115g de fatias de pera (50)

■ **TOTAL DA REFEIÇÃO:**

391
CALORIAS

SANDUÍCHES
Sanduíche de salmão e wasabi

Tempo de preparo: 8 minutos / Rende 4 porções

- 4 colheres de sopa de maionese extralight
- ¼- ½ colher de chá de pasta de wasabi
- 230g de salmão vermelho selvagem enlatado
- 8 fatias finas de pão integral
- 4 fatias finas de cebola roxa
- 4 fatias finas de pimentão vermelho

AGMI: 1 abacate médio fatiado

- 4 colheres de sopa de gengibre em conserva fatiado
- 60g de folhas de rúcula

1. Numa tigela pequena, misture a maionese e a pasta de wasabi até ficar macio. Comece com ¼ de colher de chá da pasta e acrescente mais, a gosto. Adicione o salmão com cuidado.
2. Ponha 4 fatias do pão numa superfície lisa e cubra cada uma com ¼ da mistura de salmão, 1 fatia de cebola separada em anéis, 1 fatia de pimentão, ¼ do abacate, 1 colher de chá de gengibre e ¼ da rúcula. Cubra com as 4 fatias restantes de pão.

■ Coma uma porção:

243
CALORIAS

12g de proteínas, 26g de carboidratos, 10g de gorduras, 1,5g de gorduras saturadas, 21mg de colesterol, 355mg de sódio, 6g de fibras

TRANSFORME NUMA REFEIÇÃO DA DIETA DA BARRIGA ZERO

Sirva com 100g de edamame (grãos de soja verde descongelados) (130)

■ TOTAL DA REFEIÇÃO:

373
CALORIAS

Bruschetta de atum

Tempo de preparo: 5 minutos / Rende 2 porções

170g de atum conservado em água e com baixo teor de sal, escorrido e em lascas

230g de tomates enlatados, picados e escorridos

30g de queijo feta esfarelado com baixo teor de gordura, se disponível

AGMI: 4 colheres de sopa
de tapenade de azeitonas pretas

1 colher de sopa de suco de limão

4 fatias de pão integral, torradas

1. Numa tigela, misture o atum, os tomates, o queijo feta e o suco de limão.
2. Espalhe a tapenade sobre 2 fatias de torrada e cubra cada uma delas com metade da mistura de atum. Cubra com as 2 fatias de torrada restantes.

■ Coma uma porção:

391

CALORIAS

35g de proteínas, 30g de carboidratos, 14,5g de gorduras, 2,5g de gorduras saturadas, 43mg de colesterol, 717mg de sódio, 6g de fibras

UMA PORÇÃO DESTA RECEITA CONTA COMO REFEIÇÃO DA DIETA DA BARRIGA ZERO, SEM PRECISAR ACRESCENTAR NADA!

SOPAS
Sopa de ervilha fresca com hortelã

Tempo de preparo: 7 minutos / Tempo de cozimento: 15 minutos / Tempo para esfriar: 1 hora / Rende 4 porções

1 colher de sopa de azeite de oliva
2 cebolinhas, apenas as partes verdes, cortadas em pedaços de 10cm
1 talo de aipo, aparado e cortado em pedaços de 5cm
½ cebola média picadinha
700ml de caldo de frango ou legumes com baixo teor de sódio
50g de ervilhas, frescas ou descongeladas
¼ de colher de chá de sal
5 colheres de sopa de folhas de hortelã frescas
115g de iogurte grego sem gordura

AGMI: 60g de sementes de abóbora, torradas

1. Aqueça o óleo numa caçarola grande em fogo médio-alto. Acrescente a cebolinha, aipo e cebola. Cozinhe, mexendo, por mais ou menos 5 minutos ou até os vegetais ficarem macios.
2. Acrescente o caldo e leve ao fogo. Adicione as ervilhas e o sal. Ferva em fogo brando por 10 minutos.
3. Transfira cuidadosamente a mistura para a tigela de um processador de alimentos com lâmina de metal ou para uma batedeira (em lotes, se necessário). Acrescente a hortelã. Bata até atingir a consistência de purê. Tampe e deixe esfriar por 1 hora.
4. Sirva a sopa em 4 tigelas. Adicione 2 colheres de sopa de iogurte no centro de cada tigela e polvilhe com 2 colheres de sopa de semente de abóbora.

■ Coma uma porção:

337
CALORIAS

23g de proteínas, 29g de carboidratos, 16,5g de gorduras, 3g de gorduras saturadas, 4mg de colesterol, 439mg de sódio, 8g de fibras

TRANSFORME NUMA REFEIÇÃO DA DIETA DA BARRIGA ZERO

Sirva com 115g de uvas (60)

■ TOTAL DA REFEIÇÃO:

397
CALORIAS

Sopa asiática com bolinhos de camarão

Tempo de preparo: 15 minutos / Tempo de cozimento: 15 minutos / Rende 4 porções

4 dentes de alho, amassados, separados
Pedaço de 1cm de gengibre fresco, descascado e amassado, separado
230g de camarões médios, descascados e limpos
4 colheres de sopa de coentro fresco
2 colheres de chá de amido de milho
2 colheres de sopa de água
1 colher de sopa de molho de soja com baixo teor de sódio
½ colher de chá de óleo de gergelim torrado
1,5l de caldo de frango com baixo teor de sódio
1 talo de capim-limão, cortado ao meio e amassado
½ colher de chá de pimenta-malagueta em flocos
230g de repolho cozido

AGMI: 60g de amendoins torrados sem óleo, picados

1. Num processador de alimentos, triture metade do alho e do gengibre. Acrescente os camarões e o coentro; bata na velocidade pulsar para misturar bem. Numa tigela pequena, misture o amido de milho e a água até dissolver. Acrescente ao processador de alimentos, junto com o molho de soja e o óleo. Bata na função pulsar para misturar bem. Reserve.
2. Numa caçarola grande, em fogo algo, ferva o caldo, o capim-limão, a pimenta-malagueta em flocos e o resto do alho e do gengibre. Reduza o fogo e deixe ferver.
3. Enquanto isso, umedeça as mãos (limpas) e enrole a mistura de camarão em 12 bolinhas. Jogue-as uma por vez dentro do caldo que está fervendo. Cozinhe por 6 minutos ou até ficar opaco. Retire e descarte o capim-limão. Divida igualmente os vegetais entre 4 tigelas e sirva o caldo com 3 bolinhos em cada uma delas. Polvilhe com 2 colheres de sopa de amendoins.

■ Coma uma porção:

252

CALORIAS

24g de proteínas, 13g de carboidratos, 13g de gorduras, 2g de gorduras saturadas, 86mg de colesterol, 335mg de sódio, 2g de fibras

TRANSFORME NUMA REFEIÇÃO DA DIETA DA BARRIGA ZERO

Sirva com 150g de fatias de pimentão vermelho (40) e 4 colheres de sopa de homus (100) para mergulhar

■ TOTAL DA REFEIÇÃO:

392

CALORIAS

Sopa mexicana de frango

Tempo de preparo: 4 minutos / Tempo de cozimento: 16 minutos / Rende 4 porções

1,2l de caldo de frango com baixo teor de sódio
5 tortilhas de milho fatiadas em tiras de 5mm
340g de peito de frango, sem osso e sem pele, cortado em fatias finas
2 colheres de sopa de molho apimentado
90g de tomates-cereja, cortados em metades

AGMI: 1 abacate médio, picado

15g de folhas de coentro frescas

1. Numa caçarola grande e pesada, ferva o caldo em fogo alto e tampe.
2. Enquanto isso, espalhe as tiras de tortilha na frigideira para grelhar. Torre, virando as tiras de vez em quando, até surgirem pontos amarronzados, por mais ou menos 5 minutos. Retire a frigideira do fogo e reserve as tiras de tortilha.
3. Quando o caldo ferver, acrescente o frango, o molho apimentado e os tomates e retome a fervura. Retire do fogo. Divida as tiras de tortilha, o abacate e as folhas de coentro igualmente entre 4 tigelas, fazendo um monte no centro. Despeje o caldo nas tigelas.

■ Coma uma porção:

282
CALORIAS

29g de proteínas, 24g de carboidratos, 9,5g de gorduras, 1,5g de gorduras saturadas, 49mg de colesterol, 153mg de sódio, 5g de fibras

TRANSFORME NUMA REFEIÇÃO DA DIETA DA BARRIGA ZERO

Sirva com 150g de folhas para salada (10), misturadas com 2 colheres de sopa de vinagrete balsâmico (45) e 115g de uvas (60)

■ TOTAL DA REFEIÇÃO:

397
CALORIAS

Chilli de cozimento lento

Tempo de preparo: 10 minutos / Tempo de cozimento: 4 a 6 horas / Rende 4 porções

2 latas de 400g de tomates inteiros
1 pimentão verde, sem semente, picado
420g de feijão-roxo enlatado lavado e escorrido
340g de proteína de soja fina, sem gordura
Pimenta-malagueta em pó
1 colher de sopa de cebola, picadinha
1 colher de sopa de azeite de oliva

AGMI: 1 abacate médio, picado

1. Numa panela elétrica, de cozimento lento, misture os tomates, o pimentão, feijão, soja, a pimenta-malagueta em pó a gosto, cebola e azeite. Tampe e cozinhe em fogo alto por 4 a 6 horas ou em fogo médio por 8 horas ou até ficar espesso. Decore cada porção com ¼ do abacate.

■ Coma uma porção:

358
CALORIAS

24g de proteínas, 34g de carboidratos, 13,5g de gorduras, 2g de gorduras saturadas, 0mg de colesterol, 807mg de sódio, 13g de fibras

UMA PORÇÃO DESTA RECEITA CONTA COMO REFEIÇÃO DA DIETA DA BARRIGA ZERO, SEM PRECISAR ACRESCENTAR NADA!

Chilli de feijão-preto

Tempo de preparo: 5 minutos / Tempo de cozimento: 3 minutos / Rende 2 porções

230g de proteína de soja fina, sem gordura
420g de feijão-preto em conserva, sem sal, lavado e escorrido
230g de tomate moído com salsa, pimenta-malagueta, alho e limão
2 colheres de chá de pimenta-malagueta em pó
1 colher de chá de cominho moído

AGMI: ½ abacate médio, amassado

1. Numa frigideira, em fogo médio, misture a soja, o feijão, a salsa, a pimenta-malagueta em pó e o cominho. Cozinhe, mexendo ocasionalmente, por mais ou menos 3 minutos ou até aquecer por igual. Cubra cada porção com metade do abacate amassado.

■ Coma uma porção:

338
CALORIAS

20g de proteínas, 39g de carboidratos, 9g de gorduras, 1,7g de gorduras saturadas, 0mg de colesterol, 674mg de sódio, 15g de fibras

TRANSFORME NUMA REFEIÇÃO DA DIETA DA BARRIGA ZERO

Sirva com 150g de pimentão vermelho fatiado (40)

■ TOTAL DA REFEIÇÃO:

378
CALORIAS

Sopa de legumes

Tempo de preparo: 15 minutos / Tempo de cozimento: 2 horas e 15 minutos / Rende 8 porções

AGMI: 120ml de azeite de oliva, divididos

½ cebola grande, picada
3 talos de aipo, picados
½ cebola média, picadinha
1 repolho verde pequeno, picado
2 cenouras, picadas
2 dentes de alho, picadinhos
115g de feijão-branco seco
1,2l de caldo de legumes com baixo teor de sódio
1 ½ colher de chá de tomilho fresco ou ½ colher de chá de tomilho seco
1 ½ colher de chá de segurelha ou sálvia picada ou ½ colher de chá de segurelha ou sálvia seca
230g de vagem, cortada em pedaços de 2,5cm
1 abobrinha, cortada longitudinalmente e fatiada

1. Aqueça 4 colheres de sopa de azeite numa panela média em fogo médio-baixo. Mexendo, adicione a cebola, aipo, repolho, cenoura e alho. Tampe e cozinhe por 12 a 15 minutos, mexendo ocasionalmente. Acrescente o feijão-branco e 1 litro de caldo. Ponha a mistura para ferver. Reduza o fogo para médio-baixo e adicione, mexendo, o tomilho e a segurelha. Tampe e cozinhe por 1 hora ou 1 hora e meia ou até que os feijões estejam quase macios, acrescentando um pouco do caldo remanescente caso fique espessa demais.
2. Adicione, mexendo, a vagem e a abobrinha. Tampe parcialmente e cozinhe por 20 a 30 minutos ou até que a vagem esteja macia. Divida em 8 tigelas. Polvilhe ½ colher de sopa do resto do azeite em cada tigela.

■ Coma uma porção:

237
CALORIAS

6g de proteínas, 23g de carboidratos, 14g de gorduras, 2g de gorduras saturadas, 0mg de colesterol, 353mg de sódio, 7g de fibras

TRANSFORME NUMA REFEIÇÃO DA DIETA DA BARRIGA ZERO

Sirva com 115g de folhas tenras para salada (15) e 115g de tomates-cereja cortados ao meio (30), misturados com 2 colheres de sopa de molho para salada sem gordura (90)

■ TOTAL DA REFEIÇÃO:

372
CALORIAS

Sopa de nabo e cenoura com queijo parmesão

Tempo de preparo: 15 minutos / Tempo de cozimento: 20 minutos / Rende 8 porções

450g de nabos brancos, descascados e divididos em quatro partes
4 cenouras grandes, cortadas em pedaços grandes
2 batatas novas vermelhas ou brancas, cortadas em quatro partes
1 cebola grande, picada
5 dentes de alho, amassados
350ml de caldo de frango com baixo teor de sódio
350ml de água
1 ½ colher de chá, de tomilho fresco ou ½ colher de chá de tomilho seco
1 ½ colher de chá de sálvia fresca ou ½ colher de chá de sálvia seca
¼ de colher de chá de sal
¼ de colher de chá de pimenta-preta moída na hora
240ml de leite desnatado
60g de queijo parmesão ralado

AGMI: 120g de pinholis torradas

1. Numa caçarola grande, misture o nabo, cenoura, batata, cebola, alho, caldo, água, tomilho, sálvia, sal e pimenta. Ponha em fogo alto. Reduza o fogo para médio, tampe e cozinhe por 20 minutos ou até os vegetais estarem bem macios.

2. Em lotes, transfira os vegetais cozidos para a tigela de um processador de alimentos com lâmina de metal ou para um liquidificador, e bata até formar um purê macio. Após bater toda a sopa, devolva para a caçarola. Adicione o leite, mexendo. Cozinhe em fogo baixo até aquecer por igual (não deixe ferver). Retire do fogo e misture o parmesão. Sirva em tigelas e cubra cada uma delas com 2 colheres de sopa de pinholis.

■ **Coma uma porção:**

261
CALORIAS

9g de proteínas, 28g de carboidratos, 13,5g de gorduras, 2g de gorduras saturadas, 7mg de colesterol, 263mg de sódio, 5g de fibras

TRANSFORME NUMA REFEIÇÃO DA DIETA DA BARRIGA ZERO

Sirva com 2 fatias triangulares de queijo tipo cremoso light (70) e 2 torradas de pão tipo sueco (64).

■ **TOTAL DA REFEIÇÃO:**

394
CALORIAS

Sopa cremosa de brócolis

Tempo de preparo e cozimento: 35 minutos / Rende 4 porções

AGMI: 4 colheres de sopa (60ml) de azeite de oliva, separadas

1 cebola, picada
960ml de caldo de legumes com baixo teor de sódio
450g de buquês de brócolis, picados
115g de espinafre fresco
5 colheres de sopa de farinha de trigo
½ colher de chá de sal
¼ de colher de chá de noz-moscada moída na hora
Pimenta-preta moída na hora

1. Aqueça 1 colher de sopa de azeite numa caçarola grande em fogo médio-alto. Adicione a cebola e cozinhe, mexendo ocasionalmente, por 8 minutos ou até ficar corado.
2. Acrescente o caldo e o brócolis. Tampe. Reduza o fogo e deixe ferver por 15 minutos ou até que os buquês estejam macios. Desligue o fogo, acrescente o espinafre e mexa até o espinafre murchar. Transfira a mistura para um liquidificador ou deixe na caçarola, caso use um mixer de mão. Bata até virar um purê macio.
3. Enquanto isso, aqueça o restante das 3 colheres de sopa de azeite numa caçarola pequena em fogo médio. Adicione a farinha e mexa até ficar macio. Cozinhe, mexendo ocasionalmente, por 2 a 3 minutos ou até ficar levemente corado. Reserve.
4. Aqueça a sopa numa panela em fogo médio-alto até começar a ferver. Diminua o fogo, mantendo a fervura. Acrescente a mistura de farinha que estava reservada e mexa até a sopa ficar espessa.
5. Adicione sal, noz-moscada e pimenta a gosto.

■ **Coma uma porção:**

200
CALORIAS

6g de proteínas, 17g de carboidratos, 14g de gorduras, 2g de gorduras saturadas, 0mg de colesterol, 480mg de sódio, 6g de fibras

TRANSFORME NUMA REFEIÇÃO DA DIETA DA BARRIGA ZERO

Sirva com 5 torrada de pão tipo sueco (160)

■ **TOTAL DA REFEIÇÃO:**

360
CALORIAS

SALADAS
Salada de pepino e melão com agrião, ervas e queijo feta

Tempo de preparo: 25 minutos / Rende 4 porções

MOLHO
2 colheres de chá de azeite de oliva extravirgem
2 colheres de sopa de suco de limão espremido na hora
2 colheres de sopa de vinagre branco
1 colher de sopa de chalota, picadinha
1 colher de chá de açúcar
½ colher de chá de sal
½ colher de chá de pimenta-preta moída na hora

SALADA
3 pepinos, descascados e picados
1 melão doce ou outro tipo, em bolinhas
1 ramo de agrião, com os talos largos descartados
30g de folhas de hortelã frescas
60g de queijo feta esfarelado

AGMI: 60g
de pinholes, torradas

---

1 colher de chá de azeitonas kalamata picadas

1. Para preparar o molho: numa tigela pequena, misture o azeite, suco de limão, vinagre, chalota, açúcar, sal e pimenta.
2. Para preparar a salada: numa tigela grande, misture os pepinos, bolinhas de melão, agrião, hortelã, queijo feta, pinholes e azeitonas. Despeje o molho na salada e misture gentilmente.

■ Coma uma porção:

354

CALORIAS

9g de proteínas, 43g de carboidratos, 19g de gorduras, 4g de gorduras saturadas, 17mg de colesterol, 548mg de sódio, 5g de fibras

UMA PORÇÃO DESTA RECEITA CONTA COMO REFEIÇÃO DA DIETA DA BARRIGA ZERO, SEM PRECISAR ACRESCENTAR NADA!

Salada de cenoura e nozes

Tempo de preparo: 20 minutos / Rende 4 porções

3 (90) passas brancas
2 colheres de sopa de vinagre de arroz
1 colher de sopa de óleo de canola
2 colheres de chá de suco de limão espremido na hora (cerca de 1 limão)
1 colher de chá de mel
1/8 de colher de chá de sal
4 cenouras grandes, raladas

AGMI: 60g de nozes, torradas e picadas

15g de salsa italiana fresca, picada

1. Mergulhe as passas em água quente por 20 minutos para inchá-las. Escorra.
2. Numa tigela pequena, misture o vinagre, o óleo, suco de limão, mel e sal para fazer um molho.
3. Ponha as cenouras, nozes, salsa, passas e o molho numa tigela média e misture bem. Divida por igual entre 4 pratos de salada.

■ Coma uma porção:

199

CALORIAS

3g de proteínas, 20g de carboidratos, 13,5g de gorduras, 1,5g de gorduras saturadas, 0mg de colesterol, 127mg de sódio, 4g de fibras

TRANSFORME NUMA REFEIÇÃO DA DIETA DA BARRIGA ZERO

Sirva com 1 fatia de pão de centeio (80) e 1 maçã (80)

■ TOTAL DA REFEIÇÃO:

359

CALORIAS

Salada de vagem e erva-doce com vinagrete de maçã

Tempo de preparo: 15 minutos / Rende 6 porções

2 colheres de sopa de vinagre de maçã
2 colheres de chá de mel
1 ½ colher de chá de azeite de oliva extravirgem
¾ de colher de chá de mostarda Dijon
¼ de colher de chá de sal
300g de vagem, sem as pontas duras
300g de ervilhas frescas, descascadas
1 bulbo pequeno de erva-doce, aparado, dividido ao meio e picado
¼ de cebola média, ralada
1 colher de sopa de estragão fresco, picado
2 colheres de chá de chalotas, picadinhas
Pimenta-preta moída na hora

AGMI: 90g de sementes de girassol

1. Misture o vinagre, mel, azeite, mostarda e sal numa tigela grande. Acrescente as vagens, ervilhas, erva-doce, cebola, estragão e chalota. Misture bem e tempere com pimenta a gosto. Divida igualmente entre 6 pratos de salada e polvilhe com as sementes de girassol.

■ Coma uma porção:

189

CALORIAS

8g de proteínas, 19g de carboidratos, 10,5g de gorduras, 1g de gorduras saturadas, 0mg de colesterol, 141mg de sódio, 6g de fibras

TRANSFORME NUMA REFEIÇÃO DA DIETA DA BARRIGA ZERO

Sirva com 60g de salmão vermelho selvagem enlatado (180)

■ TOTAL DA REFEIÇÃO:

369

CALORIAS

Salada de caranguejo com abacate e toranja

Tempo de preparo: 22 minutos / Rende 4 porções

MOLHO
- 2 colheres de sopa de suco de laranja
- 2 colheres de chá de azeite de oliva extravirgem
- 2 colheres de sopa de vinagre branco
- 2 colheres de sopa de estragão ou cerefólio fresco, picadinho
- ½ colher de chá de casca de laranja moída na hora
- ½ colher de chá de sal
- ¼ de colher de chá de mostarda em pó
- ¼ de colher de chá de pimenta-preta moída na hora

SALADA
- 2 cabeças de alface lisa, separadas em folhas
- 2 cebolas médias, fatiadas
- 2 toranjas, descascadas e cortadas em pedaços (ver Observação)

AGMI: 1 abacate médio, fatiado

- 230g de carne branca de caranguejo
- 1 colher de chá de avelãs picadas e sem pele, torradas

1. Para preparar o molho: numa tigela média, misture o suco de laranja, azeite, vinagre, estragão ou cerefólio, casca de laranja, sal, mostarda e pimenta.
2. Para preparar a salada: numa tigela grande, misture a alface, cebolas e toranja. Acrescente o molho e misture bem. Divida a salada igualmente em 4 pratos. Cubra com fatias de abacate, ¼ do caranguejo e as avelãs.

Observação: Substitua a toranja por laranja, se não conseguir encontrá-las.

■ **Coma uma porção:**

237
CALORIAS

11g de proteínas, 31g de carboidratos, 10g de gorduras, 1,5g de gorduras saturadas, 30mg de colesterol, 335mg de sódio, 7g de fibras

TRANSFORME NUMA REFEIÇÃO DA DIETA DA BARRIGA ZERO

Sirva com 4 torradas de pão tipo sueco (128)

■ **TOTAL DA REFEIÇÃO:**

365
CALORIAS

Salada de camarão e cevadinha ao curry

Tempo de preparo: 20 minutos / Tempo de cozimento: 45 minutos / Rende 6 porções

700ml de água
1 colher de chá de curry em pó
½ colher de chá de açafrão
230g de cevadinha
5 colheres de sopa de suco de limão espremido na hora (cerca de 4 limões)
1 colher de sopa de óleo vegetal
2 colheres de chá de pimenta jalapeño, com casca (ver Observação)
1 dente de alho, picadinho
¼ de colher de chá de sal
450g de camarões pequenos cozidos, limpos e sem casca
450g de tomates sem casca e cortados em cubos
1 pimentão verde picado
1/3 de pepino, picado e sem casca
800g de folhas tenras para salada
4 colheres de sopa de manjericão fresco

AGMI: 90g de sementes de abóbora, torradas

1. Numa caçarola grande, em fogo alto, ponha a água, o curry em pó e o açafrão para ferver. Adicione a cevadinha. Tampe e reduza o fogo. Cozinhe por mais ou menos 45 minutos ou até que a água seja absorvida e a cevadinha esteja macia. Retire do fogo. Enquanto isso, numa tigela grande, misture o suco de limão, o óleo, a pimenta jalapeño, alho e sal. Adicione os camarões, tomates, pimentão, pepino e, por último, a cevadinha. Misture bem.
2. Sirva a salada sobre uma porção de folhas tenras para salada. Divida a salada igualmente e polvilhe com o manjericão e as sementes de abóbora.

Observação: Use luvas de plástico e mantenha as mãos longe dos olhos quando manusear pimentas frescas.

■ Coma uma porção:

338

CALORIAS

24g de proteínas, 35g de carboidratos, 12,5g de gorduras, 2,5g de gorduras saturadas, 115mg de colesterol, 273mg de sódio, 7g de fibras

TRANSFORME NUMA REFEIÇÃO DA DIETA DA BARRIGA ZERO

Sirva num leito de 75g de folhas verdes tenras (15)

■ TOTAL DA REFEIÇÃO:

353

CALORIAS

Salada de beterraba e queijo de cabra

Tempo de preparo: 25 minutos / Rende 6 porções

SALADA
400g de folhas tenras para salada
8 beterrabas médias, enlatadas (cerca de 230g), escorridas e fatiadas

AGMI: 90g de nozes, torradas

MOLHO
2 colheres de chá de azeite de oliva
3 colheres de sopa de vinagre branco
¼ de colher de chá de sal
Pimenta-preta moída na hora
60g de queijo de cabra macio, esfarelado

1. Para preparar a salada: misture as folhas, a beterraba e as nozes numa tigela grande.
2. Para preparar o molho: despeje o azeite numa tigela pequena e acrescente gradualmente o vinagre e o sal. Tempere com pimenta a gosto. Acrescente a salada e misture com cuidado. Divida igualmente entre 6 pratos e polvilhe com o queijo.

■ **Coma uma porção:**

147

CALORIAS

5g de proteínas, 6g de carboidratos, 12,5g de gorduras, 3g de gorduras saturadas, 7mg de colesterol, 227mg de sódio, 2g de fibras

TRANSFORME NUMA REFEIÇÃO DA DIETA DA BARRIGA ZERO

Sirva com pão árabe integral (140) e 4 colheres de sopa de homus

■ **TOTAL DA REFEIÇÃO:**

387

CALORIAS

Salada morna de quinoa

Tempo de preparo: 8 minutos / Tempo de cozimento: 10 minutos / Rende 6 porções

480ml de água
230g de quinoa, lavada e escorrida
½ cabeça de radicchio mais as folhas para decorar
8 colheres de sopa de coentro fresco picado
115g de passas brancas
120ml de molho de mostarda e mel sem gordura
½ colher de chá de sal
Pimenta-preta moída na hora

AGMI: 60g de castanhas de caju, torradas e picadas

1. Numa caçarola média, em fogo alto, ponha a água e a quinoa para ferver. Reduza o fogo para brando, tampe e cozinhe por mais ou menos 5 minutos ou até que todo o líquido seja absorvido.
2. Transfira a quinoa para uma tigela média de servir. Acrescente o radicchio picado, coentro, passas, molho e sal. Misture bem. Tempere com pimenta a gosto. Ponha as folhas de chicória nos 4 pratos, divida a salada igualmente e polvilhe cada um deles com ¼ de castanhas de caju.

■ Coma uma porção:

363

CALORIAS

9g de proteínas, 60g de carboidratos, 10,5g de gorduras, 2g de gorduras saturadas, 0mg de colesterol, 435mg de sódio, 4g de fibras

UMA PORÇÃO DESTA RECEITA CONTA COMO REFEIÇÃO DA DIETA DA BARRIGA ZERO, SEM PRECISAR ACRESCENTAR NADA!

Salada italiana de massa e camarão

Tempo de preparo: 7 minutos / Tempo de cozimento: 10 minutos / Rende 2 porções

115g de macarrão parafuso integral
90g de camarões (grandes) congelados, escorridos
60g de tomates-cereja cortados ao meio
4 colheres de sopa de manjericão fresco, (folhas)
1 colher de chá de tempero italiano de ervas
1 colher de chá de azeite de oliva

AGMI: 30g de pinholis, torrados

1. Numa panela média, que ferva rapidamente a água, cozinhe o macarrão por 8 a 10 minutos ou até ficar al dente. Escorra e enxágue com água fria até sentir que está frio ao toque.
2. Numa tigela grande, misture os camarões, tomates, manjericão, tempero italiano de ervas, azeite e massa. Misture bem e polvilhe com os pinholes.

■ Coma uma porção:

231

CALORIAS

12g de proteínas, 15g de carboidratos, 15g de gorduras, 1g de gorduras saturadas, 87mg de colesterol, 362mg de sódio, 3g de fibras

TRANSFORME NUMA REFEIÇÃO DA DIETA DA BARRIGA ZERO

Sirva 1 string cheese (80) e 115g de uvas (60)

■ TOTAL DA REFEIÇÃO:

371

CALORIAS

Salada de peru e abacate

Tempo de preparo: 8 minutos / Tempo de cozimento: 7 minutos / Rende 4 porções

450g de filés de peito de peru
2 colheres de chá de azeite de oliva, mais 1 colher de chá para o peito de peru
2 colheres de sopa de vinagre de cidra
1 colher de sopa de água
1 colher de chá de mostarda Dijon
500g de espinafre jovem
4 fatias finas de bacon de peru cozido e picado

AGMI:
1 abacate médio, cortado em cubos

4 tomates-cereja, cortados ao meio
30g de queijo azul, esfarelado
Pimenta-preta moída na hora

1. Preaqueça a grelha em médio-alto por 2 minutos. Polvilhe o peru com 1 colher de chá do azeite. Grelhe o peru por 4 minutos, vire e continue a cozinhar por mais 3 minutos ou até que a carne não esteja mais rosada. Corte em pedaços.
2. Numa jarra, misture o vinagre, a água, a mostarda e o restante das 2 colheres de chá de azeite. Tampe e mexa bem.
3. Numa tigela grande, misture o espinafre com 2 colheres de sopa do molho. Misture bem até cobrir as folhas. Arrume o peru grelhado, os pedaços de bacon de peru cozidos, os abacates, os tomates e o queijo por cima do espinafre. Polvilhe o restante do molho e tempere com pimenta a gosto.

■ Coma uma porção:

288

CALORIAS

34g de proteínas, 10g de carboidratos, 13,5g de gorduras, 3,1g de gorduras saturadas, 57mg de colesterol, 473mg de sódio, 5g de fibras

TRANSFORME NUMA REFEIÇÃO DA DIETA DA BARRIGA ZERO

Sirva com 1 maçã média (80)

■ TOTAL DA REFEIÇÃO:

368

CALORIAS

Salada de macarrão soba com ervilha-torta

Tempo de preparo: 15 minutos / Rende 6 porções

230g de macarrão soba ou espaguete integral
2 colheres de sopa de mel
2 colheres de sopa de suco de limão espremido na hora (cerca de 2)
2 colheres de sopa de vinagre de arroz
2 colheres de sopa de molho de soja com baixo teor de sódio
1 colher de sopa de gengibre fresco, ralado
¼ de colher de chá de pimenta-malagueta em flocos
2 colheres de sopa de óleo de amendoim
450g de frango cozido, desfiado
170g de ervilha-torta, cortada em fatias finas
2 pimentões vermelhos, sem sementes e cortados longitudinalmente em fatias finas
115g de cenoura ralada

AGMI: 240g de abacate, cortado em cubos

4 colheres de sopa de coentro fresco, picado grosseiramente

1. Cozinhe o macarrão de acordo com as instruções do pacote. Escorra e enxágue com água fria. Reserve.
2. Numa tigela grande, misture o mel, suco de limão, vinagre, molho de soja, gengibre e os flocos de pimenta-malagueta. Misture o óleo num fluxo constante.
3. Acrescente o frango, ervilha-torta, pimentão, cenoura, abacate, coentro e o macarrão.

■ Coma uma porção:

352

CALORIAS

20g de proteínas, 48g de carboidratos, 11g de gorduras, 2g de gorduras saturadas, 26mg de colesterol, 392mg de sódio, 6g de fibras

UMA PORÇÃO DESTA RECEITA CONTA COMO REFEIÇÃO DA DIETA DA BARRIGA ZERO, SEM PRECISAR ACRESCENTAR NADA!

Salada de espinafre

Tempo de preparo: 8 minutos / Rende 1 porção

2 colheres de sopa de vinagre balsâmico

AGMI: 1 colher de sopa de azeite de oliva

Uma pitada de pimenta-preta moída na hora
170g de folhas de espinafre jovem frescas
60g de cogumelos fatiados
30g de tomates-cereja amarelos, cortados ao meio
1 pimentão vermelho pequeno, sem sementes e cortado em tiras

1. Numa tigela para salada ou massa, misture o vinagre, azeite e a pimenta-preta. Acrescente o espinafre e misture bem. Cubra com os cogumelos, tomates e o pimentão.

■ **Coma uma porção:**

209

CALORIAS

4g de proteínas, 20g de carboidratos, 14g de gorduras, 2g de gorduras saturadas, 0mg de colesterol, 353mg de sódio, 6g de fibras

TRANSFORME NUMA REFEIÇÃO DA DIETA DA BARRIGA ZERO

Sirva com 4 torradas de pão tipo sueco (128) e 2 pedaços triangulares de queijo tipo cremoso (70)

■ **TOTAL DA REFEIÇÃO:**

407

CALORIAS

Salada de ervas e mesclun com camarões grelhados

Tempo de preparo: 30 minutos / Tempo para marinar: 20 minutos / Tempo de cozimento: 4 minutos / Rende 4 porções

60ml de suco de limão fresco, dividido (cerca de 4)
½ colher de chá de cominho moído, separada
¼ de colher de chá de sal, separada
¼ de colher de chá de pimenta-malagueta em flocos, separada
450g de camarões grandes, limpos e sem casca
400g de mix de folhas tenras para salada
60g de hortelã fresca
60g de coentro fresco
60g de salsa fresca, 1 cebola roxa pequena, cortada em fatias finas
2 colheres de sopa de óleo vegetal

AGMI: 60g de amêndoas fatiadas ou filetadas, torradas

1. Numa tigela média, misture 2 colheres de sopa do suco de limão, ¼ de colher de chá do cominho, ⅛ de colher de chá do sal e uma pitada da pimenta-malagueta em flocos. Misture os camarões e deixe esfriar por 20 minutos.
2. Enquanto isso, numa tigela de servir, misture as folhas tenras para salada com a hortelã, coentro, salsa e cebola. Deixe esfriar até a hora de servir.
3. Numa tigela pequena, misture o óleo, ¼ de colher de chá do cominho, ⅛ de colher de chá de sal, o restante dos flocos de pimenta-malagueta e 2 colheres de sopa do suco de limão.
4. Grelhe os camarões por mais ou menos 2 minutos em cada lado ou até ficarem opacos. Acrescente os camarões e o molho às folhas tenras para salada. Mexa gentilmente para misturar. Divida igualmente entre 4 pratos e cubra com as amêndoas.

■ Coma uma porção:

280

CALORIAS

25g de proteínas, 11g de carboidratos, 16g de gorduras, 1,5g de gorduras saturadas, 151mg de colesterol, 327mg de sódio, 5g de fibras

TRANSFORME NUMA REFEIÇÃO DA DIETA DA BARRIGA ZERO

Sirva com ½ pão árabe integral (70) e 2 colheres de sopa de homus (50)

■ TOTAL DA REFEIÇÃO:

400

CALORIAS

Salada de batata ao curry

Tempo de preparo: 10 minutos / Rende 4 porções

450g de batatas, cozidas e cortadas em cubos
2 cebolinhas, picadas

AGMI: 60g de amêndoas fatiadas, torradas

60g de passas
115g de iogurte sem gordura
2 colheres de sopa de chutney de manga
2 colheres de chá de curry em pó

1. Ponha as batatas numa tigela grande e misture a cebolinha, amêndoas e passas.
2. Numa tigela pequena, misture o iogurte, chutney e curry em pó. Acrescente as batatas e mexa até misturar bem. Divida igualmente entre 4 pratos e sirva.

■ **Coma uma porção:**

226

CALORIAS

6g de proteínas, 39g de carboidratos, 6,5g de gorduras, 0,5g de gorduras saturadas, 1mg de colesterol, 26mg de sódio, 4g de fibras

TRANSFORME NUMA REFEIÇÃO DA DIETA DA BARRIGA ZERO

Sirva num leito de 115g de folhas tenras para salada (15) com 90g de peito de frango grelhado (90) e 1 maçã média (80)

■ **TOTAL DA REFEIÇÃO:**

411

CALORIAS

Salada de espinafre com molho vinagrete quente

Tempo de preparo: 15 minutos / Tempo de cozimento: 7 minutos / Rende 4 porções

8 colheres de sopa de vinagre balsâmico
2 colheres de chá de mel
1 colher de chá de mostarda Dijon
2 dentes de alho, picadinhos
1 ½ colher de chá de estragão fresco picado ou ½ colher de chá de estragão seco
1/8 de colher de chá de pimenta-preta moída na hora
230g de folhas de espinafre
2 fatias finas de bacon de peru, cozidas até ficarem crocantes, esfareladas

AGMI: 60g de pinholis, torrados

1. Arrume as folhas em 4 pratos para salada.
2. Numa caçarola média, misture o vinagre, mel, mostarda, alho, estragão e pimenta. Cozinhe em fogo médio por 1 a 2 minutos ou até que a mistura esteja quente, mas não fervendo.
3. Despeje imediatamente sobre os vegetais e misture bem. Polvilhe cada salada igualmente com bacon e pinholes.

■ Coma uma porção:

198

CALORIAS

5g de proteínas, 18g de carboidratos, 13g de gorduras, 2g de gorduras saturadas, 8mg de colesterol, 141mg de sódio, 2g de fibras

TRANSFORME NUMA REFEIÇÃO DA DIETA DA BARRIGA ZERO

Sirva com 90g de filé suíno grelhado (115) e 50g de arroz integral cozido no vapor (55).

■ TOTAL DA REFEIÇÃO:

368

CALORIAS

Salada marroquina de cenoura com cominho torrado

Tempo de preparo: 10 minutos / Tempo de cozimento: 20 minutos / Rende 4 porções

¾ de colher de chá de cominho moído
¼ de colher de chá de coentro moído
115g de creme de leite com baixo teor de gordura

AGMI: 4 colheres de sopa de óleo de linhaça orgânico prensado a frio

---

1½ colher de sopa mais 1 colher de chá de suco de limão (cerca de 1 limão)
1½ colher de chá de azeite de oliva extravirgem
¼ de colher de chá de casca de laranja ralada na hora
¼ de colher de chá de sal
7 cenouras médias, sem casca e raladas
115g de groselha ou passas não adoçadas
2 colheres de sopa de cebola roxa picadinha

1. Numa frigideira pequena e seca em fogo médio, torre o cominho e o coentro, mexendo de vez em quando, por 2 minutos ou até emitir aroma e ter uma cor levemente escura. Ponha numa tigela média e deixe esfriar. Adicione o creme azedo, óleo de linhaça, suco de limão, azeite, casca de laranja e sal.
2. Acrescente as cenouras, groselhas e cebola e mexa bem. Divida igualmente entre 4 pratos.

■ **Coma uma porção:**

276

CALORIAS

3g de proteínas, 26g de carboidratos, 19,5g de gorduras, 4g de gorduras saturadas, 12mg de colesterol, 234mg de sódio, 4g de fibras

TRANSFORME NUMA REFEIÇÃO DA DIETA DA BARRIGA ZERO

Sirva com 90g de camarões médios grelhados (90)

■ **TOTAL DA REFEIÇÃO:**

366

CALORIAS

Salada de espinafre com rabanete e nozes

Tempo de preparo: 10 minutos / Rende 4 porções

1 colher de sopa de suco de limão espremido na hora (cerca de 1 limão)
2 colheres de chá de vinagre branco
Sal
Pimenta-preta moída na hora
60ml de azeite de oliva extravirgem
145g de folhas de espinafre jovens
4 rabanetes médios, cortados em fatias finas

AGMI: 60g de nozes

1. Numa tigela grande, misture o suco de limão e o vinagre. Tempere com sal e pimenta a gosto. Adicione, aos poucos, o azeite de oliva.
2. Quando estiver pronto para servir, acrescente o espinafre e os rabanetes e misture bem o molho. Divida igualmente entre 4 pratos de salada e polvilhe cada um com ¼ das nozes.

■ Coma uma porção:

224

CALORIAS

3g de proteínas, 6g de carboidratos, 22g de gorduras, 2,5g de gorduras saturadas, 0mg de colesterol, 204mg de sódio, 3g de fibras

TRANSFORME NUMA REFEIÇÃO DA DIETA DA BARRIGA ZERO

Sirva com 90g de pedaços de atum conservados em água, escorridos (120), e 115g de uvas (60)

■ **TOTAL DA REFEIÇÃO:**

404

CALORIAS

Salada de massa com brócolis, tomate-cereja e molho pesto

Tempo de preparo: 35 minutos / Rende 4 porções

115g de macarrão parafuso
170g de buquês de brócolis
90g de tomates-cereja, cortados ao meio
¼ de cebola roxa, cortada em fatias finas
15g de manjericão fresco, picadinho

AGMI: 4 colheres de sopa de molho pesto, feito em casa ou comprado pronto

2 colheres de sopa de azeite de oliva

1. Leve ao fogo uma panela grande de água levemente salgada. Acrescente o macarrão e cozinhe de acordo com as instruções do pacote. Adicione os brócolis durante os últimos 2 minutos de cozimento. Escorra, enxágue em água fria e escorra de novo. Transfira para uma tigela grande.
2. Acrescente os tomates, a cebola e o manjericão à tigela com a massa. Misture o molho pesto e o azeite numa tigela separada. Adicione a mistura do pesto à massa, mexendo bem. Ponha na geladeira até a hora de servir.

■ Coma uma porção:

288

CALORIAS

8g de proteínas, 36g de carboidratos, 13g de gorduras, 2g de gorduras saturadas, 1mg de colesterol, 105mg de sódio, 3g de fibras

TRANSFORME NUMA REFEIÇÃO DA DIETA DA BARRIGA ZERO

Sirva com metade dos cogumelos Portobello e hambúrgueres tostados com pimentão vermelho assado da p. 176 (135)

■ TOTAL DA REFEIÇÃO:

423

CALORIAS

Salada crocante de alface romana com frango e manga

Tempo de preparo: 25 minutos / Tempo de cozimento: 15 minutos / Rende 4 porções

2 colheres de sopa de azeite de oliva, separadas
3 peitos de frango sem osso e sem pele, cortados (170g cada)
½ colher de chá de sal, dividida
¼ de colher de chá de pimenta-preta moída na hora, dividida
2 chalotas, picadinhas
2 colheres de sopa de vinagre balsâmico, divididas
115g de alface romana desfiada
1 agrião pequeno, tendo os caules grandes descartados
45g de repolho roxo picadinho
1 manga madura e firme, sem caroço, descascada e cortada em pedaços de 1cm

AGMI: 60g de sementes de abóbora, torradas

1. Aqueça 1 colher de sopa do azeite numa frigideira antiaderente em fogo médio. Tempere os dois lados do frango com ¼ de colher de chá do sal e ⅛ de colher de chá da pimenta. Cozinhe, virando uma vez, por mais ou menos 6 minutos em cada lado ou até que um termômetro inserido na parte mais grossa registre 71°C. Passe para um prato, tampe e deixe esfriar completamente.
2. Acrescente as chalotas e uma colher de sopa de vinagre à frigideira e cozinhe, mexendo, por mais ou menos 4 minutos ou até que o líquido esteja quase evaporado. Passe para uma tigela pequena. Misture 1 colher de sopa de azeite, 1 colher de sopa de vinagre, ¼ de colher de chá do sal e ⅛ de colher de chá da pimenta restantes.
3. Numa tigela de servir, misture a alface romana, agrião, repolho e manga. Corte o frango diagonalmente em fatias longas e finas. Acrescente a alface romana e misture com o molho e as sementes de abóbora.

■ Coma uma porção:

301

CALORIAS

33g de proteínas, 19g de carboidratos, 10,5g de gorduras, 2g de gorduras saturadas, 74mg de colesterol, 384mg de sódio, 3g de fibras

TRANSFORME NUMA REFEIÇÃO DA DIETA DA BARRIGA ZERO

Sirva com 3 torradas de pão tipo sueco (96)

■ TOTAL DA REFEIÇÃO:

397

CALORIAS

AVES
Frango grego ao limão

Tempo de preparo: 18 minutos / Tempo de cozimento: 45 minutos / Rende 4 porções

4 peitos de frango sem pele e com osso, cortados (cerca de 685g)
1 pimentão vermelho médio, sem sementes e cortado em 8 pedaços triangulares
1 pimentão amarelo médio, sem sementes e cortado em 8 pedaços triangulares
1 batata inglesa média, cortada em 8 pedaços triangulares
1 cebola roxa média, descascada e cortada em 8 pedaços triangulares

AGMI: 40g de azeitonas kalamata sem caroço, amassadas

1 colher de sopa de azeite de oliva extravirgem
Casca ralada e suco de 1 limão
1 colher de sopa de alho picadinho
1 colher de sopa de orégano picado fresco ou 1 colher de chá de orégano seco
¾ de colher de chá de pimenta-preta moída na hora
¾ de colher de chá de páprica

1. Preaqueça o forno a 200°C. Pegue 2 folhas de papel-alumínio antiaderente, de 60cm de comprimento cada uma. Ponha os lados antiaderentes juntos e dobre por cima da ponta de um lado duas vezes, a fim de fazer uma costura. Abra, arrume e cubra as bordas de um tabuleiro de 40 x 30cm (o lado antiaderente deve ficar para cima).
2. Ponha o frango num lado do tabuleiro e os pimentões, batata, cebola e azeitonas do outro. Numa tigela, misture o azeite, a casca e o suco do limão, alho, orégano, sal, pimenta-preta e páprica. Polvilhe sobre o frango e vegetais e misture bem.
3. Asse por 40 a 45 minutos, virando o frango e os vegetais na metade do cozimento ou até que um termômetro de carne registre 74°C quando inserido na parte mais grossa do frango. Arrume 1 peito de frango e ¼ dos vegetais em cada um dos 4 pratos.

■ Coma uma porção:

401
CALORIAS

39g de proteínas, 19g de carboidratos, 18g de gorduras, 2,5g de gorduras saturadas, 115mg de colesterol, 742mg de sódio, 3g de fibras

UMA PORÇÃO DESTA RECEITA CONTA COMO REFEIÇÃO DA DIETA DA BARRIGA ZERO, SEM PRECISAR ACRESCENTAR NADA!

Enroladinho de frango recheado com espinafre

Tempo de preparo: 8 minutos / Tempo de cozimento: 25 minutos / Rende 4 porções

- 45g de cebola, picadinha
- 1 dente de alho, picadinho
- ¼ de colher de chá de pimenta-malagueta em flocos (ou a gosto)
- 2 colheres de chá de azeite de oliva, separadas
- 1 colher de sopa de água
- 4 colheres de sopa de queijo parmesão ralado na hora
- 280g de espinafre picado, descongelado, escorrido e espremido até secar
- 4 filés de peito de frango (cerca de 450g)
- 2 colheres de sopa de tomates secos, picados
- 120ml de caldo de frango com baixo teor de sódio

AGMI: 60g de pinholis, torrados

1. Numa frigideira antiaderente, em fogo médio, cozinhe a cebola, o alho e a pimenta em flocos em 1 colher de chá de azeite por 30 segundos. Reduza o fogo, tampe e cozinhe, mexendo uma vez, por mais ou menos 3 minutos ou até ficar macio. Numa tigela pequena, junte a mistura de cebola, com o parmesão e o espinafre.

2. Ponha o frango numa superfície de trabalho, com o lado macio para baixo. Polvilhe os tomates por igual sobre o frango. Depois espalhe a mistura do espinafre, também por igual. Enrole o filé, terminando com a ponta mais estreita, e prenda com palitos de madeira para coquetel.

3. Despeje o restante do azeite na frigideira em fogo médio. Adicione o frango e cozinhe por mais ou menos 10 minutos. Despeje o caldo. Tampe e cozinhe em fogo baixo por mais ou menos 7 minutos. Transfira os rolinhos para uma travessa. Tampe para manter aquecido. Ferva o molho que se formou na frigideira por mais ou menos 5 minutos. Corte os rolinhos em fatias diagonais. Polvilhe com molho da frigideira e salpique com os pinholis.

■ **Coma uma porção:**

322
CALORIAS

33g de proteínas, 8g de carboidratos, 17g de gorduras, 2,5g de gorduras saturadas, 70mg de colesterol, 302mg de sódio, 2g de fibras

TRANSFORME NUMA REFEIÇÃO DA DIETA DA BARRIGA ZERO

Sirva com 1 laranja média (70)

■ **TOTAL DA REFEIÇÃO:**

392
CALORIAS

Frango com frutas cítricas, abacate e molho picante

Tempo de preparo: 8 minutos / Tempo de cozimento: 15 minutos / Rende 4 porções

4 metades de peito de frango sem osso e sem pele (cerca de 685g)
1l de água
½ colher de chá e mais ⅛ de colher de chá de sal
1 toranja do tipo ruby red

AGMI: 1 abacate médio, cortado em cubos

4 rabanetes, cortados em fatias finas
15g de folhas de manjericão picadas
Manjericão fresco (opcional)

1. Numa caçarola grande, misture o frango, a água e ½ colher de chá de sal. Tampe e ponha para ferver em fogo alto. Desligue o fogo e deixe descansar por 15 minutos ou até que um termômetro inserido na parte mais grossa do frango registre 74°C.
2. Enquanto isso, use uma faca para retirar a casca e o miolo da toranja. Trabalhando em cima de uma tigela, para não perder o suco, retire cada segmento da membrana e corte em pedaços pequenos, jogando, em seguida, na tigela. Acrescente o abacate, rabanete, manjericão e ⅛ de colher de chá de sal restante. Misture com cuidado.
3. Escorra os peitos de frango, descartando o líquido. Corte longitudinalmente em fatias de 1cm. Divida a mistura de toranja entre 4 pratos e acrescente um pedaço de frango em cada um, polvilhando com o suco da mistura. Decore com folhas de manjericão, se quiser.

■ Coma uma porção:

269

CALORIAS

41g de proteínas, 9g de carboidratos, 7,5g de gorduras, 1,5g de gorduras saturadas, 99mg de colesterol, 188mg de sódio, 3g de fibras

TRANSFORME NUMA REFEIÇÃO DA DIETA DA BARRIGA ZERO

Sirva com 100g de arroz integral cozido no vapor (108)

■ TOTAL DA REFEIÇÃO:

377

CALORIAS

Frango grelhado com gengibre e soja

Tempo de preparo: 10 minutos / Tempo para marinar: 2 horas / Tempo de cozimento: 20 minutos / Rende 8 porções

4 colheres de sopa de molho de soja com baixo teor de sódio
2 colheres de sopa de gengibre fresco, ralado
2 colheres de sopa de mel
2 colheres de sopa de missô
1 colher de sopa de alho picadinho
2 colheres de chá de óleo de gergelim torrado
¼ de colher de chá de pimenta-malagueta em flocos
8 metades de peito de frango, sem pele (1,4-1,8kg no total)
½ colher de chá de sal grosso

AGMI: 120g de amendoins sem sal, torrados sem óleo

1. Num saco plástico grande, com fecho hermético, misture os primeiros sete ingredientes. Ponha o frango e vire a embalagem para cobri-lo por igual. Lacre e deixe resfriar por pelo menos 2 horas.
2. Unte levemente uma frigideira com óleo vegetal em spray. Aqueça a grelha em temperatura média a fim de obter calor indireto (se usar grelha a carvão vegetal, posicione as brasas em metade da grelha. Se usar uma grelha a gás, aqueça um lado em fogo alto e outro em fogo baixo).
3. Remova o frango do marinado. Descarte o marinado. Tempere o frango com o sal grosso.
4. Ponha o frango na parte mais quente da grelha. Cozinhe por 10 minutos, virando uma vez. Passe para a área mais fria e cozinhe por 10 minutos ou até que um termômetro inserido na parte mais grossa do frango registre 74°C. Salpique com os amendoins.

■ Coma uma porção:

317

CALORIAS

44g de proteínas, 8g de carboidratos, 12g de gorduras, 2g de gorduras saturadas, 99mg de colesterol, 424mg de sódio, 2g de fibras

TRANSFORME NUMA REFEIÇÃO DA DIETA DA BARRIGA ZERO

Sirva com 150g de pimentão vermelho fatiado (40) e 2 colheres de sopa de homus para mergulhar (50)

■ TOTAL DA REFEIÇÃO:

407

CALORIAS

Frango grelhado com orégano

Tempo de preparo: 10 minutos / Tempo para marinar: 2 horas / Tempo de cozimento: 17 minutos / Rende 6 porções

6 metades pequenas de peito de frango, sem osso e sem pele (cerca de 1kg)
60g de folhas de orégano frescas, picadas grosseiramente
4 cebolinhas, com as pontas aparadas e picadinhas
120ml de vinagre balsâmico

AGMI: 90ml de azeite de oliva extravirgem

---

2 colheres de chá de pimenta-preta moída na hora
¾ de colher de chá de sal

1. Ponha as metades de peito de frango entre 2 folhas de filme plástico. Usando um martelo ou panela pesada, bata até ficar com espessura de 2 cm.
2. Num saco plástico com fecho hermético para armazenar alimentos, misture o orégano, cebolinha, vinagre, azeite, sal e pimenta. Acrescente o frango, lacre e vire para cobrir por igual. Deixe resfriar por 2 horas.
3. Unte levemente uma frigideira com óleo vegetal em spray. Preaqueça a grelha em temperatura média a fim de obter calor indireto. (Se usar uma grelha a gás, aqueça um lado em fogo alto e outro em fogo baixo.)
4. Retire o frango do saco plástico, reservando o marinado, e coloque-o na parte mais quente da grelha. Cozinhe por 10 minutos, virando uma vez. Passe o frango para a parte mais fria da grelha e cozinhe por mais 6 minutos, virando uma vez, até que um termômetro inserido na parte mais grossa do peito de frango registre 74°C. Ponha o marinado que estava reservado para ferver por 5 minutos e despeje sobre o frango.

■ Coma uma porção:

317

CALORIAS

40g de proteínas, 5g de carboidratos, 15g de gorduras, 2g de gorduras saturadas, 99mg de colesterol, 410mg de sódio, 0g de fibras

---

TRANSFORME NUMA REFEIÇÃO DA DIETA DA BARRIGA ZERO

Sirva com 115g de tomates-cereja (30) e 1 pedaço triangular de queijo tipo cremoso light (35)

■ TOTAL DA REFEIÇÃO:

382

CALORIAS

Frango marinado em lima com molho picante

Tempo de preparo: 20 minutos / Tempo para marinar: 1 hora / Tempo de cozimento: 13-15 minutos / Rende 4 porções

4 metades de peito de frango sem osso e sem pele (cerca de 560g)
3 colheres de sopa de suco de limão (cerca de 3)
2 colheres de sopa de azeite de oliva
1¼ de colher de chá de cominho moído
¼ de colher de chá de sal grosso
3 tomates médios, picados

AGMI: 1 abacate médio, picado

90g de cebola picada
60g de coentro fresco picado
1 pimenta jalapeño, sem semente e picadinha

Observação: Use luvas de plástico e mantenha as mãos longe dos olhos quando manusear pimenta fresca.

1. Ponha o frango num saco plástico grande com fecho hermético.
2. Numa tigela pequena, misture o suco de limão, azeite, cominho e sal. Transfira 2 colheres de sopa do marinado para uma tigela de vidro média e cubra com filme plástico. Despeje o resto do marinado no saco plástico onde está o frango. Lacre e vire para cobrir por igual. Deixe resfriar por pelo menos 1 hora.
3. Enquanto isso, acrescente os tomates, abacate, cebola, coentro picado e pimenta jalapeño à tigela com o marinado de limão. Mexa gentilmente para misturar. Tampe o molho e deixe resfriar.
4. Unte a grelha com óleo de cozinha antiaderente. Preaqueça a grelha em temperatura média-alta. Cozinhe o frango, descartando o marinado, por 6 minutos em cada lado ou até que um termômetro inserido na parte mais grossa do frango registre 74°C.

■ Coma uma porção:

307
CALORIAS

35g de proteínas, 10g de carboidratos, 14,5g de gorduras, 2g de gorduras saturadas, 82mg de colesterol, 249mg de sódio, 4g de fibras

TRANSFORME NUMA REFEIÇÃO DA DIETA DA BARRIGA ZERO

Sirva num leito de 115g de folhas tenras para salada (15) e 2 torradas de pão sueco (64)

■ TOTAL DA REFEIÇÃO:

386
CALORIAS

Frango com molho romesco

Tempo de preparo e cozimento: 30 minutos / Rende 4 porções

2 dentes de alho, amassados
1 fatia firme de pão integral, sem casca e cortada em pedaços

AGMI: 60g de amêndoas fatiadas ou filetadas

230g de pimentões vermelhos assados (em conserva), picados grosseiramente
1 tomate, sem semente e picado grosseiramente
1 colher de sopa de vinagre de vinho tinto
1 colher de chá de páprica defumada
½ colher de chá de sal
2 colheres de sopa de azeite extravirgem
4 metades de peito de frango sem osso e sem pele (145g cada)

1. Torre o alho e o pão numa frigideira antiaderente grande em fogo médio por 5 minutos ou até ficar levemente corado, mexendo ocasionalmente. Acrescente as amêndoas e continue a cozinhar e mexer por 3 minutos ou até torrar as amêndoas. Transfira para um processador de alimentos com lâmina de metal ou para um liquidificador. Acrescente o pimentão, tomate, vinagre, páprica, sal e azeite e bata até adquirir consistência de purê. Reserve.
2. Unte a mesma frigideira com azeite de oliva e volte para o fogo médio. Acrescente o frango e cozinhe, virando uma vez, por 5 minutos ou até ficar corado. Retire para um prato. Acrescente a mistura de amêndoas que estava reservada e ponha para ferver em fogo médio.
3. Devolva o frango para a frigideira. Tampe e deixe ferver por 10 minutos ou até que um termômetro inserido na parte mais grossa do frango registre 74°C.

■ Coma uma porção:

340
CALORIAS

37g de proteínas, 11g de carboidratos, 16g de gorduras, 2g de gorduras saturadas, 80mg de colesterol, 430mg de sódio, 4g de fibras

TRANSFORME NUMA REFEIÇÃO DA DIETA DA BARRIGA ZERO

Sirva com 170g de aspargos cozidos no vapor (30)

■ TOTAL DA REFEIÇÃO:

370
CALORIAS

Peito de frango incrustado de amêndoas

Tempo de preparo: 5 minutos / Tempo de cozimento: 10 minutos / Rende 1 porção

145g de peito de frango sem osso e sem pele
1 colher de sopa de amido de milho
60ml de clara de ovo

AGMI: 2 colheres de sopa de amêndoas, picadinhas

1. Polvilhe os dois lados do peito de frango com o amido de milho. Mergulhe o frango na clara de ovo até cobri-lo totalmente e depois polvilhe com as amêndoas.
2. Unte uma frigideira antiaderente pequena com óleo de cozinha antiaderente e aqueça em fogo médio. Cozinhe o frango por 5 minutos de cada lado ou até que um termômetro inserido na parte mais grossa do frango registre 74°C.

■ **Coma uma porção:**

310

CALORIAS

43g de proteínas, 10g de carboidratos, 9,8g de gorduras, 1,5g de gorduras saturadas, 83mg de colesterol, 204mg de sódio, 1g de fibras

TRANSFORME NUMA REFEIÇÃO DA DIETA DA BARRIGA ZERO

Sirva com 60g de queijo cottage com baixo teor de gordura (40) e 115g de tomates-cereja (30)

■ **TOTAL DA REFEIÇÃO:**

380

CALORIAS

Piccata de frango

Tempo de preparo e cozimento: 15 minutos / Rende 4 porções

340g de filés de frango sem pele e sem osso
2 colheres de sopa de farinha de trigo

AGMI: 4 colheres de sopa de azeite de oliva

2 colheres de sopa de suco de limão espremido na hora
2 colheres de sopa de salsa fresca picada
2 colheres de chá de alcaparra, moída
Pimenta-preta moída na hora

1. Ponha os filés de frango numa superfície de trabalho. Com um rolo para massa, coberto com filme transparente, achate para 5mm. Passe os filés levemente na farinha.
2. Aqueça uma frigideira grande em fogo médio-alto. Ponha o azeite na frigideira e aqueça até chiar. Adicione o frango. Frite por 2 minutos em cada lado ou até ficar levemente corado e frito por igual.
3. Acrescente o suco de limão, a salsa e a alcaparra. Ponha a mistura para ferver. Reduza o fogo e mantenha baixo por 2 minutos para que os sabores se misturem. Tempere com pimenta a gosto. Sirva o frango com o suco da frigideira.

Nota: Bater o peito de frango para obter uma espessura homogênea é uma etapa importante, pois permite que o frango cozinhe por igual e os dois lados fiquem suculentos e deliciosos.

■ **Coma uma porção:**

235

CALORIAS

21g de proteínas, 24g de carboidratos, 15g de gorduras, 2g de gorduras saturadas, 49mg de colesterol, 108mg de sódio, 0g de fibras

TRANSFORME NUMA REFEIÇÃO DA DIETA DA BARRIGA ZERO

Sirva com a salada de beterraba e queijo de cabra na p. 192 (147).

■ **TOTAL DA REFEIÇÃO:**

382

CALORIAS

Frango tailandês

Tempo de preparo e cozimento: 15 minutos / Rende 4 porções

115g de talharim de arroz
4 colheres de sopa de ketchup
1 colher de sopa de molho para peixe
1 colher de chá de açúcar
1 colher de sopa de óleo de amendoim, dividida
1 ovo, levemente batido
340g de metades de peito de frango cozido, sem pele e sem osso, cortadas em tiras de 3cm de comprimento
2 dentes de alho, picadinhos
3 cebolinhas, cortadas em pedaços de 2,5cm
45g de brotos de feijão

AGMI: 60g de amendoins sem sal, picadinhos

Pedaços triangulares de limão (opcional)

1. Leve uma panela de água ao fogo e cozinhe o macarrão de acordo com as instruções do pacote.
2. Misture o ketchup, molho de peixe e açúcar numa tigela pequena. Aqueça 1 colher de chá do óleo de amendoim numa frigideira antiaderente grande em fogo médio-alto. Acrescente o ovo e cozinhe, mexendo ocasionalmente, por mais ou menos 2 minutos ou até ficar endurecido. Transfira o ovo para uma tigela e reserve.
3. Devolva a frigideira ao fogo e aqueça as 2 colheres de chá restantes do óleo. Acrescente o frango e cozinhe, mexendo de vez em quando, por 4 a 5 minutos ou até ficar levemente corado e cozido por igual. Acrescente o alho e cozinhe por mais 30 segundos. Misture o macarrão e cozinhe por mais 1 minuto ou até ferver. Acrescente a mistura de ketchup e cozinhe, misturando, por 1 minuto. Acrescente a cebolinha, mexa e retire do fogo.
4. Divida em 4 pratos, decorando cada um deles com 10g de broto de feijão e polvilhe com os amendoins. Sirva com os pedaços triangulares de limão, se desejar.

■ **Coma uma porção:**

386

CALORIAS

29g de proteínas, 36g de carboidratos, 15g de gorduras, 2,5g de gorduras saturadas, 102mg de colesterol, 425mg de sódio, 3g de fibras

---

UMA PORÇÃO DESTA RECEITA CONTA COMO REFEIÇÃO DA DIETA DA BARRIGA ZERO, SEM PRECISAR ACRESCENTAR NADA!

Frango marroquino de cozimento lento com azeitonas

Tempo de preparo e cozimento: 4-8 horas / Rende 6 porções

120ml de caldo de frango com baixo teor de sódio
45g de farinha de trigo

AGMI: 6 colheres de sopa de azeite de oliva

2 colheres de chá de cominho moído
½ colher de chá de pimenta-preta moída na hora
¼ de colher de chá de sal
400g de tomates em conserva
1 cenoura, fatiada
1 cebola grande
30 azeitonas pretas pequenas, sem caroços
3 dentes de alho, picadinhos
900g de metades de peitos de frango sem pele e sem osso
60g de coentro fresco picado (opcional)

HARISSA
90g de pimenta-malagueta seca
2 dentes de alho, picadinhos
1 colher de chá de coentro
1 colher de chá de semente de cominho
¼ de colher de chá de sal
3 colheres de sopa de azeite de oliva

1. Para preparar o frango: unte a parte interna de uma panela de cozimento lento com óleo de cozinha. Misture o caldo, farinha, 3 colheres de sopa do azeite, cominho, pimenta e sal na panela. Mexa até ficar macio. Acrescente os tomates (com o suco), cenoura, cebola, azeitonas e alho. Mexa até misturar bem. Ponha o frango na panela, cobrindo com os outros ingredientes. Tampe e cozinhe em fogo baixo por 5 a 6 horas ou em fogo alto por 3 a 4 horas.

2. Para preparar a harissa: retire as hastes e sementes das pimentas e descarte. Deixe as pimentas na água morna por mais ou menos 1 hora ou até ficarem macias. Escorra e transfira para um processador de alimentos com lâmina de metal ou para um liquidificador. Acrescente o alho, coentro, semente de cominho e sal. Bata, raspando os cantos da tigela, conforme necessário, até formar uma pasta. Polvilhe o restante do azeite pelo tubo para obter uma consistência macia.

3. Misture o coentro fresco (se estiver usando) imediatamente antes de servir. Distribua a harissa na mesa.

■ **Coma uma porção:**

388

CALORIAS

38g de proteínas, 16g de carboidratos, 19g de gorduras, 3g de gorduras saturadas, 88mg de colesterol, 530mg de sódio, 4g de fibras

UMA PORÇÃO DESTA RECEITA CONTA COMO REFEIÇÃO DA DIETA DA BARRIGA ZERO, SEM PRECISAR ACRESCENTAR NADA!

Frango com mostarda, mel e cobertura de noz-pecã

Tempo de preparo: 10 minutos / Rende 2 porções

200g de peito de frango cozido, sem pele e sem osso, cortado ao meio
2 colheres de sopa de creme de leite azedo com baixo teor de gordura
4 colheres de chá de molho de mostarda e mel

AGMI: 30g de nozes-pecã, torradas e picadas

1. Corte os peitos de frango em fatias diagonais finas. Distribua as fatias em 2 pratos de salada. Corte o frango em pedaços pequenos.
2. Numa tigela pequena, misture o creme de leite azedo e a mostarda. Mexa até misturar bem. Despeje no frango. Polvilhe com as nozes-pecã.

■ **Coma uma porção:**

307
CALORIAS

33g de proteínas, 5g de carboidratos, 16g de gorduras, 3g de gorduras saturadas, 90mg de colesterol, 120mg de sódio, 1g de fibras

TRANSFORME NUMA REFEIÇÃO DA DIETA DA BARRIGA ZERO

Sirva num leito de folhas tenras para salada (15) com 2 torradas de pão tipo sueco (64)

■ **TOTAL DA REFEIÇÃO:**

386
CALORIAS

Fiesta empolgada de frango

Tempo de preparo: 5 minutos / Tempo de cozimento: 10 minutos / Rende 4 porções

284-340g de peito de frango cozido, cortado em pedaços grandes
420g de feijão-preto enlatado, com baixo teor de sal, lavado e escorrido
400g de tomates enlatados picados (com o suco)
1 colher de sopa de pimenta-malagueta em pó

AGMI: 1 abacate médio, picado

60ml de creme de leite azedo. Sem gordura, se disponível

1 Numa frigideira antiaderente, misture o frango, feijão, tomate e a pimenta em pó. Leve a mistura para ferver em fogo médio-alto. Reduza o fogo para médio e cozinhe, mexendo ocasionalmente, por mais ou menos 5 minutos. Divida igualmente entre 4 pratos de salada e cubra cada um com ¼ do abacate e 1 colher de sopa do creme de leite azedo.

■ Coma uma porção:

298

CALORIAS

30g de proteínas, 26g de carboidratos, 8,5g de gorduras, 1,5g de gorduras saturadas, 61mg de colesterol, 137mg de sódio, 10g de fibras

---

TRANSFORME NUMA REFEIÇÃO DA DIETA DA BARRIGA ZERO

Sirva com 150g de pimentão vermelho fatiado (40) e 2 colheres de sopa de **homus** (50)

■ TOTAL DA REFEIÇÃO:

388

CALORIAS

Frango à Toscana com feijão

Tempo de preparo: 5 minutos / Rende 2 porções

170g de peito de frango cozido, picado
200g de tomates enlatados picados, temperados com alho e cebola, escorridos
115g de feijão cannellini enlatado ou feijão-branco, lavado e escorrido
2 colheres de sopa de vinagre balsâmico
60g de folhas para salada

AGMI: 30g de amêndoas fatiadas ou filetadas

---

1. Numa tigela, misture o frango, tomates, feijão e vinagre.
2. Divida as folhas para salada entre 2 pratos e cubra cada um deles com metade da mistura de frango. Polvilhe com as amêndoas.

■ Coma uma porção:

294

CALORIAS

29g de proteínas, 25g de carboidratos, 9,5g de gorduras, 1g de gorduras saturadas, 54mg de colesterol, 112mg de sódio, 9g de fibras

---

TRANSFORME NUMA REFEIÇÃO DA DIETA DA BARRIGA ZERO

Sirva com 50g de arroz selvagem cozido no vapor (75)

■ TOTAL DA REFEIÇÃO:

369

CALORIAS

Ensopado africano de frango

Tempo de preparo e cozimento: 4-6 horas / Rende 4 porções

1 colher de sopa de óleo de amendoim
340g de coxas de frango sem osso e sem pele, cortadas em 24 pedaços
1 cebola, picada
3 dentes de alho, picadinhos
1 pimenta-malagueta, sem semente e picada
1 cenoura, cortada em fatias grossas
1 batata-doce, sem casca e cortada em cubos
420g de caldo de frango com baixo teor de sódio

AGMI: 115g de manteiga de amendoim natural, crocante e sem sal

2 colheres de sopa de massa de tomate
¼ de colher de chá de sal
¼ de colher de chá de pimenta-preta moída na hora

1. Aqueça o óleo numa frigideira antiaderente grande em fogo médio-alto. Acrescente o frango e cozinhe, mexendo de vez em quando, por 3 a 4 minutos ou até ficar levemente corado. Transfira para uma panela de cozimento lento de 4 litros. Devolva a frigideira ao fogo e adicione a cebola, alho, pimenta-malagueta e cenoura. Cozinhe por 1 minuto, depois transfira para a panela de cozimento lento. Misture a batata-doce, o caldo, a manteiga de amendoim e a massa de tomate.
2. Cozinhe em fogo alto por 3 a 4 horas ou baixo por 5 a 6 horas ou até que o frango e os vegetais estejam bem macios. Tempere com sal e pimenta preta.

■ Coma uma porção:

439

CALORIAS

29g de proteínas, 32g de carboidratos, 23g de gorduras, 4g de gorduras saturadas, 71mg de colesterol, 615mg de sódio, 7g de fibras

UMA PORÇÃO DESTA RECEITA CONTA COMO REFEIÇÃO DA DIETA DA BARRIGA ZERO, SEM PRECISAR ACRESCENTAR NADA!

FRUTOS DO MAR
Salmão cozido no vapor com ervilha-torta

Tempo de preparo: 10 minutos / Tempo de cozimento: 12 minutos / Rende 4 porções

- 4 filés de salmão sem pele, com mais ou menos 3 cm de espessura (450-685g)
- 1 colher de chá de gengibre fresco ralado
- 1 dente de alho, picadinho
- 1 colher de sopa de suco de limão espremido na hora (cerca de 2 limões)
- 2 colheres de chá de molho de soja com baixo teor de sódio
- 1 colher de chá de óleo de gergelim torrado
- 2 cebolinhas, picadinhas
- 450g de ervilhas-tortas, aparadas

AGMI: 1 abacate médio, picado

1. Esfregue os filés no alho e gengibre. Unte uma cesta para cozimento a vapor com óleo de cozinha antiaderente e arrume os filés nela.
2. Numa caçarola, ponha 5cm de água para ferver. Ponha a cesta para cozimento a vapor na caçarola e tampe. Cozinhe por 8 minutos.
3. Enquanto isso, numa tigela pequena, misture o suco de limão, molho de soja, óleo e cebolinha. Reserve.
4. Depois que o salmão cozinhar por 8 minutos, cubra com a ervilha e tampe. Cozinhe por mais 4 minutos, até o salmão ficar opaco e a ervilha, macia, porém crocante.
5. Faça um leito de ervilha-torta em 4 pratos, cubra com o salmão, polvilhe com abacate e o molho reservado.

■ Coma uma porção:

330
CALORIAS

27g de proteínas, 13g de carboidratos, 19g de gorduras, 3,5g de gorduras saturadas, 67mg de colesterol, 176mg de sódio, 6g de fibras

TRANSFORME NUMA REFEIÇÃO DA DIETA DA BARRIGA ZERO

Sirva com 1 laranja média (70)

■ TOTAL DA REFEIÇÃO:

400
CALORIAS

Peixe com abobrinha

Tempo de preparo: 8 minutos / Tempo de cozimento: 40 minutos / Rende 4 porções

1 cebola roxa grande, picada, dividida

AGMI: 4 colheres de sopa de azeite de oliva extravirgem, separadas

1 tira de casca de limão, cortada em pequenas lascas
230g de abobrinha, cortada em pedaços de 1cm
230g de abobrinha amarela, cortada em pedaços de 1cm
1 dente de alho, picadinho
4 filés de cherne com mais ou menos 2,5cm de espessura (450-685g)
1 colher de sopa de vinagre
1 colher de sopa de água
2 colheres de sopa de hortelã fresca picadinha

1. Preaqueça o forno a 200°C. Separe 2 colheres de sopa de cebola numa tigela pequena. Ponha o restante da cebola num tabuleiro de 33 x 23cm. Acrescente 2 colheres de sopa do azeite e a casca de limão. Misture e espalhe numa camada por igual. Asse, mexendo ocasionalmente, por mais ou menos 15 minutos ou até que a cebola fique macia. Retire o tabuleiro do forno. Misture a abobrinha e o alho. Asse por 10 minutos. Retire do forno.
2. Aumente a temperatura do forno para 230°C. Empurre os vegetais para um lado do tabuleiro e acrescente o peixe, arrumando por igual no tabuleiro. Cubra com os vegetais. Asse até o peixe ceder facilmente com um garfo (8 a 10 minutos para filés finos, 12 a 15 minutos para filés mais grossos).
3. Enquanto isso, acrescente vinagre, água, hortelã e o restante das 2 colheres de sopa de azeite à cebola reservada. Sirva com o peixe.

■ Coma uma porção:

272

CALORIAS

22g de proteínas, 8g de carboidratos, 17g de gorduras, 2,5g de gorduras saturadas, 91mg de colesterol, 125mg de sódio, 2g de fibras

TRANSFORME NUMA REFEIÇÃO DA DIETA DA BARRIGA ZERO

Sirva com 50g de arroz selvagem cozido no vapor (75)

■ TOTAL DA REFEIÇÃO:

347

CALORIAS

Peixe assado com alcachofras

Tempo de preparo: 10 minutos / Tempo de cozimento: 40 a 50 minutos / Rende 4 porções

2 cebolas roxas grandes, cortadas em pedaços triangulares de 5mm

AGMI: 4 colheres de sopa de azeite extravirgem

285g de corações de alcachofra em conserva, escorridos
115g de tomates-cereja pequenos
2 colheres de sopa de salsa picada
1 colher de chá de casca de laranja ralada na hora
1 dente de alho, picadinho
4 filés de linguado sem pele (450-685g)

1. Preaqueça o forno a 200°C.
2. Num tabuleiro de 32 x 23cm misture a cebola e o azeite, depois espalhe formando uma camada homogênea.
3. Asse por mais ou menos 35 minutos ou até que as cebolas estejam bem macias. Retire do forno e acrescente as alcachofras e os tomates.
4. Numa tigela pequena, misture a salsa, casca de laranja e alho. Reserve.
5. Aumente a temperatura do forno para 230°C. Empurre os vegetais para um lado do tabuleiro e adicione o peixe, arrumando uniformemente no tabuleiro. Cubra com os vegetais e salpique a mistura de salsa. Asse até que o peixe ceda facilmente com um garfo (mais ou menos 5 minutos para filés finos e de 10 a 12 minutos para filés mais grossos). Distribua os filés em 4 pratos.

■ Coma uma porção:

302

CALORIAS

24g de proteínas, 15g de carboidratos, 16,5g de gorduras, 2,5g de gorduras saturadas, 54mg de colesterol, 181mg de sódio, 6g de fibras

TRANSFORME NUMA REFEIÇÃO DA DIETA DA BARRIGA ZERO

Sirva com 50g de arroz integral cozido no vapor (50)

■ TOTAL DA REFEIÇÃO:

352

CALORIAS

Filé de salmão grelhado

Tempo de preparo: 5 minutos / Tempo para marinar: 30 minutos / Tempo de cozimento: 8 minutos / Rende 1 porção

AGMI: 1 colher de sopa de óleo de canola

1 colher de sopa de suco de limão espremido na hora (cerca de ½ limão)
Pimenta-caiena em pó
½ colher de chá de endro fresco picado
115g de filé de salmão

1. Num saco plástico com fecho hermético ponha o óleo, suco de limão, pimenta-caiena e o endro. Acrescente o salmão e massageie a embalagem por igual. Lacre e deixe resfriar por 30 minutos.
2. Preaqueça um grill para temperatura média. Retire o salmão do marinado. Sirva o marinado numa tigela que vá ao micro-ondas. Cozinhe o salmão na grelha por 4 minutos de cada lado ou até ficar opaco. Ponha o marinado no micro-ondas em potência alta por aproximadamente 1 minuto ou até ferver. Polvilhe sobre o salmão.

■ Coma uma porção:

335

CALORIAS

23g de proteínas, 1g de carboidratos, 26,5g de gorduras, 3,5g de gorduras saturadas, 67mg de colesterol, 67mg de sódio, 0g de fibras

TRANSFORME NUMA REFEIÇÃO DA DIETA DA BARRIGA ZERO

Sirva com folhas tenras para salada (15) misturadas com 2 colheres de chá de molho vinagrete balsâmico (45)

■ TOTAL DA REFEIÇÃO:

395

CALORIAS

Peixe recheado com limão

Tempo de preparo: 10 minutos / Tempo de cozimento: 7 minutos / Rende 4 porções

450g de filé de linguado
¼ de colher de chá de sal
⅛ de colher de chá de pimenta-preta moída na hora
230g de abobrinha salteada (página 246)
1 colher de chá de azeite de oliva extravirgem
60ml de vinho branco seco ou 2 colheres de sopa de suco de limão espremido na hora misturado com 2 colheres de sopa de caldo de legumes
1 colher de sopa de manteiga
2 colheres de chá de suco de limão espremido na hora (cerca de 1 limão)
½ colher de chá de casca de limão ralada na hora
1 colher de chá de salsa fresca picadinha

AGMI: 60g de sementes de abóbora, torradas

1. Tempere os dois lados do peixe com sal e pimenta. Ponha 1 filé de linguado numa superfície plana e espalhe 2 colheres de sopa da abobrinha por cima, deixando uma margem de 1cm nas duas pontas. Enrole o filé, formando um cilindro, e prenda com um palito de madeira para coquetel. Repita a operação com o restante do filé e da abobrinha.
2. Aqueça o azeite numa frigideira antiaderente de 30cm em fogo médio e acrescente os rolinhos de peixe, com o lado fechado para cima. Cozinhe por 2 minutos. Adicione o vinho ou mistura de suco de limão com o caldo da sopa. Reduza o fogo para médio-baixo, tampe e deixe por mais 5 minutos ou até que o peixe ceda facilmente com um garfo.
3. Transfira o peixe para uma travessa e cubra com papel-alumínio, com folgas. Acrescente a manteiga, suco de limão e a casca de limão à frigideira. Retire do fogo, mexa até a manteiga derreter e despeje sobre o peixe. Retire os palitos de coquetel do peixe e ponha cada rolinho numa travessa. Polvilhe com salsa e sementes de abóbora.

■ **Coma uma porção:**

219
CALORIAS

24g de proteínas, 8g de carboidratos, 9g de gorduras, 3g de gorduras saturadas, 62mg de colesterol, 334mg de sódio, 1g de fibras

---

TRANSFORME NUMA REFEIÇÃO DA DIETA DA BARRIGA ZERO

Sirva com 60g de batata vermelha assada cortada em cubos e com casca (100) com um molho de 2 colheres de sopa de creme de leite azedo com baixo teor de gordura (40)

■ **TOTAL DA REFEIÇÃO:**

359
CALORIAS

Ceviche de vieira

Tempo de preparo: 15 minutos / Tempo na geladeira: 1 hora / Rende 4 porções

230g de vieira
3 colheres de sopa de cebola roxa picadinha
1 pimenta-malagueta vermelha média, sem semente e picadinha (ver Observação)
Suco de 4 limões
30g de coentro fresco, picado grosseiramente
1 manga pequena, sem semente, sem casca e cortada em cubos

AGMI: 1 abacate grande, fatiado

1. Numa tigela de vidro média, misture as vieiras, cebola, pimenta-malagueta e suco de limão. Tampe e deixe na geladeira por pelo menos 1 hora. As vieiras devem estar opacas para serem comestíveis num ceviche, mas isso não significa que elas estejam "cozidas". Todo peixe que será utilizado num ceviche deve ser manuseado com cuidado.
2. Retire a mistura de vieira da geladeira. Escorra o suco e descarte. Misture o coentro e a manga. Divida o ceviche igualmente entre 4 travessas. Sirva com as fatias de abacate ao lado.

Observação: Use luvas de plástico e mantenha as mãos longe dos olhos quando manusear pimenta fresca.

■ **Coma uma porção:**

158

CALORIAS

11g de proteínas, 18g de carboidratos, 6g de gorduras, 1g de gorduras saturadas, 19mg de colesterol, 121mg de sódio, 4g de fibras

TRANSFORME NUMA REFEIÇÃO DA DIETA DA BARRIGA ZERO

Sirva com 1 pão arábe integral (140) e 1 maçã (80)

■ **TOTAL DA REFEIÇÃO:**

378

CALORIAS

Vieiras chai com repolho chinês

Tempo de preparo: 8 minutos / Tempo de cozimento: 12 minutos / Rende 4 porções

2 saquinhos de chá indiano chai
2-4 repolhos chineses, cortados longitudinalmente em quatro pedaços ou cortados ao meio, se forem pequenos (cerca de 340g)
1 colher de sopa de gengibre fresco picadinho
450g de vieiras, cortadas horizontalmente
¼ de colher de chá de sal
2 colheres de chá de óleo de canola
80ml de leite de coco light

AGMI: 60g de castanhas de caju, picadas

1 limão cortado em 4 pedaços triangulares

1. Ferva 120ml de água. Retire do fogo e ponha os saquinhos de chá por 3 minutos. Retire e descarte os saquinhos de chá. Reserve o chá.
2. Polvilhe o repolho chinês com gengibre. Cozinhe em panela de pressão por mais ou menos 8 minutos ou até ficar bem verde e facilmente perfurável com a ponta de uma faca.
3. Seque as vieiras e polvilhe com sal. Esquente o óleo numa frigideira grande em fogo médio-alto. Acrescente as vieiras numa única camada (trabalhe em lotes, se necessário). Cozinhe por 2 minutos de cada lado ou até que fiquem opacas. Retire da frigideira e reserve.
4. Acrescente o chá e o leite de coco à frigideira. Cozinhe por 1 a 2 minutos, mexendo a frigideira e deixando que o molho fique espesso. Divida o molho igualmente em 4 tigelas rasas. Cubra com o repolho chinês, as vieiras e as castanhas de caju. Sirva com pedaços triangulares de limão.

■ **Coma uma porção:**

250
CALORIAS

23g de proteínas, 12g de carboidratos, 12,5g de gorduras, 3g de gorduras saturadas, 37mg de colesterol, 392mg de sódio, 1g de fibras

TRANSFORME NUMA REFEIÇÃO DA DIETA DA BARRIGA ZERO

Sirva com 100g de arroz selvagem cozido no vapor (150)

■ **TOTAL DA REFEIÇÃO:**

400
CALORIAS

Camarões agridoces

Tempo de preparo: 5 minutos / Tempo de cozimento: 6 minutos / Rende 2 porções

½ colher de chá de azeite de oliva
230g de pimentões, de qualquer cor, cortados em tiras
75g de geleia de damasco
2 colheres de chá de vinagre de vinho tinto
170g de camarões cozidos e limpos

AGMI: 30g de amendoins torrados sem sal, picados

1. Aqueça o óleo numa frigideira antiaderente em fogo médio-alto. Acrescente os pimentões e cozinhe, mexendo, por mais ou menos 3 minutos ou até esquentar. Acrescente a geleia e o vinagre. Cozinhe por 1 minuto ou até borbulhar. Adicione os camarões e cozinhe por 2 minutos ou até borbulhar. Divida igualmente em 2 pratos e polvilhe com os amendoins.

■ Coma uma porção:

357

CALORIAS

23g de proteínas, 44g de carboidratos, 11g de gorduras, 1,5g de gorduras saturadas, 166mg de colesterol, 223mg de sódio, 3g de fibras

TRANSFORME NUMA REFEIÇÃO DA DIETA DA BARRIGA ZERO

Sirva num leito de 115g de folhas tenras para salada (15)

■ TOTAL DA REFEIÇÃO:

372

CALORIAS

Camarões fritos com tomate

Tempo de preparo: 20 minutos / Tempo de cozimento: 12 minutos / Rende 4 porções

2 colheres de chá de azeite de oliva
450g de camarões grandes, limpos e sem casca
2 colheres de sopa de tomates secos conservados em óleo, picadinhos
1 cebola roxa, picada
200g de milho verde, retirados da espiga (cerca de 2 espigas médias)
3 tomates médios, picados
4 dentes de alho, picadinhos
½ colher de chá de sal
¼ colher de chá de pimenta-preta moída na hora
30g de folhas de manjericão fresco
30g de cebolinha fresca

AGMI: 1 abacate médio, fatiado

1. Aqueça 1 colher de chá de azeite numa frigideira antiaderente grande em fogo médio-alto. Quando esquentar, acrescente os camarões e frite por 1 minuto ou até que fiquem parcialmente cozidos. Transfira para uma tigela pequena.
2. Adicione 1 colher de chá de azeite restante à frigideira, junto com os tomates secos, a cebola e o milho. Cozinhe por 6 minutos ou até que a cebola e o milho verde fiquem corados. Misture os tomates e o alho. Cozinhe por 3 minutos. Misture os camarões e ferva em fogo baixo por 1 a 2 minutos ou até que os camarões fiquem opacos.
3. Tempere com sal e pimenta. Misture o manjericão e a cebolinha. Sirva a mistura de camarão em 4 tigelas rasas. Decore com o abacate.

■ Coma uma porção:

248

CALORIAS

22g de proteínas, 21g de carboidratos, 10g de gorduras, 1,5g de gorduras saturadas, 168mg de colesterol, 515mg de sódio, 6g de fibras

TRANSFORME NUMA REFEIÇÃO DA DIETA DA BARRIGA ZERO

Sirva com 1 pão árabe integral (140)

■ TOTAL DA REFEIÇÃO:

388

CALORIAS

Vieiras tostadas com gergelim

Tempo de preparo: 5 minutos / Tempo de cozimento: 10 minutos / Rende 4 porções

16 vieiras (cerca de 450g)
¼ de colher de chá de sal grosso
2 colheres de sopa de clara de ovo
40g de sementes de gergelim
1 colher de chá de óleo de amendoim
685g de repolho chinês (4-6 unidades), cortado longitudinalmente em quatro pedaços

AGMI: 60g de sementes de girassol

1. Seque as vieiras e polvilhe os dois lados com sal. Ponha a clara de ovo numa tigela pequena. Ponha as sementes de girassol num prato pequeno. Mergulhe os lados das vieiras na clara de ovo e depois nas sementes de gergelim. Reserve.
2. Aqueça o óleo numa frigideira grande em fogo médio. Disponha as vieiras na frigideira, com o lado das sementes de gergelim virado para baixo e um espaço entre eles. Cozinhe por 3 a 4 minutos ou até que as sementes estejam coradas. Vire cuidadosamente as vieiras, sem retirar a crosta de semente de gergelim. Cozinhe por mais 6 minutos ou até ficar opaco.
3. Enquanto isso, ponha o repolho chinês numa cesta para cozimento a vapor em uma panela de água fervendo. Tampe e deixe cozinhar por 6 minutos ou até ficar macio. Faça um ninho de vieiras entre os pedaços de repolho em cada um dos 4 pratos. Polvilhe com as sementes de girassol.

■ **Coma uma porção:**

280

CALORIAS

20g de proteínas, 11g de carboidratos, 19g de gorduras, 2,5g de gorduras saturadas, 20mg de colesterol, 345mg de sódio, 5g de fibras

TRANSFORME NUMA REFEIÇÃO DA DIETA DA BARRIGA ZERO

Sirva com 50g de arroz selvagem cozido no vapor (75)

■ **TOTAL DA REFEIÇÃO:**

355

CALORIAS

Camarões tailandeses doces e quentes

Tempo de preparo: 15 minutos / Tempo para marinar: 30 minutos / Tempo de cozimento: 12 minutos / Rende 6 porções

3 dentes de alho, picadinhos
1 pimenta-malagueta verde, sem sementes e moída (ver Observação)
1 ½ colher de sopa de molho de peixe com baixo teor de sódio (nam pla) (ver Observação)
1 ½ colher de sopa de açúcar
1 colher de sopa de suco de laranja espremido na hora
1 colher de sopa de vinagre de arroz
½ colher de sopa de pasta de pimenta-malagueta
685g de camarões grandes, limpos, sem casca e secos

AGMI: 90g de amendoins torrados a seco sem sal, picados

1. Numa pequena caçarola em fogo médio, ponha os 7 primeiros ingredientes para ferver. Reduza o fogo para médio e deixe por 3 minutos ou até ficar levemente espesso. Retire do fogo e deixe esfriar.
2. Ponha os camarões numa tigela grande. Acrescente 3 colheres de sopa do marinado frio, misturando bem. Tampe e deixe esfriar por 30 minutos.
3. Preaqueça a grelha para médio-alto. Cubra a grelha com óleo de cozinha.
4. Ponha os camarões em 6 espetos de metal. Grelhe por 3 a 4 minutos, virando uma vez, até ficarem opacos. Divida igualmente entre 4 pratos e polvilhe com os amendoins.

Observações: Use luvas plásticas e mantenha as mãos longe dos olhos ao lidar com pimentas frescas.

Observações: Molho de peixe com baixo teor de sódio – também chamado de nam pla – pode ser encontrado em locais especializados em comida asiática.

■ Coma uma porção:

230
CALORIAS

25g de proteínas, 9g de carboidratos, 11g de gorduras, 1,5g de gorduras saturadas, 151mg de colesterol, 375mg de sódio, 2g de fibras

TRANSFORME NUMA REFEIÇÃO DA DIETA DA BARRIGA ZERO

Sirva com 100g de arroz selvagem cozido no vapor (150)

■ TOTAL DA REFEIÇÃO:

380
CALORIAS

Salmão selvagem tostado com molho picante de manga

Tempo de preparo: 15 minutos / Tempo para marinar: 1 hora / Tempo de cozimento: 15 minutos / Rende 6 porções

MOLHO PICANTE

1 manga madura, sem sementes, descascada e cortada em cubos
75g de pimentão vermelho picado, sem sementes
75g de cebola roxa picada
3 colheres de sopa de suco de limão espremido na hora
2 colheres de sopa de hortelã fresca picada
1 colher de sopa de pimenta-malagueta picadinha (ver Observação)
¼ de colher de chá de sal

SALMÃO

60ml de suco de limão espremido na hora (cerca de 2 limões)
½ colher de chá de páprica
¼ de colher de chá de sal
2 filés de salmão selvagem (cerca de 900g), com 2,5cm de espessura
1 colher de sopa de azeite de oliva

AGMI: 240g de abacate, amassado

1. Para preparar o molho picante: numa tigela pequena, misture a manga, pimentão, cebola, suco de limão, hortelã, pimenta-malagueta e sal. Tampe e deixe esfriar por pelo menos 1 hora para que os sabores se misturem.

2. Para preparar o salmão: num tabuleiro grande e raso, misture o suco de limão, páprica e sal. Ponha o salmão no tabuleiro e vire para untar os dois lados. Deixe marinar, tampado, por até 1 hora na geladeira.

3. Retire os filés do marinado. Descarte o marinado. Aqueça o azeite numa frigideira antiaderente grande em fogo médio-alto. Toste os filés por 15 minutos, virando uma vez ou até ficarem opacos. Em cada um dos 6 pratos, ponha ⅓ de filé de salmão coberto com ⅓ da salsa e do abacate.

Observação: Use luvas plásticas e mantenha as mãos longe dos olhos ao lidar com pimentas frescas.

■ Coma uma porção:

364

CALORIAS

32g de proteínas, 15g de carboidratos, 20,5g de gorduras, 3g de gorduras saturadas, 83mg de colesterol, 267mg de sódio, 5g de fibras

UMA PORÇÃO DESTA RECEITA CONTA COMO REFEIÇÃO DA DIETA DA BARRIGA ZERO, SEM PRECISAR ACRESCENTAR NADA!

CARNES
Costeletas de porco com mostarda Dijon e repolho

Tempo de preparo: 18 minutos / Tempo de cozimento: 36 minutos / Rende 4 porções

4 costeletas de porco (cerca de 450g), cortadas
4 colheres de chá de mostarda Dijon
1 colher de chá mais 1 colher de sopa de óleo de canola
1 colher de sopa de gengibre fresco ralado
½ colher de chá de canela moída
¼ de colher de chá de cravo-da-índia moído
½ repolho roxo (cerca de 450g), sem o centro e cortado em tiras finas
2 maçãs Granny Smith, descascadas e raladas
1 colher de sopa de xarope de bordo
¼ de colher de chá de sal
2 colheres de chá de vinagre de cidra

AGMI: 60g de sementes de abóbora, torradas

1. Pincele os dois lados das costeletas com a mostarda e reserve. Numa frigideira grande com tampa, aqueça 1 colher de chá do óleo em fogo médio-baixo. Acrescente o gengibre, canela e cravo-da-índia. Cozinhe, mexendo, por 10 a 15 segundos. Adicione o repolho, as maçãs, o xarope de bordo e o sal. Mexa, abaixe o fogo, tampe e cozinhe por mais ou menos 30 minutos.
2. Enquanto isso, numa frigideira pesada, aqueça a colher de chá de óleo restante em fogo médio-alto. Arrume as costeletas numa só camada. Cozinhe, virando na metade do tempo, por mais ou menos 9 minutos ou até que um termômetro inserido no centro de uma costeleta registre 68°C.
3. Adicione o vinagre à mistura do repolho, aumente o fogo para médio. Cozinhe por mais ou menos 5 minutos ou até que a maioria do líquido evapore. Ponha cada costeleta num prato com um monte da mistura de repolho. Polvilhe com as sementes de abóbora.

■ Coma uma porção:

316
CALORIAS

28g de proteínas, 25g de carboidratos, 12,5g de gorduras, 2,5g de gorduras saturadas, 70mg de colesterol, 317mg de sódio, 4g de fibras

TRANSFORME NUMA REFEIÇÃO DA DIETA DA BARRIGA ZERO

Sirva com 50g de arroz integral cozido no vapor (55)

■ TOTAL DA REFEIÇÃO:

371
CALORIAS

Filé suíno mexicano

Tempo de preparo: 10 minutos / Tempo para marinar: 12 horas / Tempo de cozimento: 30 minutos / Rende 4 porções

½ cebola média, picada
3 dentes de alho, picadinhos
2 pimentas-malaguetas frescas, picadinhas
3 colheres de sopa de vinagre de cidra
2 colheres de sopa de suco de laranja
1 colher de sopa de açúcar
2 colheres de chá de óleo de canola
1 colher de chá de orégano fresco picado
685g de filé suíno
½ colher de chá de cominho moído
½ colher de chá de sal
¼ de colher de chá de pimenta-preta moída na hora.

AGMI: 1 abacate médio, cortado em fatias

1. Unte uma frigideira pequena com óleo de cozinha e cozinhe a cebola e o alho em fogo médio-alto por 5-7 minutos. Bata no liquidificador com as pimentas-malaguetas, vinagre, suco de laranja, açúcar, óleo e orégano até adquirir consistência de purê. Ponha o filé num prato raso e cubra com a pasta. Tampe e deixa na geladeira de um dia para o outro.

2. Preaqueça em médio-alto para obter calor indireto. (Se estiver usando um grill a carvão, empurre o carvão para um dos lados. Se estiver usando um grill a gás, aqueça um lado em fogo alto e o outro no médio.)

3. Numa tigela pequena, misture o cominho, o sal e a pimenta-preta. Retire o filé do marinado e seque com uma toalha de papel. Esfregue na mistura de cominho. Grelhe o filé suíno por 10 minutos. Passe para a parte mais fria do grill. Tampe e grelhe por mais 10 minutos ou até que um termômetro inserido no centro chegue a 68°C. Deixe descansar por 10 minutos antes de cortar. Separe igualmente as fatias em 4 pratos e cubra com o abacate.

■ Coma uma porção:

329

CALORIAS

37g de proteínas, 11g de carboidratos, 15g de gorduras, 3g de gorduras saturadas, 111mg de colesterol, 416mg de sódio, 3g de fibras

TRANSFORME NUMA REFEIÇÃO DA DIETA DA BARRIGA ZERO

Sirva com 115g de tomates-cereja (30)

■ TOTAL DA REFEIÇÃO:

359

CALORIAS

Arroz refogado com vegetais asiáticos e filé

Tempo de preparo: 15 minutos / Tempo de cozimento: 12 minutos / Rende 4 porções

285g de arroz integral
1 filé bovino (230g, com 2cm de espessura), cortado em fatias finas
2 colheres de sopa de molho de soja com baixo teor de sódio, separadas
2 colheres de chá de óleo de canola
400g de mistura de vegetais asiáticos frescos ou congelados ou de vegetais salteados
1 colher de sopa de gengibre fresco picadinho
2 colheres de chá de alho picadinho
5 cebolinhas, cortadas diagonalmente

AGMI: 60g de amendoins torrados sem sal, picados grosseiramente

1. Cozinhe o arroz de acordo com as instruções do pacote. Reserve.
2. Enquanto isso, numa tigela, misture o filé com 1 colher de sopa do molho de soja. Misture bem. Aqueça uma wok ou frigideira grande em fogo alto. Adicione o óleo. Ponha a carne numa só camada e cozinhe, sem mexer, por 1 minuto, até dourar. Cozinhe por mais 1 minuto, mexendo uma ou duas vezes, até que todas as partes cor-de-rosa da carne desapareçam. Usando uma colher com fendas ou pinça, transfira a carne para um prato limpo e reserve. Adicione os vegetais congelados à frigideira. Cozinhe em fogo médio, mexendo constantemente, por mais ou menos 5 minutos ou até que os vegetais fiquem macios.
3. Acrescente o gengibre e o alho à frigideira e refogue por 30 segundos. Acrescente o bife, cebolinhas, amendoins, arroz e a colher de sopa restante de molho de soja. Cozinhe, mexendo, por mais ou menos 2 minutos ou até aquecer por igual.

■ **Coma uma porção:**

330

CALORIAS

21g de proteínas, 30g de carboidratos, 15g de gorduras, 2,5g de gorduras saturadas, 27mg de colesterol, 356mg de sódio, 5g de fibras

TRANSFORME NUMA REFEIÇÃO DA DIETA DA BARRIGA ZERO

Sirva com 1 laranja média (70)

■ **TOTAL DA REFEIÇÃO:**

400

CALORIAS

Salada vietnamita de carne

Tempo de preparo: 15 minutos / Tempo para marinar: 30 minutos / Tempo de cozimento: 8-10 minutos / Rende 4 porções

60ml de molho de soja com baixo teor de sódio
60ml de suco de limão espremido na hora (cerca de 2 limões)
60ml de água
2 colheres de sopa de açúcar
1 colher de sopa de alho, picadinho
2 colheres de chá de pasta de pimenta-malagueta
230g de carne para assar
400g de folhas mistas para salada
60g de manjericão fresco
60g de coentro fresco
2 cebolas roxas grandes, cortadas em fatias finas
2 pepinos grandes, com casca, sem sementes, cortados em fatias longas e finas
4 cenouras médias, cortada em fatias longas e finas

AGMI: 60g de amendoins torrados, sem sal, picados

1. Numa tigela média, misture os primeiros seis ingredientes. Despeje 3 colheres de sopa num plástico com fecho hermético. Lacre e deixe o resto do molho na geladeira. Adicione a carne ao saco e vire até cobrir. Deixe na geladeira por 30 minutos.
2. Aqueça um grill em temperatura média-alta. Grelhe a carne por 8 a 10 minutos, virando uma vez ou até que um termômetro inserido de lado no centro da carne registre 63°C. Deixe descansar por 5 minutos e corte em fatias finas num ângulo ao longo das fibras.
3. Numa tigela grande, misture as folhas para salada, manjericão e coentro. Divida a mistura de salada igualmente entre 4 pratos. Salpique com cebolas, pepinos e cenouras. Cubra cada salada com a carne fatiada, polvilhe com o molho e salpique com os amendoins.

■ **Coma uma porção:**

323

CALORIAS

22g de proteínas, 30g de carboidratos, 14,5g de gorduras, 3g de gorduras saturadas, 21mg de colesterol, 654mg de sódio, 8g de fibras

TRANSFORME NUMA REFEIÇÃO DA DIETA DA BARRIGA ZERO

Sirva com 115g de uvas vermelhas (60)

■ **TOTAL DA REFEIÇÃO:**

383

CALORIAS

Filé básico cozido lentamente na gordura com vinagre balsâmico

Tempo de preparo: 5 minutos / Tempo para marinar: 1 hora / Tempo de cozimento: 16 minutos / Rende 4 porções

685g de carne para assar
150ml de vinagre balsâmico
1 colher de sopa de pimenta-preta moída na hora
2 dentes de alho

AGMI: 4 colheres de sopa de azeite de oliva

---

1. Espete a carne com um garfo para ajudar o marinado a penetrar melhor. Misture o restante dos ingredientes num saco plástico grande, com fecho hermético. Ponha o bife no saco plástico, lacre e deixe na geladeira por 1 hora ou até 24 horas.
2. Preaqueça o grill em médio para obter calor direto. Retire a carne do saco plástico, reservando o marinado. Grelhe a carne por 6 a 8 minutos de cada lado ou até que um termômetro inserido na parte mais espessa marque 63°C. Numa caçarola pequena, ferva o marinado que estava reservado por 5 minutos.
3. Corte a carne diagonalmente ao longo das fibras em fatias finas e polvilhe com o marinado. Divida igualmente em 4 pratos.

■ Coma uma porção:

393

CALORIAS

37g de proteínas, 7g de carboidratos, 23g de gorduras, 5,5g de gorduras saturadas, 56mg de colesterol, 108mg de sódio, 0g de fibras

---

UMA PORÇÃO DESTA RECEITA CONTA COMO REFEIÇÃO DA DIETA DA BARRIGA ZERO, SEM PRECISAR ACRESCENTAR NADA!

RECEITAS VEGETARIANAS
Brócolis e tofu refogados com amêndoas torradas

Tempo de preparo: 30 minutos / Tempo de cozimento: 12 minutos / Rende 4 porções

230g de buquês de brócolis
450g de tofu extrafirme, cortado em cubos
3 colheres de chá de óleo de sementes de gergelim torradas, separadas
1 punhado de cebolinhas (cerca de 8), com as pontas cortadas e picadinhas
3 dentes de alho, picadinhos
1 pimenta jalapeño pequena, sem semente e picadinha (ver Observação)
3 ½ colheres de chá de molho de soja com baixo teor de sódio

AGMI: 60g de amêndoas levemente torradas, picadas

400g de arroz integral cozido

1. Cozinhe levemente os brócolis no vapor por mais ou menos 5 minutos ou até ficarem macios, mas ainda crocantes. Reserve.
2. Aqueça 2 colheres de chá do óleo numa wok ou frigideira antiaderente grande em fogo alto. Quando estiver quente, adicione o tofu e cozinhe, mexendo constantemente, por 5 minutos ou até dourar. Transfira para uma tigela rasa.
3. Acrescente 1 colher de chá de óleo à wok. Aqueça por 30 segundos. Adicione as cebolinhas, alho, pimenta jalapeño e brócolis. Refogue em fogo médio-alto por 2 minutos. Acrescente o molho de soja, amêndoas e o tofu, mexendo com cuidado para misturar bem. Divida o refogado e o arroz integral igualmente entre 4 pratos.

Observação: Use luvas plásticas e mantenha as mãos longe dos olhos ao lidar com pimentas frescas.

■ **Coma uma porção:**

360
CALORIAS

21g de proteínas, 33g de carboidratos, 18g de gorduras, 2,5g de gorduras saturadas, 0mg de colesterol, 184mg de sódio, 7g de fibras

TRANSFORME NUMA REFEIÇÃO DA DIETA DA BARRIGA ZERO

Sirva com 150g de pimentão vermelho fatiado (45)

■ **TOTAL DA REFEIÇÃO:**

400
CALORIAS

Salada de grão-de-bico

Tempo de preparo: 5 minutos / Tempo de cozimento: 18 minutos / Rende 4 porções

1 colher de sopa de azeite de oliva
½ cebola média, picada
2 dentes de alho, picadinhos
1 colher de chá de curry em pó
½ pimentão amarelo médio, sem sementes e picado
400g de tomates em conserva picados
450g de grão-de-bico em conserva lavados e escorridos
60g de abacaxi fresco ou em conserva picado
115g de espinafre fresco picadinho

AGMI: 1 abacate médio, amassado

1. Aqueça o óleo numa frigideira antiaderente grande em fogo médio. Acrescente a cebola, o alho e o curry em pó. Cozinhe, mexendo ocasionalmente, por mais ou menos 3 minutos, ou até que a cebola comece a ficar macia.
2. Acrescente o pimentão, tomates, grão-de-bico e abacaxi. Reduza o fogo para médio-baixo e deixe ferver por 10 a 15 minutos ou até aquecer por igual. Misture o espinafre nos últimos 5 minutos do cozimento. Divida igualmente entre 4 pratos e cubra com ¼ do abacate.

■ Coma uma porção:

278

CALORIAS

7g de proteínas, 35g de carboidratos, 13g de gorduras, 2g de gorduras saturadas, 0mg de colesterol, 319mg de sódio, 10g de fibras

TRANSFORME NUMA REFEIÇÃO DA DIETA DA BARRIGA ZERO

Sirva com 100g de arroz integral cozido (110)

■ TOTAL DA REFEIÇÃO:

388

CALORIAS

Macarrão parafuso com abobrinha

Tempo de preparo: 5 minutos / Tempo de cozimento: 10 minutos / Rende 2 porções

40g de macarrão parafuso integral ou qualquer outra massa em formato curto
170g de queijo cottage com baixo teor de gordura
1 colher de sopa de molho de ervas italiano
60g de abobrinhas finamente fatiadas
200g de tomates em conserva picados, escorridos
30g de queijo mozarela com baixo teor de gordura, desfiado

AGMI: 20 azeitonas pretas médias, fatiadas

1. Prepare a massa de acordo com as instruções do pacote. Escorra e reserve.
2. Num prato que vá ao forno de micro-ondas, misture o queijo cottage e o molho italiano. Adicione a massa e a abobrinha. Cubra com os tomates e polvilhe com a mozarela. Ponha no forno de micro-ondas em potência alta por 3 minutos para aquecer por igual. Divida a massa igualmente entre 2 pratos e polvilhe com as azeitonas.

■ **Coma uma porção:**

223

CALORIAS

18g de proteínas, 20g de carboidratos, 8g de gorduras, 2,5g de gorduras saturadas, 12mg de colesterol, 864mg de sódio, 4g de fibras

TRANSFORME NUMA REFEIÇÃO DA DIETA DA BARRIGA ZERO

Sirva com 115g de peru fatiado, enrolado (100), e 150g de pimentão vermelho fatiado (40)

■ **TOTAL DA REFEIÇÃO:**

363

CALORIAS

Ensopado de vegetais

Tempo de preparo: 10 minutos / Tempo de cozimento: 20 minutos / Rende 4 porções

AGMI: 4 colheres de sopa de azeite de oliva extravirgem

1 cebola grande, picada
3 dentes de alho, picadinhos
450g de tomates inteiros em conserva
½ colher de chá de tomilho seco
⅛ de colher de chá de sal
450g de vagens, com as pontas aparadas e cortadas em pedaços de 5cm
1 abobrinha média, cortada ao meio e fatiada
30g de manjericão fresco picado

1. Aqueça o azeite numa frigideira antiaderente grande em fogo médio. Acrescente a cebola e o alho e cozinhe, mexendo ocasionalmente, por 4 minutos ou até ficar macio.
2. Acrescente o tomate (com o suco), tomilho e sal, mexendo para partir os tomates. Ponha para ferver em fogo alto. Acrescente a vagem. Reduza o fogo, tampe e deixe cozinhar, mexendo ocasionalmente, por 10 minutos ou até que a vagem fique macia.
3. Acrescente a abobrinha e cozinhe, mexendo por 5 minutos, ou até ficar macio. Retire do fogo e acrescente o manjericão.

■ **Coma uma porção:**

194

CALORIAS

4g de proteínas, 18g de carboidratos, 14g de gorduras, 2g de gorduras saturadas, 0mg de colesterol, 242mg de sódio, 7g de fibras

TRANSFORME NUMA REFEIÇÃO DA DIETA DA BARRIGA ZERO

Sirva com 90g de peito de frango grelhado (90) e 50g de arroz selvagem cozido no vapor (75)

■ **TOTAL DA REFEIÇÃO:**

359

CALORIAS

Brócolis e cogumelos refogados com tofu

Tempo de preparo: 10 minutos / Tempo de cozimento: 8 minutos / Rende 4 porções

80ml de caldo de legumes
1 colher de sopa de pasta de damasco adoçada com sucos de frutas cítricas
1 colher de sopa de molho de soja com baixo teor de sódio
1 colher de sopa de xerez seco
2 colheres de chá de amido de milho
1 colher de sopa de óleo de canola
1 brócolis grande, separado em buquês
4 dentes de alho, picadinhos
1 colher de sopa de gengibre fresco moído
115g de cogumelos frescos, fatiados
115g de tomates-cereja
230g de tofu firme, cortado em cubos

AGMI: 60g de castanhas de caju, torradas e picadas

1. Numa xícara, misture os cinco primeiros ingredientes. Reserve.
2. Aqueça o óleo numa frigideira antiaderente grande em fogo médio-alto. Acrescente os brócolis, alho e gengibre e cozinhe por 1 minuto. Adicione os cogumelos e cozinhe, mexendo frequentemente, por 3 minutos ou até que os brócolis estejam macios, mas ainda crocantes.
3. Adicione os tomates e o tofu, mexendo frequentemente, por 2 minutos ou até que os tomates comecem a se desfazer.
4. Mexa a mistura de farinha e coloque na frigideira. Cozinhe, mexendo por 2 minutos ou até a mistura ficar espessa. Divida igualmente entre 4 pratos e polvilhe com as castanhas de caju.

■ **Coma uma porção:**

283

CALORIAS

6g de proteínas, 25g de carboidratos, 16g de gorduras, 2,5g de gorduras saturadas, 0mg de colesterol, 246mg de sódio, 6g de fibras

TRANSFORME NUMA REFEIÇÃO DA DIETA DA BARRIGA ZERO

Sirva com 1 laranja média (70)

■ **TOTAL DA REFEIÇÃO:**

353

CALORIAS

Penne com cogumelos e alcachofras

Tempo de preparo e cozimento: 20 minutos / Rende 4 porções

170g de penne integral
1 colher de sopa de azeite de oliva extravirgem
230g de cogumelos brancos fatiados
1 cebola, picada
3 dentes de alho, picadinhos
540g de tomates-cereja
400g de corações de alcachofra em conserva, escorridos e picados

AGMI: 4 colheres de sopa de molho pesto, comprado pronto

4 colheres de chá de queijo tipo pecorino romano, ralado

1. Leve uma panela grande de água levemente salgada ao fogo. Acrescente o penne e cozinhe de acordo com as instruções do pacote. Escorra.
2. Enquanto isso, aqueça o azeite numa frigideira antiaderente grande em fogo médio-alto. Acrescente os cogumelos e a cebola e cozinhe, mexendo ocasionalmente, por 7 a 8 minutos ou até que os cogumelos tenham liberado seu líquido e comecem a dourar levemente. Acrescente o alho e cozinhe por mais 1 minuto. Misture os tomates e as alcachofras e cozinhe por mais 1 a 3 minutos ou até que os tomates comecem a amolecer.
3. Acrescente a massa e misture bem. Retire do fogo e misture o molho pesto.
4. Divida em 4 tigelas e cubra cada uma com 1 colher de chá do queijo ralado.

■ Coma uma porção:

370

CALORIAS

16g de proteínas, 49g de carboidratos, 13g de gorduras, 2g de gorduras saturadas, 5mg de colesterol, 790mg de sódio, 6g de fibras

TRANSFORME NUMA REFEIÇÃO DA DIETA DA BARRIGA ZERO

Coma ½ pera média como sobremesa (52)

■ TOTAL DA REFEIÇÃO:

422

CALORIAS

Grãos de soja com gergelim e cebolinha

Tempo de preparo: 6 minutos / Tempo de cozimento: 14 minutos / Rende 4 porções

340g de edamame com casca e congelados
1 colher de sopa de molho de soja
120ml de água

AGMI: 60g de amêndoas prateadas

Uma pitada de molho de pimenta (opcional)
2 cebolinhas, picadinhas
1 ½ colher de chá de óleo de gergelim torrado
1/8 de colher de chá de pimenta-preta moída na hora

1. Numa caçarola média, em fogo alto, ponha os grãos de soja (edamame), o molho de soja e a água, mexendo ocasionalmente. Reduza o fogo para baixo e deixe cozinhar por 12 minutos ou até ficar macio. Se restar qualquer líquido, cozinhe mexendo, ocasionalmente, em fogo médio-alto até que o líquido tenha evaporado por completo.
2. Retire do fogo. Misture as amêndoas, o molho de pimenta (se desejar), cebolinhas, óleo e pimenta. Divida igualmente em 4 pratos.

■ Coma uma porção:

212

CALORIAS

13g de proteínas, 12g de carboidratos, 13,5g de gorduras, 1,5g de gorduras saturadas, 0mg de colesterol, 340mg de sódio, 6g de fibras

TRANSFORME NUMA REFEIÇÃO DA DIETA DA BARRIGA ZERO

Sirva com 100g de arroz selvagem cozido no vapor (150)

■ TOTAL DA REFEIÇÃO:

362

CALORIAS

ACOMPANHAMENTOS
Cenouras assadas com vinagre balsâmico

Tempo de preparo: 5 minutos / Tempo de cozimento: 25 minutos / Rende 2 porções

8 cenouras médias, cortadas longitudinalmente em quatro pedaços

AGMI: 2 colheres de sopa de azeite de oliva extravirgem, divididas

1 colher de sopa de vinagre balsâmico
½ colher de chá de sal
¼ de colher de chá de pimenta-preta moída na hora

1. Preaqueça o forno a 230°C.
2. Num tabuleiro, adicione as cenouras, 2 colheres de sopa do azeite, vinagre, sal e pimenta. Misture bem. Asse por 20 a 25 minutos, mexendo ocasionalmente, até ficar levemente caramelizado e macio, mas ainda firme.

■ Coma uma porção:

177
CALORIAS

1g de proteínas, 12g de carboidratos, 14,5g de gorduras, 2g de gorduras saturadas, 0mg de colesterol, 356mg de sódio, 3g de fibras

TRANSFORME NUMA REFEIÇÃO DA DIETA DA BARRIGA ZERO

Sirva com mix de folhas tenras para salada (16), 115g de tomates-cereja cortados ao meio (30) e 1 pão árabe integral (140)

■ TOTAL DA REFEIÇÃO:

363
CALORIAS

Pilaf de arroz integral com cogumelos

Tempo de preparo e cozimento: 1 hora e 20 minutos / Rende 4 porções

240ml de caldo de frango ou legumes com baixo teor de sódio e sem gordura
120ml de água

AGMI: 60g de nozes-pecã

---

1 ½ colher de sopa de azeite de oliva
1 cebola grande, cortada ao meio e picadinha
2 dentes de alho, picadinho
285g de cogumelos Porto Bello baby, cortados em quatro pedaços
½ colher de chá de pimenta-da-jamaica
½ colher de chá de tomilho seco
⅛ de colher de chá de sal
⅛ de colher de chá de pimenta-preta moída na hora
145g de arroz integral de grãos curtos ou longos

1. Preaqueça o forno a 180°C. Misture o caldo e a água numa caçarola pequena e ferva em fogo alto. Reserve.
2. Torre as nozes-pecã numa frigideira antiaderente grande em fogo médio, mexendo ocasionalmente, por 3 a 4 minutos ou até ficar levemente dourado e perfumado. Ponha num prato.
3. Aqueça o azeite numa caçarola grande que vá ao forno com tampa em fogo médio. Acrescente a cebola e o alho. Tampe e cozinhe, mexendo frequentemente, por mais ou menos 6 minutos ou até ficar macio.
4. Misture os cogumelos, tomilho, pimenta-jamaica, sal e pimenta-preta (a caçarola vai parecer seca). Tampe e cozinhe, mexendo frequentemente, por mais ou menos 6 minutos ou até os cogumelos terem liberado seu líquido e o líquido tiver evaporado por completo. Misture o arroz e as nozes-pecã.
5. Acrescente a mistura de caldo que estava reservada e leve ao fogo. Tampe e transfira para o forno. Asse por 50 a 60 minutos ou até o arroz ficar macio e o líquido tiver sido absorvido. Deixe descansar por 5 minutos antes de afofar com um garfo e servir.

■ **Coma uma porção:**

311
CALORIAS

7g de proteínas, 37g de carboidratos, 16g de gorduras, 2g de gorduras saturadas, 0mg de colesterol, 265mg de sódio, 4g de fibras

---

Para servir como parte de outra refeição da Dieta da Barriga Zero

---

Dispense as nozes-pecã e sirva com 75g de peixe assado com alcachofras da p. 222 (110)

■ **TOTAL DA REFEIÇÃO:**

421
CALORIAS

Abobrinha salteada

Tempo de preparo: 10 minutos / Tempo de cozimento: 45 minutos / Rende 8 porções

2 colheres de sopa de azeite de oliva extravirgem
6 dentes de alho, fatiados
1 colher de chá de pimenta-malagueta em flocos
1,4kg de abobrinhas sortidas, verdes e amarelas, cortadas em discos fininhos
½ colher de chá de sal

AGMI: 120g de sementes de girassol

1. Numa frigideira antiaderente grande, em fogo médio, misture o azeite, alho e pimenta-malagueta em flocos. Cozinhe, mexendo ocasionalmente, por 2 a 3 minutos ou até o alho começar a dourar. Acrescente as abobrinhas e o sal. Misture bem. Tampe, reduza o fogo para médio-baixo e cozinhe por 30 minutos, mexendo ocasionalmente, até que as abobrinhas comecem a se dissolver.
2. Destampe a frigideira e aumente o fogo para médio. Cozinhe por mais 10 a 12 minutos ou até que o líquido tenha evaporado quase por completo. Divida igualmente entre 8 pratos e polvilhe com as sementes de girassol.

■ Coma uma porção:

156
CALORIAS

5g de proteínas, 10g de carboidratos, 12g de gorduras, 1,4g de gorduras saturadas, 0mg de colesterol, 156mg de sódio, 4g de fibras

TRANSFORME NUMA REFEIÇÃO DA DIETA DA BARRIGA ZERO

Sirva com 115g de peru assado, enrolado (100), 150g de pimentão vermelho fatiado (40) e 4 colheres de sopa de homus (100)

■ TOTAL DA REFEIÇÃO:

396
CALORIAS

Arroz selvagem com amêndoas e molho de cranberry

Tempo de preparo: 15 minutos / Tempo para descansar: 10 minutos / Tempo de cozimento: 1 hora e 15 minutos / Rende 8 porções

230g de arroz selvagem
2 tiras (1cm x 5cm) de casca de laranja
1 talo de aipo de 8cm ou apenas o topo com as folhas
2 colheres de chá de sal
1,5 litro de água
2 cravos-da-índia inteiros
½ cebola pequena, mais 2 cebolas médias picadas
1 colher de sopa de azeite de oliva
2 dentes de alho, picadinhos
230g de uvas verdes sem sementes
115g de cranberries ou passas secas e sem açúcar
240ml de caldo de frango com baixo teor de sódio
30g de salsa de folhas retas picadas

AGMI: 120g de amêndoas fatiadas, torradas

1. Numa caçarola funda e larga de 5 litros, ponha o arroz, casca de laranja, aipo, sal e água em fogo alto. Espete os cravos-da-índia na metade da cebola e acrescente à caçarola. Tampe e cozinhe em fogo médio-baixo por 35-45 minutos ou até que o arroz fique macio. Retire do fogo e deixe descansar, tampado, por 10 minutos. Retire e descarte a casca de laranja, a cebola com o cravo-da-índia e o aipo. Reserve.

2. Aqueça o azeite numa frigideira grande em fogo médio e acrescente a cebola picada. Reduza o fogo, tampe e cozinhe por 5 minutos. Aumente o fogo para a temperatura média. Destampe e cozinhe, mexendo ocasionalmente, por mais ou menos 10 minutos. Acrescente o alho e cozinhe por 1 minuto. Acrescente a mistura de cebola, as uvas, cranberries ou passas, o caldo e a salsa ao arroz e mexa até misturar bem. Tampe e cozinhe em fogo baixo por 15 minutos. Polvilhe com as amêndoas.

■ **Coma uma porção:**

322

CALORIAS

9g de proteínas, 56g de carboidratos, 8,5g de gorduras, 1g de gorduras saturadas, 0mg de colesterol, 655mg de sódio, 6g de fibras

TRANSFORME NUMA REFEIÇÃO DA DIETA DA BARRIGA ZERO

Sirva com 1 maçã (80)

■ **TOTAL DA REFEIÇÃO:**

402

CALORIAS

Batatas chips sem culpa

Tempo de preparo: 5 minutos / Tempo de cozimento: 25 minutos / Rende 4 porções

---

1 batata-doce grande e 1 batata-inglesa grande (685g no total), descascadas e cortadas em fatias finas

AGMI: 4 colheres de sopa de óleo de canola

½ colher de chá de pimenta-malagueta em pó
½ colher de chá de alho em pó
½ colher de chá de cominho moído
½ colher de chá de sal

1. Preaqueça o forno a 230°C.
2. Numa tigela, misture as batatas, óleo, pimenta-malagueta em pó, alho em pó e cominho. Arrume as batatas numa só camada num tabuleiro. Asse por 25 minutos. No meio do período, vire as batatas e continue a assar.
3. Retire as batatas do forno e coloque-as em várias camadas de toalhas de papel. Polvilhe com o sal.

■ **Coma uma porção:**

243
CALORIAS

3g de proteínas, 28g de carboidratos, 14g de gorduras, 1g de gorduras saturadas, 0mg de colesterol, 338mg de sódio, 3g de fibras

TRANSFORME NUMA REFEIÇÃO DA DIETA DA BARRIGA ZERO

Sirva com 115g de mix de folhas tenras para salada (15) e 115g de tomates-cereja (30) cortados ao meio, misturados com 2 colheres de sopa de molho vinagrete balsâmico light (45) e 115g de milho verde (40)

■ **TOTAL DA REFEIÇÃO:**

403
CALORIAS

Aspargos refogados com gengibre, gergelim e soja

Tempo de preparo: 5 minutos / Tempo de cozimento: 12 minutos / Rende 4 porções

685g de aspargos, com as pontas aparadas e cortados em pedaços de 5cm

AGMI: 4 colheres de sopa de óleo de canola

½ pimentão vermelho grande, sem semente e cortado em tiras
1 colher de sopa de gengibre fresco picado
1 colher de sopa de molho de soja com baixo teor de sódio
⅛ de colher de chá de pimenta-malagueta em flocos
2 colheres de chá de óleo de gergelim torrado
1 colher de chá de sementes de gergelim

1. Ponha 5mm de água numa frigideira antiaderente grande em fogo alto. Adicione os aspargos e devolva ao fogo. Reduza o fogo, tampe e deixe cozinhar por 5 minutos ou até ficar macio, mas ainda crocante. Escorra num coador e enxágue brevemente em água corrente fria. Seque a frigideira com uma toalha de papel.
2. Aqueça o óleo de canola na mesma frigideira, em fogo alto. Adicione o pimentão e cozinhe, mexendo constantemente, por 3 minutos ou até ficar macio, mas ainda crocante. Acrescente os aspargos, gengibre, molho de soja e a pimenta-malagueta em flocos e cozinhe por 2 minutos ou até aquecer por igual. Retire do fogo e acrescente o óleo e as sementes de gergelim.

■ **Coma uma porção:**

190

CALORIAS

4g de proteínas, 9g de carboidratos, 17g de gorduras, 1,5g de gorduras saturadas, 0mg de colesterol, 145mg de sódio, 4g de fibras

TRANSFORME NUMA REFEIÇÃO DA DIETA DA BARRIGA ZERO

Sirva com 115g de peru assado, enrolado (100), 115g de tomates-cereja (30) e 1 laranja média (70)

■ **TOTAL DA REFEIÇÃO:**

390

CALORIAS

Pastinha de feijão-branco à Toscana

Tempo de preparo: 10 minutos / Rende 12 porções

420g de feijão-cannellini ou feijão-branco, lavados e escorridos
1 dente de alho grande
1 colher de sopa de suco de limão espremido na hora (cerca de 1 limão)
2 colheres de chá de vinagre de vinho branco
2 ramos de salsa italiana de folhas retas
2 folhas de manjericão
1 colher de chá de mostarda Dijon
¼ de colher de chá de orégano seco
Pimenta-malagueta em flocos

AGMI: 180 ml de azeite de oliva

Sal
Pimenta-preta moída na hora

1. Num processador de alimentos com lâmina de metal ou num liquidificador, misture o feijão, alho, suco de limão, vinagre, salsa, manjericão, mostarda, orégano e pimenta-malagueta em pó a gosto. Bata até ficar macio.

2. Com o processador ou liquidificador funcionando, despeje lentamente o azeite até que seja totalmente absorvido. Tempere a gosto com sal e a pimenta-preta.

■ **Coma uma porção:**

140

CALORIAS

1g de proteínas, 4g de carboidratos, 13,5g de gorduras, 2g de gorduras saturadas, 0mg de colesterol, 87mg de sódio, 1g de fibras

TRANSFORME NUMA REFEIÇÃO DA DIETA DA BARRIGA ZERO

Sirva com 1 pão árabe integral (140) e 115g de tomates-cereja (30)

■ **TOTAL DA REFEIÇÃO:**

310

CALORIAS

SOBREMESAS
Torta inglesa de ameixa e nectarina

Tempo de preparo: 35 minutos / Tempo para descansar: 30 minutos / Tempo para esfriar: 1 hora / Rende 6 porções

3 ameixas, sem caroços e cortadas em fatias finas
2 nectarinas, sem caroço e cortadas em fatias finas
60g de mel
1 colher de sopa de framboesas ou vinagre balsâmico branco
230g de iogurte de baunilha com baixo teor de gordura
230g de ricota com baixo teor de gordura
1 caixa de massa pronta de pão de ló (285g), cortada em fatias de 1cm

AGMI: 90g de amêndoas prateadas, torradas

1. Numa tigela média, misture as ameixas e nectarinas com o mel e o vinagre. Deixe descansar por 30 minutos à temperatura ambiente, mexendo uma ou duas vezes.
2. Numa tigela pequena, misture o iogurte e a ricota até ficar macio.
3. Cubra o fundo de uma travessa de vidro de 2 litros com metade das fatias de torta. Despeje um pouco do suco da fruta. Espalhe metade das frutas sobre as fatias. Polvilhe metade das amêndoas. Despeje metade da mistura do iogurte. Use as outras fatias de torta para montar uma segunda camada. Cubra com o que sobrou das frutas. Despeje o restante da mistura de iogurte para cobrir as frutas. Decore o topo com as amêndoas que sobraram.
4. Cubra com filme plástico e leve à geladeira por 1 hora ou até 24 horas antes de servir.

■ Coma uma porção:

371

CALORIAS

13g de proteínas, 62g de carboidratos, 10g de gorduras, 2,5g de gorduras saturadas, 15mg de colesterol, 289mg de sódio, 4g de fibras

Chocolate com morango

Tempo de preparo: 3 minutos / Tempo de cozimento: 8 minutos / Tempo para esfriar: 30 minutos / Rende 4 porções

AGMI: 180g de chocolate amargo

1 colher de sopa de leite desnatado
20 morangos médios maduros, com talos

1. Forre um tabuleiro com papel-manteiga.
2. Ponha o chocolate e o leite em banho-maria em água fervendo. Reduza o fogo para médio e deixe o chocolate derreter por mais ou menos 3 minutos. Misture até ficar macio. Retire do fogo.
3. Segurando pelo talo, mergulhe cada morango no chocolate, cobrindo três quartos da fruta. Ponha sobre o papel-manteiga, deixando 2,5cm de espaço entre cada fruta.
4. Deixe esfriar por 30 minutos para endurecer o chocolate.

■ Coma uma porção:

222

CALORIAS

2g de proteínas, 31g de carboidratos, 13g de gorduras, 7,5g de gorduras saturadas, 0mg de colesterol, 7mg de sódio, 4g de fibras

TRANSFORME NUMA REFEIÇÃO DA DIETA DA BARRIGA ZERO

Sirva com 230g de queijo cottage com baixo teor de gordura (160) polvilhado com canela

■ **TOTAL DA REFEIÇÃO:**

382

CALORIAS

Brownies irresistíveis

Tempo de preparo: 35 minutos / Rende 8 porções

75g de farinha de trigo branca
50g de chocolate em pó não adoçado, peneirado (se tiver pedaços grandes)
¼ de colher de chá de fermento
⅛ de colher de chá de sal
130g de açúcar mascavo
4 colheres de sopa de óleo de canola
1 ovo grande + 1 clara de ovo
1 colher de chá de extrato de baunilha
30g de gotas de chocolate amargo

AGMI: 120g de nozes

1. Preaqueça o forno a 180°C. Unte um tabuleiro de 20 x 20cm com óleo de cozinha.
2. Misture a farinha, o chocolate, o fermento e o sal numa tigela grande.
3. Ponha o açúcar mascavo, óleo, ovo inteiro, a clara de ovo e o extrato de baunilha numa tigela pequena. Misture até ficar macio. Despeje a mistura de farinha e mexa até misturar bem. Despeje as gotas de chocolate e as nozes (a massa estará firme).
4. Espalhe a massa formando camada fina no tabuleiro preparado. Asse por 20 a 22 minutos ou até ficar firme nas pontas e um palito de madeira de coquetel inserido no centro sair com alguns farelos úmidos. Ponha o tabuleiro numa grelha e deixe esfriar totalmente. Corte em 8 pedaços.

■ **Coma uma porção:**

305
CALORIAS

5g de proteínas, 31g de carboidratos, 22g de gorduras, 2g de gorduras saturadas, 26mg de colesterol, 75mg de sódio, 2g de fibras

TRANSFORME NUMA REFEIÇÃO DA DIETA DA BARRIGA ZERO

Sirva com 1 concha de sorvete de baunilha com baixo teor de gordura (100)

■ **TOTAL DA REFEIÇÃO:**

405
CALORIAS

Cookies de aveia com cranberries e pedaços de chocolate

Tempo de preparo: 10 minutos / Tempo para assar: 10 minutos / Rende 24 biscoitos

230g de aveia em flocos
75g de farinha de trigo integral
¾ de colher de chá de bicarbonato de sódio
½ colher de chá de canela moída
¼ de colher de chá de sal
90g de açúcar mascavo
80ml de óleo de canola
3 claras de ovos grandes
2 colheres de chá de extrato de baunilha
90g de cranberries ou passas, picadas grosseiramente

AGMI: 360g de nozes picadas

60g de gotas de chocolate amargo

1. Preaqueça o forno a 180°C. Numa tigela grande, misture a aveia, farinha, bicarbonato, canela e sal.
2. Numa tigela média, misture o açúcar mascavo, óleo, as claras de ovos e o extrato de baunilha, até ficar macio. Acrescente os cranberries ou passas, nozes e gotas de chocolate. Adicione gradualmente a mistura de farinha e mexa até misturar bem.
3. Despeje a massa em colheradas de chá em 2 tabuleiros grandes untados com óleo de cozinha. Asse por 10 minutos ou até que os biscoitos estejam dourados.
4. Transfira os biscoitos para uma grelha para esfriar totalmente.

■ **Coma uma porção:**

172

CALORIAS

(1 biscoito), 4g de proteínas, 15g de carboidratos, 11,8g de gorduras, 1,5g de gorduras saturadas, 0mg de colesterol, 73mg de sódio, 2g de fibras

TRANSFORME NUMA REFEIÇÃO DA DIETA DA BARRIGA ZERO

Sirva com 115g de queijo cottage (80) e 1 maçã média (80)

■ **TOTAL DA REFEIÇÃO:**

332

CALORIAS

Pudim de chocolate com bananas e biscoitos digestivos

Tempo de preparo: 5 minutos / Tempo de cozimento: 5 minutos / Tempo para esfriar: 2 horas / Rende 6 porções

3 biscoitos integrais, triturados
1 banana madura, fatiada
90g de açúcar
4 colheres de sopa de chocolate em pó não adoçado
3 colheres de sopa de amido de milho
Sal
700ml de leite desnatado
½ colher de chá de extrato de baunilha

AGMI: 270g de gotas de chocolate amargo

1. Divida igualmente os farelos de biscoito integral entre 6 ramequins. Pressione os farelos até cobrir o fundo dos ramequins. Cubra com as fatias de banana, reservando algumas para decorar.
2. Numa caçarola grande, misture o açúcar, o chocolate, o amido e o sal. Adicione o leite. Deixe em fogo médio por mais ou menos 4 minutos ou até que o pudim ferva e fique espesso.
3. Cozinhe por mais 1 minuto. Retire do fogo e adicione o extrato de baunilha. Despeje nos ramequins preparados. Deixe esfriar por pelo menos 2 horas ou até ficarem endurecidos.
4. Polvilhe cada ramequim com ¼ das gotas de chocolate e as fatias de banana reservadas.

■ Coma uma porção:

391

CALORIAS

7g de proteínas, 65g de carboidratos, 15g de gorduras, 8,5g de gorduras saturadas, 10mg de colesterol, 147mg de sódio, 4g de fibras

UMA PORÇÃO DESTA RECEITA CONTA COMO REFEIÇÃO DA DIETA DA BARRIGA ZERO, SEM PRECISAR ACRESCENTAR NADA!

Farelo de frutas vermelhas

Tempo de preparo: 1 hora / Rende 6 porções

FRUTAS

450g de morangos, descascados e cortados em fatias grossas
3 ameixas maduras, cortadas em pedaços de 2,5cm
145g de framboesas frescas ou congeladas
60g de geleia de framboesa adoçada com sucos de frutas cítricas ou morangos em conserva, batidos até ficarem homogêneos

COBERTURA

30g de farinha de aveia
45g de farinha de trigo integral
4 colheres de sopa de açúcar mascavo, bem medidas
½ colher de chá de canela moída
⅛ de colher de chá de sal
3 colheres de sopa de margarina sem gordura trans, cortada em pedaços pequenos

AGMI: 90g de nozes picadas

1. Preaqueça o forno a 180°C.
2. Para preparar as frutas: ponha os morangos, ameixas, framboesas e a conserva num tabuleiro de vidro de 20 x 20cm e misture gentilmente com uma espátula.
3. Para preparar a cobertura: misture a aveia, farinha, açúcar mascavo, canela e sal numa tigela média, esfarelando com as mãos para quebrar os blocos de açúcar. Acrescente a margarina e esmigalhe até misturar bem. Adicione as nozes. Polvilhe sobre as frutas.
4. Asse, sem tampa, por 35 a 40 minutos ou até que as frutas estejam macias e borbulhantes e a cobertura esteja levemente dourada. Ponha o tabuleiro numa grelha e deixe esfriar por pelo menos 30 minutos antes de servir.

■ **Coma uma porção:**

332

CALORIAS

6g de proteínas, 46g de carboidratos, 14g de gorduras, 1,5g de gorduras saturadas, 0mg de colesterol, 95mg de sódio, 6g de fibras

TRANSFORME NUMA REFEIÇÃO DA DIETA DA BARRIGA ZERO

Sirva com 115g de sorvete de baunilha com baixo teor de gordura (100)

■ **TOTAL DA REFEIÇÃO:**

432

CALORIAS

Musse de chocolate "O melhor fica por último"

Tempo de preparo: 10 minutos / Rende 4 porções

340g de tofu macio, escorrido
2 colheres de chá de extrato de baunilha
¼ de colher de chá de extrato de amêndoas

AGMI: 180g de chocolate amargo, derretido

115g de iogurte grego sem gordura

1. Ponha o tofu, e os extratos de baunilha e amêndoas, num processador de alimentos e bata até ficar macio. Acrescente o chocolate e bata por 1 minuto. Raspe os lados com uma espátula de borracha e misture por mais 1 minuto ou até ficar uniforme. Coloque em uma tigela grande.
2. Acrescente o iogurte até misturar bem. Deixe na geladeira até a hora de servir.

Observação: Para fazer um semifreddo de chocolate, ponha a mistura numa forma para pão forrada com papel-alumínio. Tampe e leve à geladeira por 3 a 4 horas ou até endurecer. Sirva imediatamente.

■ Coma uma porção:

350
CALORIAS

11g de proteínas, 40g de carboidratos, 18g de gorduras, 10g de gorduras saturadas, 0mg de colesterol, 15mg de sódio, 4g de fibras

TRANSFORME NUMA REFEIÇÃO DA DIETA DA BARRIGA ZERO

Sirva com framboesas frescas (30)

■ TOTAL DA REFEIÇÃO:

380
CALORIAS

O PLANO DE QUATRO SEMANAS: RECEITAS

LEIA UMA HISTÓRIA DE SUCESSO DA BARRIGA ZERO

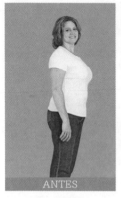
ANTES

Nichole Michl
IDADE: 46
QUILOS PERDIDOS:
5,5
EM 32 DIAS

CENTÍMETROS PERDIDOS NO TOTAL:
28

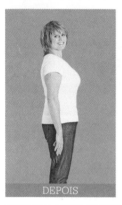
DEPOIS

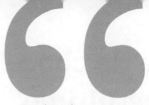

Perdi 5,5kg em um mês, além de quase 9cm na cintura! Fiquei maravilhada!", exclama Nichole Michl.

E ela tem motivos para isso. Essa designer gráfica de 46 anos tentou perder peso várias vezes ao longo dos anos e até conseguiu, em alguns momentos. Mas parecia impossível se livrar da gordura abdominal. "Ela era sempre a última a sumir", lamenta. E isso a chateava bastante. Então, Nichole pensou "*se essa* Dieta da barriga zero *cumprir o que diz o nome, se ela funcionar e me livrar da gordura abdominal, vou ser uma mulher muito feliz.*"

Nichole já sabia algo sobre si mesma: quando ela se compromete com algo, especialmente se for um compromisso público, maiores são as probabilidades de ir até o fim. Por isso, ela lançou um desafio: "Tomei a decisão de entrar na dieta — pelos 32 dias — e contei para todo mundo que eu conhecia, então não tinha como voltar atrás."

Ela também é o tipo de pessoa que fica 100% concentrada nos objetivos. Por isso, seguiu as regras à risca: "Todas as coisinhas que diziam para fazer, eu fiz. Comprei os alimentos corretos, medi tudo, até seguia a dieta quando saía porque eu sabia que quando você vai jantar na casa de um amigo é fácil baixar a guarda — sabe como é: 'Vou experimentar só este aqui.' Então, quando você percebe, já colocou tudo a perder."

Para evitar que isso acontecesse, se Nichole comesse num restaurante ou mesmo em viagens no fim de semana, ela levava a própria comida num isopor ou caixa térmica. "Recentemente fui a um piquenique onde 50 pessoas comeram hambúrgueres e churrasco, e lá estava eu com minha marmitinha de comida e minha garrafa de água", conta. "E eu olhei para o que eles estavam comendo e para o que *eu* estava comendo, e não senti a menor inveja. Particularmente porque eu estava comendo alimentos orgânicos, e eu sei que isso é saudável."

Nichole revela que o apoio que teve durante esses 32 dias foi fundamental para seu sucesso. Totalmente estimulada pela família e pelos colegas, ela comemorou a perda de peso. "Era impossível não perceber as mudanças no meu corpo", conta, "o que me fazia querer continuar. Além do mais, era ótimo saber que todos estavam do meu lado."

Estar de dieta a desacelerou, e, segundo Nichole, isso foi ótimo. "Eu tinha uma tendência a comer muito rápido, só para terminar logo com aquilo. No trabalho, por exemplo. Eu sei que não se deve fazer isso, mas eu sempre comia na minha mesa. Quando comecei a dieta, porém, aprendi a diminuir o ritmo. Eu pensava no que estava comendo e apreciava verdadeiramente cada pedaço. Até mesmo as porções de frutas secas. Em vez de colocar um punhado na boca de uma vez, eu mordia um pedaço pequeno, mastigava bem e realmente saboreava. Agora eu tento fazer isso com tudo o que como." Ela planeja continuar com a dieta. Com esse tipo de perda de peso, mais que uma barriga zero, trata-se de um plano para a vida toda.

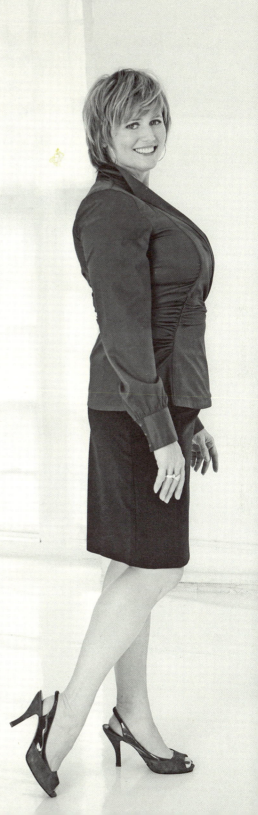

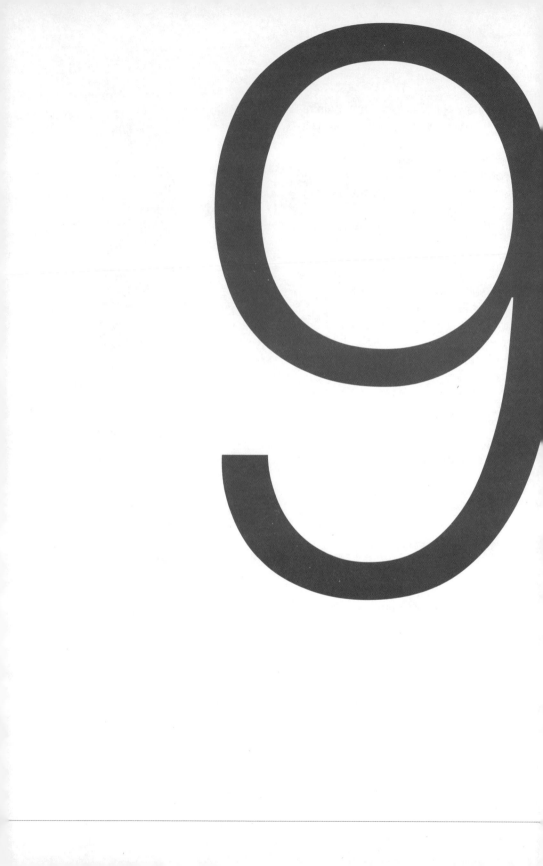

EXERCÍCIOS PARA CHEGAR À BARRIGA ZERO

HÁ TRÊS ANOS, depois de passar por quase dois meses de repouso receitado pelo médico após uma cesariana e o nascimento das minhas duas filhas, Sophia e Olivia, eu estava louca para voltar a me mexer. Antes das crianças, eu me exercitava o tempo todo, chegando a dedicar entre dez a 15 horas por semana às atividades físicas. Eu corria cinco manhãs por semana, depois caminhava para o trabalho e geralmente fazia musculação na academia no horário do almoço. Além disso, frequentei religiosamente as aulas de yoga às quintas-feiras à noite por anos. (Como uma amiga me disse uma vez: "Quando você não tem filhos, o seu dia pode ter a duração que você quiser.")

Então, vieram as meninas, e todo o conceito de "tempo para mim" mudou para sempre. Quando voltei a trabalhar, tinha muito mais tarefas a serem espremidas no meu dia de nove horas para ter tempo de malhar na hora do almoço. As manhãs também estavam fora de cogitação: eu acordava às 5h30 e saía de casa para pegar o trem mais cedo. Aulas de yoga depois do trabalho? Eu saía correndo todo dia às 17h15 para chegar em casa a tempo de passar uma hora com as meninas antes de colocá-las na cama. Em suma: eu ainda precisava fazer exercícios, mas entre uma hora por dia de ida e volta para o trabalho, filhas e um trabalho de tempo integral, era simplesmente impossível manter minha rotina de antes da gravidez.

Eu sabia por experiência própria como pode ser difícil encaixar os exercícios numa vida ocupada. Por isso fiz questão que a *Dieta da barriga zero* pudesse incluir um plano de exercícios físicos que pudesse ser adaptado a qualquer agenda. Mesmo que esse plano de dieta tenha sido projetado para dar resultados sem precisar de exercícios físicos, todo especialista que conheço acredita firmemente no poder dos exercícios aeróbicos e da musculação para melhorar o humor e aumentar a disposição, além de ajudar a prevenir doenças e manter os ossos e a massa muscular durante o envelhecimento. Claro que os resultados virão mais rapidamente se você seguir a *Dieta da barriga zero*, conforme demonstrado pelos participantes do nosso grupo de testes. Os que acrescentaram exercícios físicos diários à rotina perderam em média 70% mais peso corporal e 25% mais centímetros que os sedentários. Embora *todos os participantes* do nosso grupo de teste tenham perdido peso e centímetros na cintura — mesmo quem apenas seguiu o plano alimentar —, os que se exercitaram perderam muito mais peso, e mais rapidamente.

Uma série baseada na ciência

Quando pedi à diretora de fitness Michele Stanten que desenvolvesse um plano de exercícios para acompanhar a *Dieta da barriga zero*, eu sabia que ela buscaria um plano baseado nas pesquisas mais recentes e que desse resultado. Assim como o plano alimentar, esse plano de exercícios precisava ser o que eu chamo de "à prova de vida". Eu não queria que ele tivesse qualquer tipo de dificuldade — nada de sair correndo para comprar equipamentos esquisitos, nada de limpar o porão e transformar numa academia de pilates, nada de malhar loucamente por meses a fio, sonhando com o dia em que você vai deitar numa espreguiçadeira e simplesmente relaxar. Tinha que ser um programa que a maioria das mulheres pudesse apreciar e achar factível dentro do contexto de suas agendas já bastante ocupadas. Ah e eu tinha mais uma orientação para Michele: nada de abdominais.

Eu não conheço ninguém que goste de abdominais. Todo aquele esforço no pescoço e nas costas, a respiração ofegante... Simplesmente não dá. E, verdade seja dita, eles não são assim tão eficazes. Em todas as pesquisas dos laboratórios de exercícios que nós vimos, o abdominal *jamais* aparece como o exercício que melhor atinge os músculos do abdome. Ao longo dos anos encontrei professores de musculação de alto nível com abdomes incrivelmente definidos que me disseram ter abandonado as abdominais há dez anos. Hoje em dia os professores mais evoluídos desenvolveram exercícios voltados para a barriga que não se concentram apenas em alguns músculos abdominais, mas têm como alvo o conjunto completo: frente, lados e costas.

O básico dos exercícios da Barriga zero

OS EXERCÍCIOS DA BARRIGA ZERO são construídos em torno de três componentes principais:

- Exercícios aeróbicos para queimar calorias e livrar-se da gordura
- Exercícios com pesos para criar músculos e acelerar o metabolismo
- Exercícios concentrados no núcleo abdominal para dar tônus e deixar a barriga durinha

A primeira parte do plano, **os exercícios aeróbicos**, queima calorias, que é a única maneira de diminuir a camada de gordura que cobre os músculos da barriga. Sem se livrar dessa gordura, você vai passar horas fazendo abdominais sem qualquer resultado. Eu recomendo a caminhada como exercício aeróbico porque é fácil, acessível e fornece vários benefícios, mas você pode fazer o que quiser: andar de bicicleta, nadar, correr ou usar aparelhos como esteira, simuladores de escada ou *transports*.

Recomendo dois tipos de caminhadas aeróbicas: **detonando a gordura** e **para queimar calorias**. As caminhadas detonando a gordura têm ritmo constante e acelerado que comprovadamente vão acabar com a gordura abdominal. A duração dessas caminhadas aumentará a cada semana e, à medida que sua forma for melhorando, você vai andar

O bônus dos exercícios

Num estudo publicado pelo *Journal of Clinical Endocrinology and Metabolism*,[1] mulheres obesas pós-menopausa, com diabetes tipo 2, foram divididas em três grupos. Um deles recebeu uma dieta de baixa caloria rica em AGMIs que incluía consultas com nutricionista e encontros semanais de apoio. Outro grupo seguiu um programa supervisionado de exercícios aeróbicos composto por caminhadas de 50 minutos, três vezes por semana. E o terceiro grupo recebeu os dois programas. Após 14 semanas, o grupo que fez só a dieta e o grupo que fez apenas exercícios e apenas a dieta perderam quantidade semelhante de peso, aproximadamente 4,5kg, mas o grupo que fez os dois perdeu quase o dobro da gordura abdominal visceral.

A dupla dinâmica

Se você vai se exercitar, eu recomendo fortemente que faça tanto a musculação quanto os exercícios aeróbicos. Se você prefere caminhar, tente fazer os exercícios de musculação deste capítulo. Se você adora "malhar", então acrescente nossa sugestão de série aeróbica à sua vida. A mistura certa de exercícios aeróbicos e musculação é fundamental para obter resultados rápidos e duradouros. Num estudo, mulheres por volta dos 40 anos faziam exercícios aeróbicos constantes (60 minutos, seis dias por semana) ou uma mistura de exercícios (60 minutos de exercícios aeróbicos, três vezes por semana, e 60 minutos de musculação, três vezes por semana).[2] Após 24 semanas, o grupo que fazia os dois treinamentos perdeu 40% mais peso, três vezes mais gordura subcutânea e — o mais importante — 12% mais da perigosa gordura visceral. Melhor que isso: eles ainda aumentaram a massa corporal magra, os músculos que fazem o metabolismo funcionar.

num ritmo mais acelerado (e queimar gordura mais rapidamente!) sem sentir qualquer esforço extra. Já as caminhadas para queimar calorias são intercaladas, o que significa picos periódicos de caminhadas em ritmo intenso alternadas com um ritmo moderado. Estudos mostram que o treinamento intercalado mantém o metabolismo em funcionamento até bem depois do fim do exercício. A vantagem? Você queima mais calorias ao longo do dia.

Se você não conseguir encaixar os seis exercícios aeróbicos toda semana, não se desespere: faça o que puder. Eu quero que exercícios sejam personalizados para que se adaptem ao seu estilo de vida. Se você for como eu, terá maior probabilidade de se manter num programa que você: a) *goste* e b) *consiga fazer*. Hoje em dia estou mais para caminhar e fazer trilhas (para as quais posso levar minhas filhas) do que as aulas de spinning que frequentava religiosamente quando estava com meus 30 anos. Tudo depende do que funciona para você, agora, neste momento da sua vida.

Além da caminhada diária, você também seguirá um regime de musculação: o **acelerando o metabolismo** ou **exercícios para a barriga**.

O **acelerando o metabolismo** contém quatro exercícios combinados que têm como alvo múltiplas partes do corpo — como os braços e as pernas —, simultaneamente. Eles queimam mais calorias no geral e em menos tempo (adoro isso). Cada um desses exercícios também apresenta um desafio em termos de equilíbrio, então, enquanto você trabalha braços, pernas, nádegas, peito e costas, seu centro de gravidade será constantemente envolvido. Deixe-me repetir isso: *mesmo quando estiver fazendo os exercícios para acelerar o metabolismo, você trabalhará os músculos da barriga.*

Já os **exercícios para a barriga** são, nada menos, que a melhor e mais eficaz série de exercícios sem abdominais que já foi inventada. Todos os exercícios sugeridos foram testados em laboratório e se mostraram 90% mais eficazes do que os abdominais tradicionais.

Esses exercícios são feitos para dar tônus e definir não só a sua barriga, mas todo o seu corpo. Então diga adeus àquelas partes "molengas" e problemáticas nas pernas, nádegas e braços, bem como na barriga. A beleza dessas séries de musculação está no fato de cada uma ter apenas quatro ou cinco exercícios — os mais eficazes, segundo as pesquisas — para deixá-la durinha rapidamente. Você deve ter como meta fazer três exercícios de cada série toda semana. Mas, como disse anteriormente, se isso não for possível, mesmo fazer um ou dois de cada uma dessas séries por semana ajudarão a trazer resultados com maior rapidez. Se você fizer as seis séries por semana, certifique-se de tirar pelo menos um dia de descanso. Não importa qual o dia escolhido, sinta-se à vontade para adaptá-lo à sua agenda.

DICA PARA OS EXERCÍCIOS

Se você pretende fazer exercícios e tiver que pular uma série, não pule a **acelerando o metabolismo**. A curto prazo, esses são os exercícios que queimarão mais calorias ao longo do dia. Afinal, manter a musculatura é essencial para preservar a massa corporal magra.

VOCÊ SABIA?

Caminhar também pode melhorar o seu humor. Pesquisadores da Universidade de Yale demonstraram que o exercício em intensidade moderada a vigorosa pode contrabalançar os efeitos negativos do cortisol — o hormônio do estresse que produz gordura abdominal e foi discutido no Capítulo 3. Outras pesquisas mostram que com apenas dez minutos de exercício o cérebro começa a produzir endorfinas que acalmam e diminuem os níveis de cortisol. Os benefícios da caminhada em termos de melhora do humor começam no primeiro passo, vão até o fim da caminhada e duram por horas a fio![4]

A importância da velocidade e da intensidade

SE VOCÊ QUISER perder a gordura abdominal, sua "caminhada" deve ser aeróbica o suficiente para fazer o coração bater mais rápido. É aí que entram os fatores velocidade e intensidade. O programa que desenvolvemos incorpora tanto caminhadas *em ritmo constante* quanto *intercaladas*. A caminhada em ritmo constante, **detonando a gordura**, é exatamente isso. Você vai caminhar numa velocidade moderada e constante por algum tempo, aumentando gradualmente a duração conforme indicado no plano. E, à medida que sua forma melhorar e seus músculos ficarem mais fortes, você vai andar mais rápido e queimar mais calorias naturalmente, sem grandes esforços. Por exemplo, uma caminhada de 3,2 km a 3,2km/h queima 170 calorias (tendo como base uma pessoa de 68kg). Mas quando você passa a caminhar 4,8km nessa mesma hora, queimará 224 calorias — um terço a mais de calorias, sem nem um minuto extra de exercício. Uma situação em que todos saem ganhando, não é?

Ao fazer a caminhada intercalada — também conhecida como **caminhada para queimar calorias** — você alterna caminhadas em ritmo moderado com picos de maior velocidade e intensidade. Nos dois casos você pode começar no nível que lhe for mais confortável e ir modificando à medida que ganhar mais força.

A *intensidade* diz respeito ao nível em que o exercício é feito. Porém, o que significa alta intensidade para um sedentário pode ser baixa intensidade para quem malha regularmente. Não importa qual seja o seu nível, é possível obter um exercício de alta intensidade simplesmente se esforçando para ir um pouco além da sua zona de conforto.

Fazer exercícios em alta intensidade pode queimar de 25% a 75% mais calorias do que em baixa intensidade. Correr, andar de bicicleta ou até fazer step, o raciocínio vale para tudo. Quanto mais rápido você vai ou mais esforço precisa fazer (por exemplo, se estiver subindo uma ladeira íngreme), maiores serão os benefícios. Seu nível de intensidade será avaliado numa escala de 1 a 10: 1 é como você se sente quando está sentada no sofá e 10 é como você se sentiria correndo o mais rápido que pudesse. É impossível — e nem um pouco saudável — manter uma intensidade extremamente alta por uma série inteira. É mais eficaz forçar a si mesma a aumentar a intensidade aos poucos. Veja como funcionam os níveis:

DICA PARA OS EXERCÍCIOS

Fique hidratada.

Beba pelo menos dois copos de água cerca de duas horas antes da malhação e cerca de meio copo a cada hora durante os exercícios.

	COMO VOCÊ SE SENTE	NÍVEL DE INTENSIDADE	VELOCIDADE (KM/H)*
AQUECIMENTO, DESAQUECIMENTO	Bem o bastante a ponto de poder cantar	3-4	4,8-5,6
MODERADO	Consegue falar normalmente, mas, não cantar	5-6	5,6-6,4
RÁPIDO	Diz frases curtas, mas prefere não mais fazê-lo	7-8	6,4

* Observe que as velocidades para caminhada são apenas diretrizes. Quanto mais você se exercitar, mais vai conseguir caminhar em cada um desses níveis naturalmente.

Use esses níveis de ritmo e exaustão (com base na escala de 1 a 10) a fim de garantir que você esteja se exercitando no nível de intensidade correto quando fizer as caminhadas detonando a gordura e caminhada para queimar calorias.

■ DETONANDO A GORDURA — Caminhadas em ritmo acelerado para queimar gordura abdominal. Ande em velocidade moderada (nível de intensidade 5-6)

■ PARA QUEIMAR CALORIAS — Caminhadas intercaladas para aumentar a quantidade de calorias queimadas durante e após o exercício a fim de acabar de vez com a gordura abdominal. Alterne caminhadas em velocidade moderada (intensidade 5-6) e com picos de caminhada rápida (nível de intensidade 7-8)

Plano mensal de caminhada

SEMANA 1

DIA 1
Caminhada detonando a gordura

TEMPO TOTAL DE EXERCÍCIO	RITMO	NÍVEL DE INTENSIDADE
30 minutos	3 min aquecimento	3-4
	25 min moderado	5-6
	2 min desaquecimento	3-4

DIA 2
Caminhada para queimar calorias

TEMPO TOTAL DE EXERCÍCIO	RITMO	NÍVEL DE INTENSIDADE
25 minutos	3 min aquecimento	3-4
	4 min moderado	5-6
	1 min rápido (alterne entre moderado e rápido quatro vezes)	7-8
	2 min desaquecimento	3-4

DIA 3
Caminhada detonando a gordura

TEMPO TOTAL DE EXERCÍCIO	RITMO	NÍVEL DE INTENSIDADE
30 minutos	3 min aquecimento	3-4
	25 min moderado	5-6
	2 min desaquecimento	3-4

DIA 4
Caminhada para queimar calorias

TEMPO TOTAL DE EXERCÍCIO	RITMO	NÍVEL DE INTENSIDADE
25 minutos	3 min aquecimento	3-4
	4 min moderado	5-6
	1 min rápido (alterne entre moderado e rápido quatro vezes)	7-8
	2 min desaquecimento	3-4

DIA 5
Caminhada detonando a gordura

TEMPO TOTAL DE EXERCÍCIO	RITMO	NÍVEL DE INTENSIDADE
30 minutos	3 min aquecimento	3-4
	25 min moderado	5-6
	2 min desaquecimento	3-4

DIA 6
Caminhada para queimar calorias

TEMPO TOTAL DE EXERCÍCIO	RITMO	NÍVEL DE INTENSIDADE
25 minutos	3 min aquecimento	3-4
	4 min moderado	5-6
	1 min rápido (alterne entre moderado e rápido quatro vezes)	7-8
	2 min desaquecimento	3-4

DIA 7
DESCANSO

SEMANA 2

DIA 1
Caminhada detonando a gordura

TEMPO TOTAL DE EXERCÍCIO	RITMO	NÍVEL DE INTENSIDADE
45 minutos	3 min aquecimento	3-4
	40 min moderado	5-6
	2 min desaquecimento	3-4

DIA 2
Caminhada para queimar calorias

TEMPO TOTAL DE EXERCÍCIO	RITMO	NÍVEL DE INTENSIDADE
35 minutos	3 min aquecimento	3-4
	4 min moderado	5-6
	1 min rápido (alterne entre moderado e rápido quatro vezes)	7-8
	2 min desaquecimento	3-4

DIA 3
Caminhada detonando a gordura

TEMPO TOTAL DE EXERCÍCIO	RITMO	NÍVEL DE INTENSIDADE
45 minutos	3 min aquecimento	3-4
	40 min moderado	5-6
	2 min desaquecimento	3-4

DIA 4
Caminhada para queimar calorias

TEMPO TOTAL DE EXERCÍCIO	RITMO	NÍVEL DE INTENSIDADE
25 minutos	3 min aquecimento	3-4
	4 min moderado	5-6
	1 min rápido (alterne entre moderado e rápido quatro vezes)	7-8
	2 min desaquecimento	3-4

DIA 5
Caminhada detonando a gordura

TEMPO TOTAL DE EXERCÍCIO	RITMO	NÍVEL DE INTENSIDADE
45 minutos	3 min aquecimento	3-4
	40 min moderado	5-6
	2 min desaquecimento	3-4

DIA 6
Caminhada para queimar calorias

TEMPO TOTAL DE EXERCÍCIO	RITMO	NÍVEL DE INTENSIDADE
35 minutos	3 min aquecimento	3-4
	4 min moderado	5-6
	1 min rápido (alterne entre moderado e rápido quatro vezes)	7-8
	2 min desaquecimento	3-4

DIA 7
DESCANSO

SEMANA 3

DIA 1
Caminhada detonando a gordura

TEMPO TOTAL DE EXERCÍCIO	RITMO	NÍVEL DE INTENSIDADE
60 minutos	3 min aquecimento 55 min moderado 2 min desaquecimento	3-4 5-6 3-4

DIA 2
Caminhada para queimar calorias

TEMPO TOTAL DE EXERCÍCIO	RITMO	NÍVEL DE INTENSIDADE
45 minutos	3 min aquecimento 4 min moderado 1 min rápido (alterne entre moderado e rápido quatro vezes) 2 min desaquecimento	3-4 5-6 7-8 3-4

DIA 3
Caminhada detonando a gordura

TEMPO TOTAL DE EXERCÍCIO	RITMO	NÍVEL DE INTENSIDADE
60 minutos	3 min aquecimento 55 min moderado 2 min desaquecimento	3-4 5-6 3-4

DIA 4
Caminhada para queimar calorias

TEMPO TOTAL DE EXERCÍCIO	RITMO	NÍVEL DE INTENSIDADE
45 minutos	3 min aquecimento 4 min moderado 1 min rápido (alterne entre moderado e rápido quatro vezes) 2 min desaquecimento	3-4 5-6 7-8 3-4

DIA 5
Caminhada detonando a gordura

TEMPO TOTAL DE EXERCÍCIO	RITMO	NÍVEL DE INTENSIDADE
60 minutos	3 min aquecimento 55 min moderado 2 min desaquecimento	3-4 5-6 3-4

DIA 6
Caminhada para queimar calorias

TEMPO TOTAL DE EXERCÍCIO	RITMO	NÍVEL DE INTENSIDADE
45 minutos	3 min aquecimento 4 min moderado 1 min rápido (alterne entre moderado e rápido quatro vezes) 2 min desaquecimento	3-4 5-6 7-8 3-4

DIA 7
DESCANSO

SEMANA 4

DIA 1
Caminhada detonando a gordura

TEMPO TOTAL DE EXERCÍCIO	RITMO	NÍVEL DE INTENSIDADE
60 minutos	3 min aquecimento 55 min moderado 2 min desaquecimento	3-4 5-6 3-4

DIA 2
Caminhada para queimar calorias

TEMPO TOTAL DE EXERCÍCIO	RITMO	NÍVEL DE INTENSIDADE
45 minutos	3 min aquecimento 4 min moderado 1 min rápido (alterne entre moderado e rápido quatro vezes) 2 min desaquecimento	3-4 5-6 7-8 3-4

DIA 3
Caminhada detonando a gordura

TEMPO TOTAL DE EXERCÍCIO	RITMO	NÍVEL DE INTENSIDADE
60 minutos	3 min aquecimento 55 min moderado 2 min desaquecimento	3-4 5-6 3-4

DIA 4
Caminhada para queimar calorias

TEMPO TOTAL DE EXERCÍCIO	RITMO	NÍVEL DE INTENSIDADE
45 minutos	3 min aquecimento 4 min moderado 1 min rápido (alterne entre moderado e rápido quatro vezes) 2 min desaquecimento	3-4 5-6 7-8 3-4

DIA 5
Caminhada detonando a gordura

TEMPO TOTAL DE EXERCÍCIO	RITMO	NÍVEL DE INTENSIDADE
60 minutos	3 min aquecimento 55 min moderado 2 min desaquecimento	3-4 5-6 3-4

DIA 6
Caminhada para queimar calorias

TEMPO TOTAL DE EXERCÍCIO	RITMO	NÍVEL DE INTENSIDADE
45 minutos	3 min aquecimento 4 min moderado 1 min rápido (alterne entre moderado e rápido quatro vezes) 2 min desaquecimento	3-4 5-6 7-8 3-4

DIA 7
DESCANSO

Preste atenção na técnica em suas caminhadas

O SEGREDO PARA transformar o seu passeio diário na caminhada para detonar gorduras consiste em usar a técnica adequada. O erro mais comum cometido pelas pessoas quando tentam acelerar o passo é dar passos mais largos. Na verdade, isso diminui a velocidade, porque a perna estendida age como um freio e pode causar lesões, devido ao aumento do estresse nas articulações. Em vez disso, dê passos rápidos e curtos, indo do calcanhar ao dedão e usando o dedão para dar impulso. Em seguida, dobre os braços num ângulo de cerca de 90 graus e balance-os para a frente e para trás (sem passar da altura do peito), de modo que a mão esteja quase pairando sobre o quadril. Mexer os braços freneticamente vai diminuir o seu ritmo. Pratique essas técnicas e você vai passar voando pelos outros praticantes de caminhada em pouco tempo.

Prepare-se para suas caminhadas

TÊNIS

■ **Procure um vendedor bem-informado.** Ao contrário de grandes cadeias varejistas, lojas especializadas possuem funcionários treinados especificamente para identificar o tipo de tênis mais adequado para você, perguntando sobre o seu jeito de andar e observando sua caminhada. Essas informações aumentarão suas chances de conseguir o calçado mais adequado para os seus pés.

■ **Avalie seus pés.** O número que você calça pode mudar ao longo do tempo e calçados pequenos demais podem levar a uma série de problemas. Certifique-se de ter a largura de um dedo de folga na frente do dedão e meça esse valor quando estiver em pé, e não sentado.

■ **Substitua os tênis a cada 480 a 800 quilômetros.** Isso dá mais ou menos de cinco a oito meses de uso se você caminhar cerca de 5 quilômetros, cino vezes por semana. Quando um tênis fica acabado por fora, a forração e o amortecimento interno já foram para o espaço há muito tempo. Eu sei, é difícil largar um par de tênis velhos e confortáveis, mas você fará um favor a si mesma e aos seus pés. Tênis gastos representam uma causa comum de dores nos pés, joelhos e até nas costas.

MEIAS

■ **Procure tecidos sintéticos que não deixem acumular umidade,** mantendo os pés secos e diminuindo a probabilidade de surgirem bolhas. Evite meias 100% de algodão. Como algumas meias são mais grossas que outras, calce as meias de caminhada quando for experimentar os tênis, porque elas podem afetar o tamanho do calçado.

A aceleração do metabolismo: intrometendo-se na gordura abdominal

SEMPRE FUI FÃ de musculação (minhas filhas sabem que quando saio para a academia "Mamãe vai fazer músculos"). A musculação gera confiança e sensação de poder. Além do mais, eu gosto do jeito que ela deixa o meu corpo: forte, saudável e definido. Também sei o quanto esse tipo de exercício é importante à medida que envelheço. A musculação preserva e até reconstrói músculos preciosos, como o motor de queima de calorias do corpo que alimenta o metabolismo. A partir dos 30 anos de idade, você começa a perder cerca de 200g de músculo por ano. Se você não fizer algo, essa perda pode dobrar quando chegar à menopausa. A cada quilo de músculo perdido, seu corpo queima menos calorias, o que explica por que ganhar peso se torna mais fácil e perdê-lo fica mais difícil à medida que a idade vai chegando. Diminuir a massa muscular também deixa você mais fraca e dificulta a realização de tarefas do dia a dia, como levantar de uma cadeira e subir escadas. Como resultado, você começa a se mexer menos, contribuindo mais ainda para a perda de massa muscular e o ganho de gordura.

Quando desafia um músculo, você cria rachaduras microscópicas no tecido muscular (sei que a palavra *rachadura* não parece nada saudável, mas, nesse caso, é sim, pode acreditar). Em seguida, o seu corpo reage e preenche essas fendas com proteínas, criando novo tecido muscular. É por isso que você deve esperar um dia entre sessões de musculação: para que os músculos tenham tempo de se recuperar.

Substituir o tecido cria músculos mais fortes — o resultado que você deseja, pois músculos mais fortes fazem nossos corpos ficarem mais durinhos e definidos. O mais importante, porém, é que como a massa muscular queima aproximadamente sete vezes mais calorias que a gordura (aproximadamente 15 calorias a cada meio quilo), quanto mais músculos você tiver, mais rápido queimará calorias, e perderá gordura abdominal.

A musculação também aumenta a disposição, o que facilita cumprir praticamente todas as tarefas, aumentando a probabilidade de você permanecer ativa ao longo do dia.

Por fim, músculos fortes também protegem e formam ossos fortes, o que é fundamental, particularmente para uma mulher. Como se perder massa muscular não fosse ruim o suficiente, as mulheres também começam a perder massa óssea a partir dos trinta e poucos anos, uma perda que acelera com a idade e ganha mais velocidade ainda na menopausa. Nessa época, algumas mulheres perdem até 20% da massa dos ossos nos primeiros cinco anos. A perda óssea pode levar a fraturas acidentais e espontâneas (quando os ossos quebram sem motivo aparente), que se tornam mais difíceis de curar à medida que envelhecemos, visto que há menos ossos para fechar a fratura. A perda óssea também leva à curvatura da coluna vertebral que, além de ser desconfortável, torna impossível ficar totalmente ereta e, em última instância, deixa a barriga protuberante. A musculação estressa os ossos, esticando e empurrando músculos e tendões para aumentar a densidade óssea e reduzir o risco de osteoporose. Se você já tiver osteoporose, a musculação pode diminuir o seu impacto — mas verifique com seu médico antes de começar qualquer programa de exercícios físicos.

Veja seis outras formas através das quais a musculação pode melhorar a sua saúde.

Garanta a sua segurança quando caminhar ao ar livre

- Caminhe com um amigo.
- Escolha caminhos com os quais você está acostumada.
- Use roupas reflexivas e carregue uma lanterna à noite, ao amanhecer e anoitecer. Use roupas de cores fortes durante o dia.
- Tente evitar a hora do rush para reduzir a exposição ao monóxido de carbono.
- Não carregue valores.
- Ande de frente para o tráfego, para poder ver os carros.
- Carregue um telefone celular e documento de identidade.
- Se caminhar com música, mantenha o volume baixo o suficiente para poder ouvir um carro ou pessoa se aproximando.

■ Você vai dormir melhor. Quem faz musculação regularmente tem menos probabilidade de sofrer de insônia.

■ Você vai aumentar seus músculos. E cada meio quilo de músculo queima 15 calorias a mais por dia.

■ Você vai melhorar o equilíbrio ao fortalecer ligamentos e tendões.

■ Você vai ter mais disposição. À medida que ficar mais forte, não vai se cansar com tanta facilidade.

■ Você vai reduzir o risco de diabetes. O tecido muscular magro ajuda o corpo a metabolizar o açúcar no sangue.

■ Você vai minimizar a aparência de celulite. Músculos firmes e compactos vão disfarçar as imperfeições da gordura na parte inferior do corpo.

Antes de começar: noções básicas e musculação

SE VOCÊ NUNCA fez musculação na vida, *agora é a hora de começar!* Se você já levanta alguns pesos, tente aumentar um pouco o nível.

■ OS TERMOS: Se você estiver segurando halteres pela primeira vez na vida, eis aqui o básico sobre musculação. A palavra *rep* é a versão abreviada de *repetição*: por exemplo, toda vez que você levanta e abaixa um halter ou tira a parte superior do corpo do chão e volta, isso é considerado uma repetição. Um número específico de repetições (8, 10, 12 e por aí vai) é chamado de *série*.

■ OS PESOS: Muitas mulheres treinam com pesos leves demais, incapazes de causar o aumento metabólico e a firmeza muscular que desejam. Não tenha medo de pegar pesado — você não vai obter músculos grandes e protuberantes (as mulheres simplesmente não têm hormônios suficientes para esse tipo de resultado), mas ficará mais forte e mais durinha com maior rapidez. Para obter os melhores resultados o halter que você levanta deve ser pesado o suficiente para que, na última repetição, você esteja cansada a ponto de achar que não consegue fazer mais uma. Se conseguir fazer outra repetição, então você precisa aumentar o peso. Por outro lado, se você não conseguir fazer pelo menos oito repetições, então está pesado demais: escolha um halter mais leve ou tente fazer a versão mais fácil do exercício. Como alguns músculos são maiores que outros, será preciso usar halteres mais pesados para exercícios direcionados ao peito, costas, pernas e nádegas. Para músculos menores como braços e ombros, é melhor usar halteres mais leves.

■ A ROTINA: EM "Acelerando o metabolismo" você vai começar com uma série de 10 repetições e progredir para duas séries de 15 repetições durante o programa de quatro semanas. Tenha em mente que se a qualquer momento o peso que você está levantando não estiver cansando os músculos-alvo do exercício na última repetição, é hora de aumentar o peso ou tentar a variação mais difícil do exercício. (Para os exercícios voltados para os abdominais, você pode tentar a versão mais difícil ou aumentar o número de repetições.)

■ O EQUIPAMENTO: Você vai precisar de dois conjuntos de halteres para esta parte do programa — um leve e um pesado. Se for iniciante, tente

A que horas devo fazer exercícios?

R: Algumas pesquisas mostram que as pessoas que se exercitam pela manhã o fazem de forma mais consistente porque há menos oportunidades de se distrair e deixar de malhar do que se deixar os exercícios para a noite. Mas se você não for o tipo de pessoa que funciona de manhã, basta o botão de soneca para distraí-la. O mais importante é achar o momento em que você estiver mais disposta e conseguir fazer os exercícios. Encaixe a malhação na sua vida quando for mais conveniente — do contrário, outras atividades sempre tirarão o exercício da sua agenda. Não há impacto significativo nas calorias que você queima ou na rapidez dos resultados com base no horário em que os exercícios são feitos. O que importa é que você os faça.

começar com um conjunto de 1 e 2 quilos. Se tiver mais experiência, um conjunto de 2 e 3 quilos é suficiente para começar. Lembre-se de que estas são diretrizes gerais, então, ajuste o peso que você está levantando com base na minha recomendação anterior. Determinar o peso correto não é problema: se a série é tão fácil que no fim parece que você pode continuar fazendo mais repetições, provavelmente você não está malhando forte o suficiente — isto é, não está fazendo repetições suficientes ou os pesos estão leves demais. Se, por outro lado, você mal consegue fazer a última repetição na última série, então sua escolha de pesos e repetições está certa. Com o tempo, à medida que seus músculos vão se fortalecendo, você vai se acostumar à quantidade de séries e repetições que está fazendo. Quando isso acontecer, é hora de passar para o próximo nível.

Nos **Exercícios para a barriga** nós fornecemos um número determinado de repetições a seguir, mas é possível escolher a partir de nossas sugestões para facilitar ou dificultar o exercício, dependendo do que funcionar melhor para você. Apenas lembre-se de que, se quiser desenvolver o tecido muscular magro, deverá escolher um peso desafiador.

O PLANO SEMANAL "ACELERANDO O METABOLISMO"

SEMANA	DIA 2	DIA 4	DIA 6
1	10 reps	10 reps	10 reps
2	15 reps	15 reps	15 reps
3	2 séries, 10 reps	2 séries, 10 reps	2 séries, 10 reps
4	2 séries, 15 reps	2 séries, 15 reps	2 séries, 15 reps

Acelerando o metabolismo
Agachamento a fundo

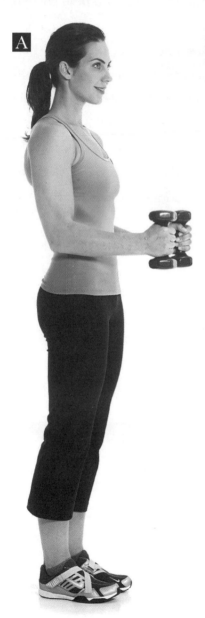

MOVIMENTO PRINCIPAL

A. Fique em pé, com os pés unidos. Segurando um halter em cada mão, dobre os braços num ângulo de 90 graus de modo que os halteres fiquem à sua frente, com os antebraços paralelos ao chão e as palmas das mãos uma de frente para a outra.

B. Dê um passo de 60cm a 1m com o pé direito para trás, apoiando-se na bola do pé. Flexione os joelhos, abaixando o joelho direito até que a coxa esquerda esteja paralela ao chão. Mantenha o joelho direito sobre o tornozelo. Ao mesmo tempo, estique os braços, movendo os halteres para trás. Mantenha a posição por um segundo, depois ponha a força no pé esquerdo, ficando novamente de pé, juntando os pés e flexionando os braços de volta à posição inicial. Faça uma série, depois repita com a outra perna.

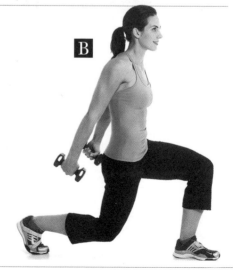

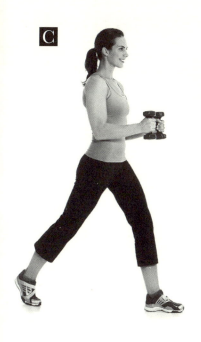

PARA DEIXAR MAIS FÁCIL

C. Faça os agachamentos a fundo em pé, começando com o pé esquerdo de 60cm a 1m na frente do direito e o calcanhar direito fora do chão. Mantenha essa posição por uma série, depois repita com a outra perna.

PARA DEIXAR MAIS FÁCIL

D. Enquanto você fica de pé ao voltar da posição de agachamento a fundo, levante o joelho direito à frente até a altura do quadril, com a perna flexionada num ângulo de 90 graus. Ao mesmo tempo, flexione os braços de volta à posição inicial. Mantenha por 1 segundo, equilibrando-se no pé esquerdo, depois leve o pé direito para trás e repita. Complete uma série e depois repita com a outra perna.

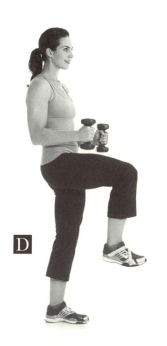

Acelerando o metabolismo
Agachamento com rosca direta

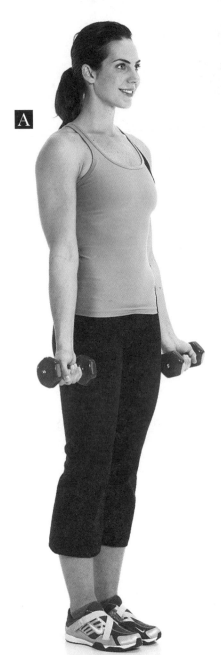

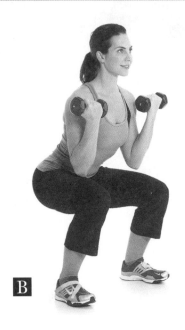

MOVIMENTO PRINCIPAL

A. Fique em pé, com os pés juntos, segurando um halter em cada mão, com os braços na lateral do corpo e as palmas das mãos voltadas para a frente.

B. Ponha o pé direito cerca de 60cm para o lado e flexione os joelhos e o quadril como se fosse sentar numa cadeira. Vá até o máximo que puder, mantendo os joelhos atrás dos dedões do pé. Ao mesmo tempo, flexione os cotovelos, trazendo os halteres na direção do ombro. Não mova os antebraços ou os ombros. Quando voltar a ficar de pé, junte os pés novamente e abaixe os halteres. Complete uma série e depois repita, colocando o pé esquerdo para o lado.

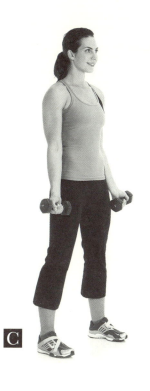

PARA DEIXAR MAIS FÁCIL

C. Comece com os pés afastados na largura dos ombros e mantenha essa posição enquanto fizer os agachamentos, sem afastar os pés.

PARA DEIXAR MAIS FÁCIL

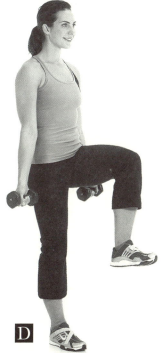

D. Quando voltar a ficar em pé, após o agachamento, levante o joelho esquerdo, trazendo-o para a frente, à altura do quadril, com a perna flexionada em 90 graus. Mantenha a posição por 1 segundo, equilibrando-se no pé direito, depois ponha o pé esquerdo para o lado e repita. Complete uma série, depois repita com a outra perna.

Acelerando o metabolismo

Agachamento a fundo lateral e elevação lateral

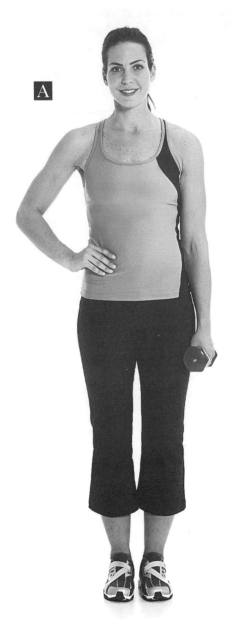

> **MOVIMENTO PRINCIPAL**

A. Fique em pé com os pés juntos e segure um halter na mão esquerda com o braço esticado ao lado do corpo e a palma da mão virada para dentro. Ponha a mão direita no quadril.

B. Afaste o pé direito de 60cm a 1m para o lado e flexione o joelho direito num agachamento a fundo, afastando-se e trazendo o halter para a frente, na direção do tornozelo direito. Mantenha o joelho direito atrás do calcanhar. Apoie-se no pé direito e volte a ficar ereta, juntando os pés. A partir desta posição, levante o braço esquerdo para o lado esquerdo até a altura do ombro, e levante a perna direita para o lado oposto, o mais alto que puder (como na foto abaixo). Mantenha por 1 segundo, depois volte à posição inicial. Complete uma série, depois troque os lados e repita.

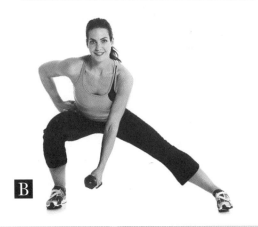

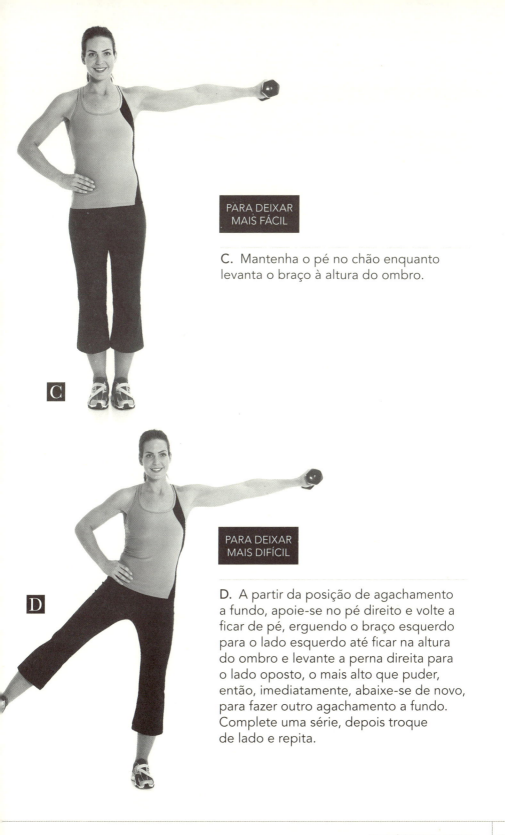

PARA DEIXAR MAIS FÁCIL

C. Mantenha o pé no chão enquanto levanta o braço à altura do ombro.

PARA DEIXAR MAIS DIFÍCIL

D. A partir da posição de agachamento a fundo, apoie-se no pé direito e volte a ficar de pé, erguendo o braço esquerdo para o lado esquerdo até ficar na altura do ombro e levante a perna direita para o lado oposto, o mais alto que puder, então, imediatamente, abaixe-se de novo, para fazer outro agachamento a fundo. Complete uma série, depois troque de lado e repita.

EXERCÍCIOS PARA CHEGAR À BARRIGA ZERO

Acelerando o metabolismo
Flexão com remada

MOVIMENTO PRINCIPAL

A. Segurando um halter em cada mão, apoie as mãos e os joelhos no chão. Ponha as mãos para a frente de modo que o corpo forme uma linha reta da cabeça aos joelhos, as mãos estejam diretamente na direção dos ombros e os pés no ar.

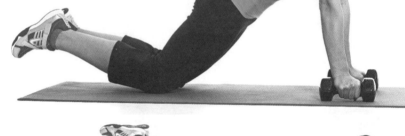

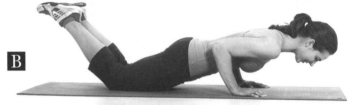

B. Flexione os cotovelos, abaixando o tórax quase ao chão. Apoie-se nas mãos, erguendo os braços novamente para começar a posição.
C. Depois, flexione o joelho direito novamente, puxando o halter na direção do peito, mantendo o braço próximo ao corpo. Abaixe o halter de volta ao chão e repita desde o início, agora fazendo uma remada com o braço esquerdo. Continue alternando as remadas pela série inteira, fazendo uma repetição extra toda vez, de modo a fazer uma quantidade igual de remadas com cada braço.

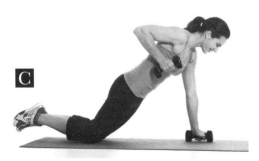

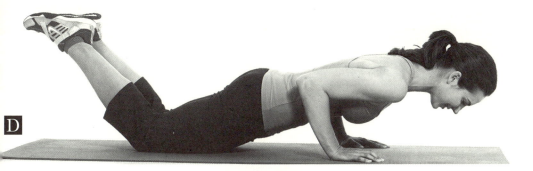

PARA FICAR MAIS FÁCIL

Divida os movimentos. Faça uma série de flexões sem halteres. **D.** Depois, apoie as mãos e os joelhos no chão e faça uma série de remadas com cada braço.

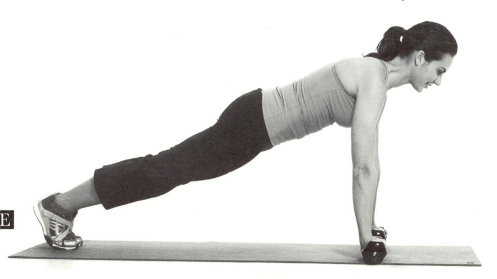

PARA FICAR MAIS DIFÍCIL

E. Faça flexões completas, equilibrando-se, nas mãos e nos dedos dos pés, sem colocar os joelhos no chão.

EXERCÍCIOS PARA CHEGAR À BARRIGA ZERO

Os exercícios para a barriga: esculpindo os músculos abdominais

A Parte 3 dos exercícios da Barriga zero se concentra, é claro, nos músculos abdominais, mas eu tenho outra confissão a fazer: quando era mais nova, costumava pular os últimos 5 minutos da aula de *step* que eram dedicados aos exercícios para o abdome por uma razão: eles eram compostos somente de abdominais. *Cha-to.* Além disso, eles nunca faziam algo de útil pela minha barriga. Nossa malhação para deixar a barriga tonificada é uma série combinada que inclui pilates, movimentos tradicionais para os músculos abdominais e exercícios de equilíbrio de modo a garantir que você tonifique essa região do corpo de todos os ângulos. Todos esses exercícios foram testados em laboratório e, comprovadamente, darão resultados melhores do que as abdominais comuns.

Alongue os benefícios da sua malhação

O mais importante que você pode fazer antes dos exercícios é se aquecer com uma atividade de menor intensidade. A melhor hora para alongar é após o exercício, quando os músculos estão aquecidos e maleáveis. Alongar também ajuda a promover a recuperação e a melhorar a postura, levando você a caminhar de modo ereto e fazendo a barriga parecer instantaneamente zerada.

Esses três alongamentos têm como alvo os principais grupos musculares que você vai trabalhar. Faça os exercícios de alongamento de modo lento e suave, mantendo cada posição por dez segundos. Não pule durante o exercício. Faça cada alongamento de três a seis vezes, respirando profundamente entre eles.

■ ALONGAMENTO DE QUADRÍCEPS: De pé, com os pés juntos, flexione a perna esquerda para trás, colocando o pé na direção das nádegas. (Você pode se apoiar numa parede ou cadeira com a mão direita para se equilibrar, se achar necessário.) Pegue o pé esquerdo com a mão esquerda e ajeite o quadril de modo a sentir a parte da frente da coxa

O rolamento, que é 80% mais eficaz do que um abdominal comum, trabalha o músculo principal da barriga, o reto do abdome, que vai da parte inferior das costelas até a pélvis.

Recomendamos o exercício chamado bicicleta se você tem tempo para fazer apenas um exercício. Ele atua no principal músculo abdominal de forma mais eficaz e também trabalha nos oblíquos, os músculos que ficam ao redor do torso. Isso gera 190% mais atividade do que quando você faz um abdominal, de acordo com um estudo norte-americano.

Movimentos como a prancha e extensão de braços e de pernas trabalham tanto os músculos abdominais quanto os das costas. E ter músculos das costas fortes permite que você fique em pé de forma ereta, melhorando a postura — um bônus — e ajudando a barriga a ficar zerada quase instantaneamente.

esquerda e o quadril alongarem. Mantenha por dez segundos e saia da posição. Troque de perna e repita.

■ ALONGAMENTO DE PANTURRILHA: Fique de pé com o pé direito de 60cm a 1m na frente do esquerdo, com os dedões apontando para a frente. Ponha a mão na coxa direita e flexione o joelho direito, mantendo a perna esquerda reta e pressionando o calcanhar esquerdo no chão de modo a sentir a panturrilha esquerda alongar. Mantenha a posição por dez segundos e saia. Troque de perna e repita.

■ ALONGAMENTO DE COXA: A partir da posição de alongamento de panturrilha, afaste o pé de trás de 15cm a 30 cm. Estique a perna da frente, tirando os dedões do chão, e flexione a perna de trás e jogue o corpo para trás, pondo as mãos na coxa. É muito importante não travar o joelho da frente. Você deve sentir um alongamento na parte de trás da coxa da perna esticada. Mantenha por dez segundos e saia da posição. Troque de perna e repita.

O PLANO SEMANAL PARA OS EXERCÍCIOS DA BARRIGA ZERO

SEMANA	DIA 1	DIA 3	DIA 5
1	10 reps	10 reps	10 reps
2	15 reps	15 reps	15 reps
3	2 séries, 10 reps	2 séries, 10 reps	2 séries, 10 reps
4	2 séries, 15 reps	2 séries, 15 reps	2 séries, 15 reps

Por fim, a elevação de pernas atua nos músculos abdominais inferiores. Como o reto do abdome é um músculo longo e contínuo, não é possível isolar completamente os músculos abdominais superiores e inferiores. Mas esses exercícios permitem maximizar a quantidade de trabalho feito pelas fibras musculares na parte inferior do músculo, ativando-as mais do que os abdominais comuns, e, ao mesmo tempo, estimulando a parte superior.

No fim das contas? Nem um abdominalzinho sequer. E agora você sabe o motivo.

Exercícios da Barriga Zero

Bicicleta

MOVIMENTO PRINCIPAL

A. Deite-se de barriga para cima, com as pernas flexionadas, os joelhos acima dos quadris, coxas paralelas ao chão e as mãos atrás da cabeça.

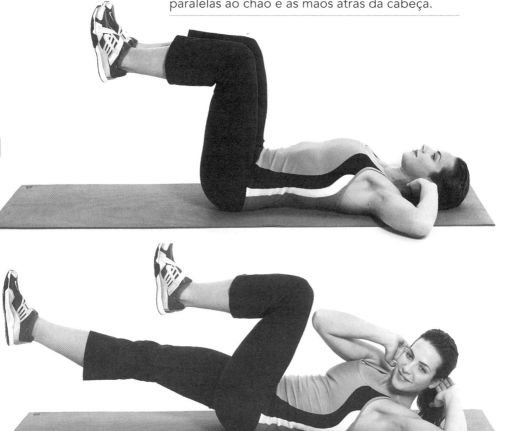

B. Contraia o abdome, tirando a cabeça e os ombros do chão enquanto estica a perna direita de modo que ela fique aproximadamente 25cm acima do chão. Gire o corpo para a esquerda, trazendo o cotovelo direito e o joelho esquerdo na direção um do outro. Não ponha a força no pescoço, o trabalho deve vir do abdome. Mantenha a posição por um segundo, depois troque de lado, girando para a direita. Isso configura uma repetição.

> **PARA FICAR MAIS FÁCIL**
>
> **C.** Mantenha os pés no chão e os joelhos dobrados enquanto você eleva e gira a parte superior do corpo.

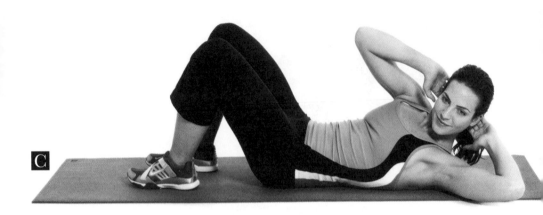

C

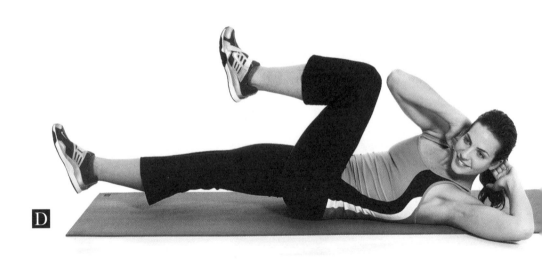

D

> **PARA FICAR MAIS DIFÍCIL**
>
> **D.** Abaixe mais a perna esticada de modo que ela fique 8cm acima do chão.

Exercícios da Barriga Zero

Prancha

A. Deite com a barriga para baixo, a parte superior do corpo apoiada nos antebraços e os cotovelos diretamente abaixo dos ombros. Mantenha os dedos dos pés dobrados.

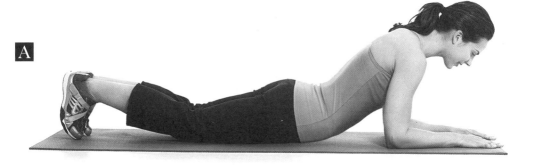

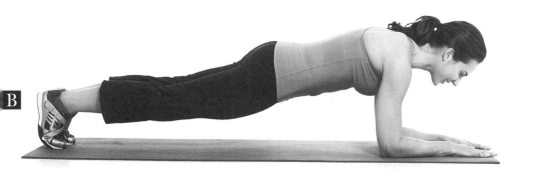

B. Contraia os músculos do torso, levantando a barriga e as pernas do chão de modo que o corpo forme uma linha reta da cabeça aos calcanhares. Mantenha o abdome contraído de modo que a barriga não caia. Mantenha por 15 segundos (aumente em 15 segundos a cada semana de modo que, na semana 4, você mantenha a posição por 1 minuto). Basta fazer uma repetição.

PARA FICAR MAIS FÁCIL

C. Mantenha os joelhos no chão e levante apenas a barriga, equilibrando-se nos joelhos e antebraços. Fique nessa posição.

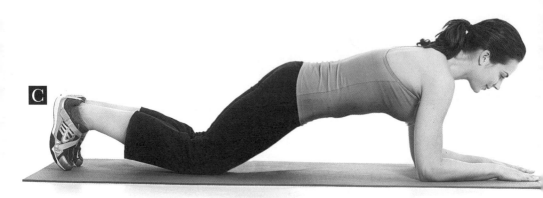

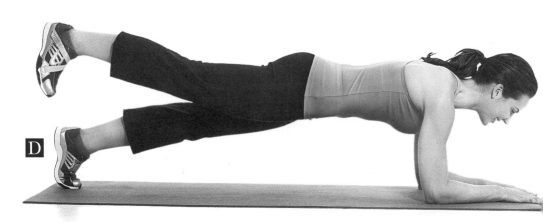

PARA FICAR MAIS DIFÍCIL

D. Levante a perna direita do chão e mantenha por metade do tempo, então levante a outra perna e mantenha a posição pelo restante do tempo.

Exercícios da Barriga Zero

Rolamento

MOVIMENTO PRINCIPAL

A. Deite-se de costas, com os braços estendidos sobre a cabeça e as pernas dobradas. Os pés ficam totalmente no chão.

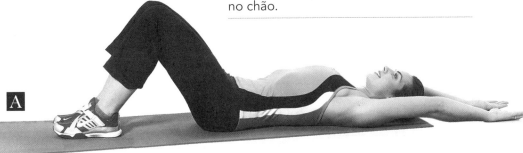

B. Inspire e levante os braços por cima do peito. Depois expire e leve a cabeça na direção do peito, tirando a cabeça e os ombros do chão. (Mantenha os braços perto das orelhas ao longo do exercício.) Junte a parte interna das coxas e levante o umbigo na direção da coluna. Saia do chão lentamente até ficar sentada.

Em seguida, estique as pernas de modo a ficar na forma de C – com as costas curvadas, a cabeça na direção do joelho e os braços estendidos à sua frente. Reverta o movimento gradualmente, inspirando e contraindo o abdome enquanto rola de volta ao chão, uma vértebra de cada vez.

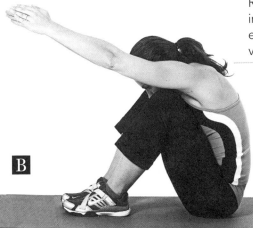

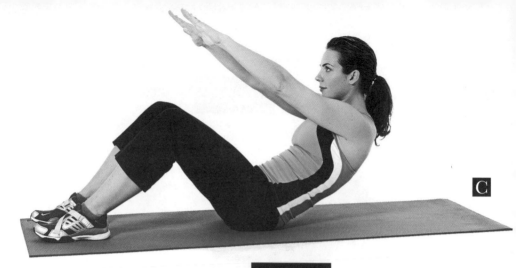

PARA FICAR MAIS FÁCIL

C. Sente-se com a coluna reta, joelhos dobrados, pés no chão e braços estendidos na altura do ombro, à sua frente. Enquanto expira, role de volta apenas 45 graus, uma vértebra de cada vez, mantendo o abdome contraído. Depois role novamente para a posição inicial.

PARA FICAR MAIS DIFÍCIL

D. Faça o movimento com as pernas estendidas o tempo todo.

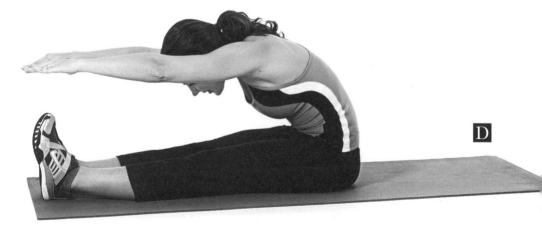

Exercícios da Barriga Zero
Extensão de braços e pernas

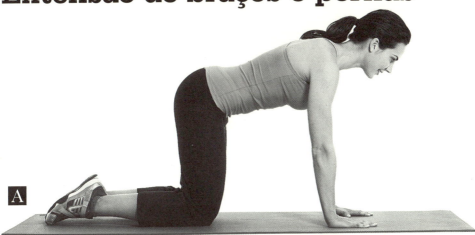

MOVIMENTO PRINCIPAL

A. Fique com os joelhos no chão, as mãos diretamente abaixo dos ombros e os joelhos diretamente abaixo dos quadris.

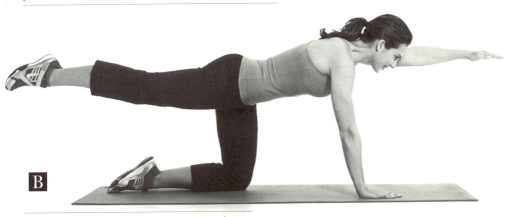

B. Mantendo as costas retas e a cabeça alinhada com a coluna, levante o braço esquerdo e a perna direita simultaneamente, estendendo-os alinhados com as costas de modo que os dedos apontem diretamente para a frente e os calcanhares apontem para trás. Mantenha por 1 segundo, depois abaixe. Faça uma série, depois inverta os braços e as pernas e repita.

PARA FICAR MAIS FÁCIL

C. Em vez de levantar e abaixar o braço e a perna, mantenha-os alinhados com as costas por 15 segundos, depois, repita com o outro lado. Uma repetição de cada lado é suficiente. Aumente a quantidade de tempo que você mantém a posição até conseguir fazer isso por um minuto.

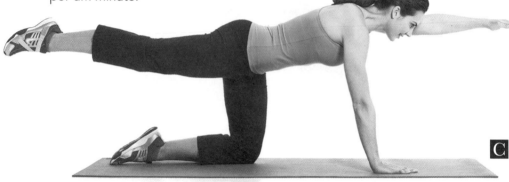

PARA FICAR MAIS DIFÍCIL

D. Quando um braço e uma perna estiverem erguidos, contraia o abdome e junte o cotovelo esquerdo com o joelho direito abaixo do torso, mantendo por 1 segundo. Estenda e repita. Faça uma série, depois inverta os braços e as pernas e repita.

Exercícios da Barriga Zero

Elevação de pernas

MOVIMENTO PRINCIPAL

A. Deite-se com a barriga para cima e os braços ao lado do corpo. Flexione as pernas de modo que os pés saiam do chão e as coxas fiquem sobre os quadris.

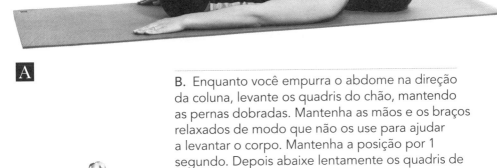

B. Enquanto você empurra o abdome na direção da coluna, levante os quadris do chão, mantendo as pernas dobradas. Mantenha as mãos e os braços relaxados de modo que não os use para ajudar a levantar o corpo. Mantenha a posição por 1 segundo. Depois abaixe lentamente os quadris de volta ao chão e dobre as pernas.

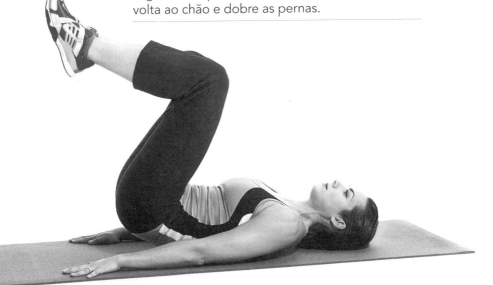

C. Deite com as pernas dobradas e os pés no chão. Contraia o abdome, mantendo parte das costas no chão, e mova os quadris para cima, fazendo uma inclinação pélvica sem levantar os pés.

PARA FICAR MAIS DIFÍCIL

D. Enquanto você levanta o quadril, estique as pernas e depois dobre-as enquanto abaixa o quadril.

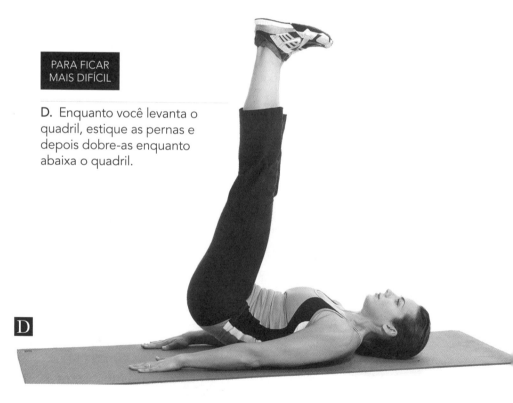

JUNTANDO TUDO: SEU PLANO DE 28 DIAS DOS EXERCÍCIOS DA BARRIGA ZERO

SEMANA	DIA 1	DIA 2	DIA 3	DIA 4
1	Caminhada Detonando a Gordura 30 min	Caminhada para Queimar Calorias 25 min	Caminhada Detonando a Gordura 30 min	Caminhada para Queimar Calorias 25 min
1	Exercícios para a Barriga 10 reps	Acelerando o Metabolismo 10 reps	Exercícios para a Barriga 10 reps	Acelerando o Metabolismo 10 reps
2	Caminhada Detonando a Gordura 45 min	Caminhada para Queimar Calorias 35 min	Caminhada Detonando a Gordura 45 min	Caminhada para Queimar Calorias 35 min
2	Exercícios para a Barriga 15 reps	Acelerando o Metabolismo 15 reps	Exercícios para a Barriga 15 reps	Acelerando o Metabolismo 15 reps
3	Caminhada Detonando a Gordura 60 min	Caminhada para Queimar Calorias 45 min	Caminhada Detonando a Gordura 60 min	Caminhada para Queimar Calorias 45 min
3	Exercícios para a Barriga 2 séries, 10 reps	Acelerando o Metabolismo 2 séries, 10 reps	Exercícios para a Barriga 2 séries, 10 reps	Acelerando o Metabolismo 2 séries, 10 reps
4	Caminhada Detonando a Gordura 60 min	Caminhada para Queimar Calorias 45 min	Caminhada Detonando a Gordura 60 min	Caminhada para Queimar Calorias 45 min
4	Exercícios para a Barriga 2 séries, 15 reps	Acelerando o Metabolismo 2 séries, 15 reps	Exercícios para a Barriga 2 séries, 15 reps	Acelerando o Metabolismo 2 séries, 15 reps

SEMANA	DIA 5	DIA 6	DIA 7
1	Caminhada Detonando a Gordura 30 min	Caminhada para Queimar Calorias 25 min	DESCANSO
1	Exercícios para a Barriga 10 reps	Acelerando o Metabolismo 10 reps	DESCANSO
2	Caminhada Detonando a Gordura 45 min	Caminhada para Queimar Calorias 35 min	DESCANSO
2	Exercícios para a Barriga 15 reps	Acelerando o Metabolismo 15 reps	DESCANSO
3	Caminhada Detonando a Gordura 60 min	Caminhada para Queimar Calorias 45 min	DESCANSO
3	Exercícios para a Barriga 2 séries, 10 reps	Acelerando o Metabolismo 2 séries, 10 reps	DESCANSO
4	Caminhada Detonando a Gordura 30 min	Caminhada para Queimar Calorias 65 min	DESCANSO
4	Exercícios para a Barriga 2 séries, 15 reps	Acelerando o Metabolismo 2 séries, 15 reps	DESCANSO

Mantendo a motivação

E, AGORA, umas palavrinhas sobre atitude. A essa altura você já entendeu que acreditar em si mesma é fundamental para toda essa jornada rumo à Barriga zero. Eu vejo o poder da atitude bem de perto a cada história de sucesso que ouço em relação à perda de peso e todas as vezes que encontro alguém que enfrentou um desafio na vida de cabeça erguida. A perspectiva e a visão certas são o que eu chamo de "molho especial". Significa resultados melhores, mais rápidos e duradouros.

Recomendo que mantenha isso em mente quando as coisas ficarem difíceis: mudar o modo de pensar pode alterar toda a sua experiência de se exercitar. Na verdade, a mente é tão poderosa que pode fortalecer músculos sem levantar um halter. Quando pesquisadores da Clínica Cleveland, nos Estados Unidos, fizeram com que voluntários saudáveis imaginassem que estavam contraindo os músculos das mãos, eles aumentaram a força das mãos em 35%. Embora esse campo de estudo

Quatro motivos para malhar com música

1. **Você vai se sentir mais feliz.** Um estudo revolucionário de imagens do cérebro feito pela Universidade McGill, no Canadá, mostrou pela primeira vez que a música ativa os mesmos centros de recompensa e prazer do cérebro que respondem a sensações boas associadas à alimentação e — acredite se quiser — ao sexo.

2. **Seus movimentos serão mais rápidos.** Pesquisadores australianos descobriram que quanto mais rápido o ritmo, mais vigorosamente você malha. Outras pesquisas mostraram que quem faz exercícios ouvindo música tem mais resistência e, por isso, faz exercícios por mais tempo, queimando mais calorias.

3. **Você vai ficar mais inteligente.** No primeiro estudo a analisar os efeitos combinados da música e dos exercícios físicos no desempenho mental, Charles Emery, autor da pesquisa e professor de psicologia da Universidade do Estado de Ohio, nos Estados Unidos, descobriu que essa combinação aumentava os resultados num teste de fluência verbal.[6]

4. **Você vai perder gordura abdominal mais rápido.** Mulheres que fazem exercícios com música perderam 3,6kg mais que mulheres que malhavam em silêncio.

esteja apenas começando, imagine o que a mente pode fazer durante um exercício físico de verdade.

Agora, armada com estas informações, entre em cada exercício imaginando-se forte, bem-disposta e leve como uma pluma. Não se lembre

P

E se eu já gosto de me exercitar? Devo manter minha rotina regular ou fazer esta aqui?

R: Se você já tem um programa de exercícios que ama fazer, não tenha dúvidas: continue. A probabilidade de continuar malhando é maior se você fizer algo de que gosta. Mas eu recomendaria comparar a sua malhação atual com a que recomendo aqui e, talvez, fazer alguns pequenos ajustes no seu plano de exercícios para maximizar o potencial em termos de zerar a barriga. Aqui estão algumas perguntas para se fazer quando revisar seu plano.

■ *Estou levantando pesos pelo menos dois dias por semana?*
Se não estiver, pense em acrescentar os exercícios **acelerando o metabolismo** das páginas 280 a 287 à sua rotina. Se estiver levantando pesos, mas quiser resultados melhores, passe a fazer musculação três vezes por semana, usando alguns dos movimentos do **acelerando o metabolismo**. Ao trabalhar múltiplas partes do corpo ao mesmo tempo você queimará mais calorias.

■ *Estou fazendo de 30 a 60 minutos de exercícios aeróbicos (caminhada, andar de bicicleta, corrida, natação, usar um aparelho como transport ou simulador de caminhadas) pelo menos cinco dias por semana?*
Se não estiver, aumente a duração ou frequência dos seus exercícios para melhorar o número de calorias que você queima por dia. Se estiver fazendo essa quantidade de exercícios aeróbicos, mas quiser resultados melhores, transforme três das suas sessões em exercícios intercalados — como a caminhada **para queimar calorias**. Ou transforme qualquer atividade aeróbica num exercício intercalado aumentando a intensidade por 30 a 60 segundos e depois diminuindo para o seu ritmo habitual por dois a cinco minutos.

■ *Estou fazendo exercícios voltados para a barriga pelo menos dois dias na semana?*
Se não estiver, comece fazendo apenas um ou dois exercícios da série da **Barriga zero** nas páginas 291 a 300 por sessão, para deixar sua barriga mais firme.

dos momentos difíceis do seu dia ou pense no quanto está cansada. Em vez disso, imagine-se andando nas nuvens ou que uma força invisível está levantando você, ajudando a dar o próximo passo, levantar aquele peso ou terminar o exercício. A mente é poderosa, use-a! Se você levar apenas alguns segundos para mudar de atitude, não vai acreditar no quanto o seu exercício será mais fácil, rápido e divertido.

LEIA UMA HISTÓRIA DE SUCESSO DA BARRIGA ZERO

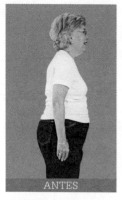
ANTES

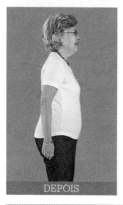
DEPOIS

Evelyn Gomer

QUILOS PERDIDOS:
2,7
EM 32 DIAS

CENTÍMETROS PERDIDOS NO TOTAL::
21,6

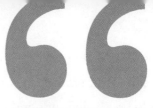

A motivação de Evelyn Gomer para tentar a *Dieta da barriga zero* veio das amigas — indiretamente, pelo menos. "Fui uma pessoa urbana por anos a fio. A maioria das mulheres da cidade é magra e se veste lindamente. Fui assim por anos, até me mudar e sair da cidade." Como afirma Evelyn: "Eu me casei bem tarde e me mudei para o interior, onde as mulheres tinham um estilo mais, digamos, matrona. Então, seja lá por qual razão, eu relaxei totalmente." O casal se mudou de volta para o centro da cidade e Evelyn descobriu que todas as amigas da cidade ainda estavam magras e esbeltas — menos ela. "Eu queria voltar a ser assim", conta. "Então, quando ouvi falar dessa dieta, aproveitei a oportunidade para experimentá-la." Não é que ela já não tivesse feito dieta antes. Ela tentou várias, mas nenhuma deu certo por muito tempo. "A *Dieta da barriga zero*? Foi uma benção!"

A primeira descoberta realmente maravilhosa feita por Evelyn foi que ela não sentia fome com a dieta. "Eu fico muito desconfortável quando estou com fome. Meu estômago ronca e me sinto muito cansada e apática. Porém, comer as quatro refeições por dia funcionou para mim. E esses AGMIs!" Como a maioria dos participantes da *Dieta da barriga zero*, Evelyn nunca tinha ouvido falar de um AGMI antes de ser apresentada à dieta, por isso, quando soube que poderia comer nozes, ela ficou feliz da vida. "Eu adoro nozes, de todos os tipos. Elas ajudaram a matar qualquer vontade de comer sobremesas calóricas. Mal posso acreditar que algo tão engordativo possa ser tão saudável", confessa. "Eu ando com um pote de manteiga de amendoim na bolsa, para o caso de estar em algum lugar onde não consiga encontrar o que comer. Eu fico satisfeita apenas beliscando nozes. Mas há muitos outros alimentos maravilhosos para escolher, também."

Por ser totalmente a favor da praticidade, Evelyn leu os 28 dias de receitas e escolheu cerca de 20 refeições que a deixariam feliz e não exigiam "50 milhões de ingredientes" para serem preparados. Ela vem fazendo essas mesmas refeições repetidamente e diz que, depois de algum tempo, você as decora e não precisa mais ler a receita. Basta fazer uma compra de mês para ter todos os ingredientes em casa.

Ela aponta outro benefício da *Dieta da barriga zero*, além do peso que perdeu em quatro semanas: o marido também está ficando mais magro. "Não", revela, "ele não está fazendo a dieta. É só que eu não tenho cozinhado muito, então ele está se virando sozinho e comendo bem menos do que antes. Com isso, ele perdeu peso e está muito feliz."

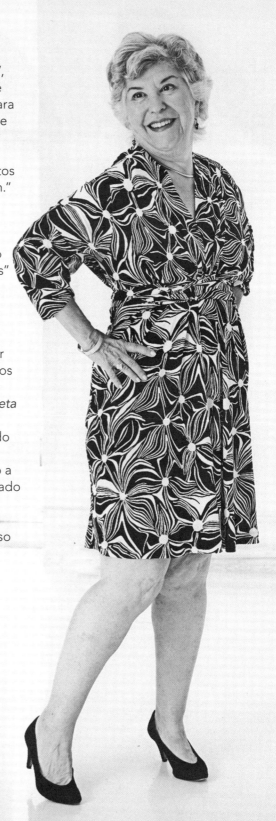

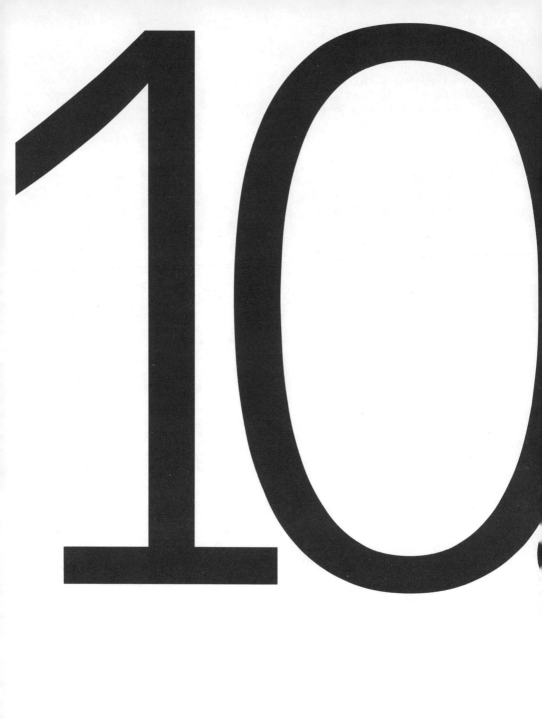

O GUIA PARA DEPOIS DO 33º DIA

VEJA DUAS ESTATÍSTICAS reveladoras: uma pesquisa norte-americana recente descobriu que a porcentagem de pessoas que faziam dieta para perder peso caiu de 33% em 2004 para 29%.[1] Por outro lado, as pessoas estão começando a comer de modo mais saudável em quantidades crescentes, impressionantes até: 57% dos consumidores estão tentando comer de modo mais saudável, um número que era 45% em 2000.[2]

Os ocidentais estão comendo mais frutas, vegetais e grãos integrais do que no passado, e em algumas pesquisas 90% estão fazendo algo para melhorar a qualidade das refeições, como limitar o sal, açúcar, gorduras saturadas ou prestar mais atenção às porções. Isso me diz que as pessoas estão mais interessadas em fazer escolhas alimentares que tenham impacto na saúde a longo prazo do que em seguir um plano com truques para obter resultados rápidos. Por isso, eu desejava que a *Dieta da barriga zero* fosse — em primeiro lugar — algo que os leitores pudessem manter pelo resto da vida.

Então, aqui estamos. Supostamente, você já terminou os primeiros 32 dias da *Dieta da barriga zero*, então, vamos ver o que você já conquistou. Se você seguiu os parâmetros desse plano (comer AGMIs em cada refeição, limitar calorias a 1.600 por dia, fazer exercícios físicos regularmente, de modo sensato e eficiente, e mudar a forma de pensar sobre comida), conseguiu dar o primeiro e mais difícil passo rumo a um futuro mais saudável. E com um bônus: você, provavelmente, perdeu um bocado da gordura mais perigosa que se pode ter: a gordura abdominal.

Também espero que você tenha aprendido algumas lições que deixarão o estilo de vida da *Dieta da barriga zero* ainda mais recompensador. Agora você conhece a anatomia e a fisiologia do sistema digestivo melhor do que antes e entende por que a gordura que não se pode ver às vezes é mais assustadora do que a gordura que pula para fora da calça jeans. E também já leu sobre a relação intrincada entre o estresse, o cortisol e o seu corpo. Para colocar todo esse conhecimento para trabalhar a seu favor, em prol da sua barriga e da sua saúde, de forma simples, basta adotar permanentemente as três regras da *Dieta da barriga zero* que já lhe são bem familiares a essa altura. Espero que você tenha descoberto que realmente é possível seguir a *Dieta da barriga zero* para sempre.

Os participantes do nosso grupo de testes seguiram. Após terminar a fase de testes da *Dieta da barriga zero*, todos eles, sem que lhes fosse pedido, disseram que planejavam manter o programa. Por quê? Porque eles perderam peso, reduziram medidas e jamais se sentiram privados de nada. Porque a cada semana eles relataram não sentir fome, ter a disposição nas alturas e nenhum desejo súbito de comer. Eles elogiaram muito as refeições e receitas e adoraram saber que, uma vez entendido o plano, não precisavam contar os dias até poder comer refeições satisfatórias novamente.

Lembre-se, ter sucesso na *Dieta da barriga zero* representa uma recompensa ainda maior que ter uma silhueta visualmente atraente: significa uma vida mais longa e saudável. Este capítulo trata de deixar você totalmente preparada para obter *todos* os benefícios da *Dieta da barriga zero* — incluindo a barriga zerada — por décadas.

Tenha uma barriga zerada pelo resta da vida: regras para comer

Regra nº 1 Mantenha-se em 400 calorias por refeição.
Regra nº 2 Nunca passe mais de quatro horas sem comer.
Regra nº 3 Coma um AGMI a cada refeição.

REGRA Nº 1: MANTENHA-SE EM 400 CALORIAS POR REFEIÇÃO

SEM MEIAS-PALAVRAS: para manter o peso baixo e o metabolismo funcionando a contento é preciso controlar o consumo diário de calorias — isto é, manter-se em cerca de 400 calorias por refeição, 1.600 por dia. Você deve estar se perguntando por que deve manter o mesmo consumo diário de calorias que a levou a conquistar seu objetivo *depois* de tê-lo alcançado? Porque a verdade é que 1.600 calorias são suficientes para manter a disposição, ajudar o sistema imunológico e manter os preciosos músculos que queimam calorias (para que você não se sinta esgotada, com variações de humor ou faminta), mas não são calorias suficientes para permitir que você volte a adquirir gordura abdominal (e fique vulnerável a todos os riscos para a saúde que vêm junto com ela).

De forma alguma eu estou condenando você a uma vida de privações ou tédio. Você está comendo a *Dieta da barriga zero* por 32 dias e sabe por experiência própria o quanto esse estilo de vida é satisfatório e não a deixa com fome. Um dos principais motivos pelos quais a *Dieta da barriga zero* funcionou para você vem do fato de que a comida é fabulosa. E não vem em pouca quantidade. Quanto ao tédio? Esqueça. Entre as refeições rápidas, lanchinhos e receitas, bem como vários produtos industrializados e *fast foods* aprovadas, há centenas de opções, não importa se você não tem tempo (ou vontade) de cozinhar.

REGRA Nº 2: NUNCA PASSE MAIS DE QUATRO HORAS SEM COMER

Essa é a sua rotina, já testada e comprovada. Você estabeleceu um ritmo e seu corpo respondeu, acostumando-se a receber três refeições de 400 calorias ricas em AGMIs em intervalos de quatro horas, bem como um lanchinho saudável a qualquer hora do dia estabelecida por você. Agora você sabe como é ter a disposição nas alturas, o açúcar no sangue em nível constante, o metabolismo a todo vapor — isto é, sabe como é ter controle do seu apetite. E já viu os resultados na barriga. Mantenha esse estilo e você continuará a beneficiar a saúde e a cintura.

REGRA Nº 3: COMA UM AGMI A CADA REFEIÇÃO

Nas últimas semanas você passou a conhecer bem os AGMIs (e a amá-los tanto quanto eu, tenho certeza!), esses pequenos milagreiros que atuam na sua barriga e ajudam você a se sentir cheia *e* perder gordura visceral. Você também descobriu o quão fácil — e gostoso — é incluir pequenas quantidades dessas gorduras saudáveis nas suas refeições. Mesmo se não for possível encaixar um AGMI a cada refeição, você sabe que eles são encontrados principalmente em óleos vegetais, nozes, sementes, azeitonas e abacates. Eles são tão fáceis de conseguir quanto de amar, e não será difícil colocar a regras dos AGMIs em prática na maior parte do tempo. E se você não decorou a lista de AGMIs a essa altura, basta voltar à página 55 para uma consulta rápida.

Uma barriga zero para a vida toda: estratégias a serem seguidas

Ao longo deste livro, volta e meia mencionei que a *Dieta da barriga zero* diz respeito à *atitude*. E veja só, o seu futuro saudável e sem barriga também depende dela.

Eu lhe dei ferramentas e truques aos montes que serão cada vez mais importantes para nutrir e fortalecer do que as refeições da Barriga zero e os AGMIs depois que você passar do 32º dia. Essas ferramentas e truques foram tão importantes para o seu sucesso quanto os alimentos que você ingeriu. Elas foram utilizadas para fazer grandes mudanças e serão essenciais para a continuidade da sua saúde e bem-estar.

Nesta seção eu resumi algumas das principais práticas e assuntos para que você use como guia na jornada que terá pela frente.

MANTER UM DIÁRIO

Como já foi mencionado, manter um diário é a coisa mais importante que você pode fazer para ajudar a manter o foco nos objetivos de saúde a longo prazo. Pode acreditar quando digo que isso vai ajudá-la a se manter na linha. Não estou sugerindo que você escreva 15 minutos todos os dias pelo resto da vida. Porém, recomendo a criação de um diário como parte do seu repertório de ferramentas saudáveis. Assim como nenhum pai ou mãe deve ficar sem um termômetro na caixinha de remédios, eu acredito firmemente que nenhuma mulher deve ficar sem os meios para registrar seus pensamentos e sentimentos no papel (ou no computador). O diário é o seu termômetro emocional. Seus pensamentos são as pistas para descobrir suas inseguranças destrutivas e também sua força interior. Por que raios você pensaria em ignorá-los?

MANTENHA-SE CONSCIENTE

S{empre} {que} {precisar} mudar rapidamente a sua atitude de desesperada para concentrada, use os truques mentais do Capítulo 5. Eles são rápidos — cada um dura apenas alguns minutos — mas extremamente eficazes para sacudir você do estupor alimentado pelo estresse e ajustar sua relação emocional com a comida. Eles vão ajudá-la a desacelerar,

O perigo de pular refeições

Não vale a pena ficar abaixo da marca de 1.600 calorias por dia. Acredite, eu entendo a tentação. Todos já fomos levados a acreditar que quanto menos calorias nós ingerirmos, mais rápido perderemos peso, mas a perda de peso não é assim tão simples. Se você diminuir drasticamente a quantidade de comida que ingere por um período muito grande de tempo, a resposta natural do corpo é desacelerar para preservar gordura. Para obter uma barriga zerada, essa "resposta da fome" é a última coisa de que precisamos.

Veja o que acontece: se você consome poucas calorias, o corpo começa a quebrar tecido muscular para usar como combustível. Essa perda muscular pode afetar drasticamente o metabolismo, geralmente por longos períodos de tempo. O motivo é simples: o músculo é um tecido metabolicamente ativo que exige uma determinada quantidade de calorias todos os dias para se *manter*, estando ou não em uso. Por isso, quanto mais músculos você tiver, mais calorias irá queimar. À medida que sua massa muscular cai, também diminui a necessidade do corpo por calorias para sustentá-lo. Digamos que uma pessoa num plano de dieta muito restrito perca 6kg — 4,5kg de gorduras e 1,5kg de músculos. Vamos supor, ainda, que cada meio quilo de músculo queime cerca de 50 calorias por dia. Com esse tecido muscular perdido, a pessoa que fez a dieta agora precisa consumir 250 (5 vezes 50) menos calorias por dia para manter essa perda de 6kg.

Claro que a maioria das pessoas não segue essa rotina rígida por muito tempo e acaba voltando aos hábitos alimentares anteriores à dieta. E é isso que os coloca em risco de recuperar todo o peso perdido — e engordar ainda mais.

tirar um tempo para você e saborear as refeições, para não ficar tentada a comer besteiras ou comer rápido demais.

CONTROLE O ESTRESSE

A RELAÇÃO ENTRE O ESTRESSE A GORDURA ABDOMINAL é clara e direta. Controle o estresse e você estará um passo mais perto de controlar a gordura abdominal para sempre. Escrever no diário pode aliviar muito o estresse, o mesmo vale para os exercícios físicos. (Outro motivo pelo qual gosto de ir e voltar do trabalho andando é que consigo pensar em

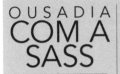

OUSADIA COM A SASS

"Evite as armadilhas comuns."

Como nutricionista eu já ajudei centenas de pessoas a perder peso e também vivo com um "perdedor" bem-sucedido há mais de uma década. Ver meu marido, Jack, perder mais de 20kg sem jamais recuperá-los me mostrou por experiência própria que, embora nem sempre seja fácil, é possível perder uma quantidade significativa de peso e continuar sem ele. Um estudo recente buscou as razões principais pelas quais os perdedores bem-sucedidos geralmente recuperam o peso que perderam. Eu posso dizer que Jack é um mestre em evitar cada uma dessas armadilhas, e você também pode conseguir isso.

Armadilha nº 1: Não conseguir se planejar com antecedência para situações sociais. Evite isso trazendo a própria comida ou lanche quando sair com amigos, com a família ou receber amigos em casa, de modo a ter maior controle sobre o cardápio.

Armadilha nº 2: Sentir-se privado de algo. De acordo com o nosso grupo de teste, esse não foi um problema na *Dieta da barriga zero*. Nós constantemente ouvimos que eles não se sentiram privados de nada e até tiveram um pouco de culpa pelo quanto estavam satisfeitos. É porque a comida nesse plano é deliciosa e contém indulgências saudáveis como chocolate, nozes, queijo e bagas.

Armadilha nº 3: Subestimar o número de calorias nos alimentos. Nós acabamos com esse problema, pois a *Dieta da barriga zero* controla suas calorias para que você não exagere.

Cynthia

soluções para crises no escritório em minha mente, divertindo quem passa ao meu lado ao falar sozinha de vez em quando.) Se você precisa de mais ideias para ajudar a controlar o estresse, repasse periodicamente as estratégias para acabar com o estresse mostradas no Capítulo 4 e use-as como guia a ser verificado sempre.

CONSIGA UM GRUPO DE APOIO

Uma das melhores formas de se manter na linha e motivada é ter um grupo de apoio. Não importa o quanto você esteja motivada, o sucesso a longo prazo é sempre mais fácil quando se tem ajuda. Pode ser uma pessoa — apenas alguém para dizer que você está indo bem de vez em quando. Ter pessoas na sua vida que entendam e aceitem seus sonhos pode fazer toda a diferença. O seu grupo de apoio não precisa ter membros da família ou mesmo bons amigos, basta que eles respeitem seus objetivos.

Resultados no mundo real

O ponteiro da balança não quer se mexer? Num determinado ponto, todo mundo que faz dieta chega a um nível máximo. Veja o que acontece: a *Dieta da barriga zero* fornece calorias suficientes — 1.600 — para manter um peso saudável, "ideal". Se você tem mais que o seu peso ideal, está consumindo mais de 1.600 calorias por dia. Você pode bater o pé e dizer que tem certeza que está comendo apenas 1.200 calorias por dia, está morrendo de fome e não consegue perder peso mesmo assim. E eu digo *Não é verdade!* Assim como é preciso uma determinada quantidade de madeira para aquecer uma cabana, é preciso uma quantidade de calorias para se manter viva. E quanto mais você pesa, de mais calorias precisa para manter esse peso. Ao seguir esse plano você criou um deficit de calorias que lhe permitirá perder quilos. A cada quilo perdido, no entanto, esse deficit de calorias diminui. Por isso, quanto mais perto você chega do peso ideal, leva mais tempo para perder o próximo quilo.

Não parece justo, mas é a lei da física! Nesse plano você jamais chegará a um limite verdadeiro (ou seja, sem perda líquida de peso). Mas, às vezes, pode parecer que sua perda de peso empacou. Se você estiver seguindo o plano — e mantendo um diário alimentar —, posso garantir que não empacou, apenas está mais lento. Pense dessa forma: se você estava perdendo 1kg por semana, e passou a perder meio quilo, você vai acabar perdendo 250g e assim sucessivamente. Essas perdas incrementais, provavelmente, não são visíveis na balança, mas não deixam de ser perdas. Lembre-se que mesmo 100g de gordura perdida significam quase meio pacote de manteiga removido do seu corpo. Ainda é progresso surpreendente para uma semana!

A *Dieta da barriga zero* para viagem: o guia para jantar fora sem angústia

Tudo bem, você conseguiu uma barriga zerada e incrível, está cheia de disposição e se sente absolutamente maravilhosa. Agora é hora de comemorar. Talvez seja seu aniversário de casamento, ou aniversário mesmo. Ou talvez você apenas esteja se sentindo feliz. Jantar fora? Por que não?

Apenas lembre-se que você está lá para comemorar, não para comer em excesso. E se você se mantiver na dieta — mesmo se for uma versão levemente modificada — vai acordar sentindo-se bem e nem um pouco culpada amanhã. Vá fundo, dê-se o luxo de comer algo especial. Se tudo for planejado com antecedência, não há motivo para deixar de apreciar uma refeição em qualquer lugar, e isso inclui aquela pizza com as amigas após uma tarde no shopping. Seguir essas diretrizes vai ajudá-la a se manter na linha.

- Alimente-se normalmente ao longo do dia. Pular uma refeição a fim de economizar calorias para mais tarde só aumenta os riscos de comer demais no jantar. Você também pode aumentar o ritmo dos exercícios — a queima extra de calorias vai ajudar a equilibrar aquela sobremesa mais calórica.

- Faça um lanche leve antes de sair. Boas opções são as vitaminas da *Dieta da barriga zero* ou qualquer coisa que tenha um AGMI. O AGMI vai tirar a urgência da sua fome e ajudar a passar direto pela cesta de pãezinhos.
- Seja a primeira pessoa da mesa a fazer o pedido. Isso vai evitar que você fique tentada pelas guloseimas alheias.
- Tente deixar um pouco de comida. A velha regra da infância sobre "limpar o prato" não vale mais.

A patrulha das porções

TALVEZ A DICA MAIS importante para jantar fora seja: fique de olho no tamanho das porções. Nem preciso dizer que algo chamado "tamanho família" deve ser evitado, mas tenha cuidado com pratos que não anunciam suas proporções generosas e servem duas ou até três pessoas. Sempre é bom ter uma referência visual para ajudar a moderar as porções de diferentes alimentos quando jantar fora. Por exemplo:

- Uma "porção" de arroz cozido ou massa é considerada como 100g. Isso é mais ou menos a metade de uma bola de beisebol. Se você quiser limitar o consumo de arroz ou massa a duas porções, pense numa bola de beisebol. A maioria dos restaurantes chineses serve quantidades de arroz muito maiores que essa.

VOCÊ SABIA?

Pesquisa publicada no *Journal of the American Medical Association* revelou que as mulheres que fizeram exercícios cinco vezes por semana, de 30 a 45 minutos por dia, por um ano inteiro, foram capazes de reduzir a gordura abdominal entre 3 a 6%.[7]

- Uma fatia de pão de tamanho padrão é considerada uma "porção". Compare pães doces, brioches, croissants e outros produtos com essa imagem e ajuste o tamanho de sua porção: se o pãozinho do sanduíche de frango ou hambúrguer parecer maior que duas fatias padrão, deixe um pouco no prato.

- Noventa gramas de carne cozida, o tamanho de um baralho ou da palma da mão de uma mulher, são considerados uma "porção". A maioria dos restaurantes oferece muito mais do que isso numa entrada. Maneiras inteligentes para diminuir calorias incluem pedir meia porção, comer um sanduíche em vez do prato principal ou dividir uma refeição.

- Considera-se uma porção 30g de queijo ralado. Isso é mais ou menos o tamanho de uma bola de golfe. Adultos saudáveis precisam de duas a três porções de leite, iogurte ou queijo por dia. Se o queijo é seu fraco, pense em "bola de golfe" quando polvilhar aquele queijo ralado na comida.

Para encerrar

GOSTARIA DE TERMINAR lembrando a última pergunta que lhe fiz no Capítulo 4: *Por quem você está fazendo isso?* Ainda há apenas uma resposta aceitável: *para mim*.

Esse plano foi criado para ajudar você a ver que se concentrar em si mesma não é um exercício de egoísmo. Nos dias de hoje, todas nós somos excessivamente comprometidas com os outros, seja na atenção que damos aos filhos e ao marido, o tempo que passamos no trabalho ou o esforço que fazemos para construir nossas relações na comunidade. Mas eu falo por experiência própria quando digo que nenhum desses compromissos vale nada se você não estiver em primeiro lugar, totalmente comprometida consigo mesma. A *Dieta da barriga zero* não é mera vaidade. Claro que é um plano para perder peso criado para lhe dar uma cintura mais sexy, mas não se trata de uma dieta maluca que promete o abdome de uma pessoa de 20 anos de idade. É um plano de perda de peso baseado na ciência mais crível — e segura — cujo objetivo é atuar no tipo de gordura mais perigoso que você carrega no corpo, a gordura que ameaça sua vida. Se quiser ter uma vida mais longa e saudável, ter essa gordura está fora de cogitação.

Espero que você continue a comer do jeito indicado pela *Dieta da barriga zero* pelo tempo que for necessário para vivenciar a liberdade que vem de ter um peso corporal mais saudável. Se você acabar com um abdome de aço, vou ficar feliz da vida por você! (Talvez até com um pouquinho de inveja.) Mas eu ficaria feliz do mesmo jeito se você me contasse que finalmente perdeu o peso que ganhou na gravidez, que começou a caminhar, baixou sua pressão sanguínea ou parou de comprar túnicas largas e sem forma porque não fica mais preocupada com o corpo. Esse plano diz mais respeito a criar um estilo de vida mais saudável do que alcançar o corpo ideal. Se você não se lembrar de nada sobre a *Dieta da barriga zero*, além do fato que um AGMI a cada refeição pode salvar sua vida, então eu fiz meu trabalho. E você fez o seu.

Tabelas de Conversão

Estes valores foram levemente arredondados para facilitar a medição.

MEDIDAS DE VOLUME

Estados Unidos	Imperial (Reino Unido)	Sistema Métrico (Brasil)
¼ de colher de chá	—	1ml
½ colher de chá	—	2ml
1 colher de chá	—	5ml
1 colher de sopa	—	15ml
2 colheres de sopa (1oz)	1 floz	30ml
¼ de xícara (2oz)	2 floz	60ml
⅓ de xícara (3oz)	3 floz	80ml
½ xícara (4oz)	4 floz	120ml
⅔ de xícara (5oz)	5 floz	160ml
¾ de xícara (6oz)	6 floz	180ml
1 xícara (8oz)	8 floz	240ml

Tamanhos de panelas e tabuleiros

Estados Unidos	Sistema Métrico (Brasil)
Tabuleiro para bolo de 8 polegadas	Tabuleiro para bolo de 20 x 4cm
Tabuleiro para bolo de 9 polegadas	Tabuleiro para bolo de 23 x 3,5cm
Assadeira de 11 x 7 polegadas	Assadeira de 28 x 18cm
Assadeira de 13 x 9 polegadas	Assadeira de 32,5 x 23cm
Assadeira de 15 x 10 polegadas	Assadeira de 38 x 25,5cm (Assadeira para rocambole)
Assadeira de 1 ½ quarto de galão	Assadeira de 1,5 litro
Assadeira de 2 quartos de galão	Assadeira de 2 litros
Assadeira retangular de 2 quartos de galão	Assadeira de 30 x 19cm
Forma para torta de 9 polegadas	Forma para torta de 22 x 4cm ou 23 x 4cm
Tabuleiro redondo de 7 ou 8 polegadas	Tabuleiro para bolo de 18 ou 20cm ou tabuleiro fundo para bolo
Forma para pão de 9 x 5 polegadas	Forma para pão estreita de 23 x 13cm

Medidas de peso

Estados Unidos	Sistema Métrico
1oz	30g
2oz	60g
4oz (¼lb)	115g
5oz (⅓lb)	145g
6oz	170g
7oz	200g
8oz (½lb)	230g
10oz	285g
12oz (¾lb)	340g
14oz	400g
16oz (1lb)	450g
2¼lb	1kg

Temperaturas

Fahrenheit	Celsius	Gás (Estados Unidos) (Brasil)(Reino Unido)
140°	60°	—
160°	70°	—
180°	80°	—
225°	105°	¼
250°	120°	½
275°	135°	1
300°	150°	2
325°	160°	3
350°	180°	4
375°	190°	5
400°	200°	6
425°	220°	7
450°	230°	8
475°	245°	9
500°	260°	—

Medidas de Comprimento

Estados Unidos	Sistema Métrico (Brasil)
¼ de polegada	0,6cm
½ polegada	1,25cm
1 polegada	2,5cm
2 polegadas	5cm
4 polegadas	10cm
8 polegadas	20cm
10 polegadas	25cm
12 polegadas (1 pé)	30cm

notas

Capítulo 1

1. J. A. Paniagua, A. Gallego de la Sacristana, I. Romero, A. Vidal-Puig, J.M. Latre, E. Sanchez, P. Perez-Martinez, J. Lopez-Miranda e F. Perez-Jimenez, "Monounsaturated Fat-Rich Diet Prevents Central Body Fat Distribution and Decreases Postprandial Adiponectin Expression Induced by a Carbohydrate-Rich Diet in Insulin-Resistant Subjects", *Diabetes Care*, 30 (2007):1717-23.

Capítulo 2

1. R. E. Ostlund, M. Staten, W. M. Kohrt, J. Schultz e M. Malley, "The Ratio of Waist-to-Hip Circumference, Plasma Insulin Level, and Glucose Intolerance as Independent Predictors of the HDL2 Cholesterol Level in Older Adults", *New England Journal of Medicine*, 322, n° 4 (25 de janeiro de 1990):229-34.
2. László B. Tankó, Yu Z. Bagger, Peter Alexandersen, Philip J. Larsen e Claus Christiansen, "Peripheral Adiposity Exhibits an Independent Dominant Antiatherogenic Effect in Elderly Women", *Circulation*, 107 (2003):1626.
3. Frank B. Hu, Tricia Y. Li, Graham A. Colditz; Walter C. Willett, JoAnn E. Manson, "Television Watching and Other Sedentary Behaviors in Relation to Risk of Obesity and Type 2 Diabetes Mellitus in Women", *JAMA*, 289 (2003):1785-91.
4. R. A. Whitmer, S. Sidney, J. Selby, S. Claiborne Johnston e K. Yaffe, "Midlife Cardiovascular Risk Factors and Risk of Dementia in Late Life", *Neurology*, 64 (2005):277-81.
5. http://win.niddk.nih.gov/publications/tools.htm#circumf.
6. http://www.rush.edu/itools/hip/hipcalc.html.
7. "Thin People May Be Obese on the Inside", *Medical Research News*, 14 de maio de 2007, relatando um estudo financiado pelo Medical Research Council sob orientação do dr. Jimmy Bell, professor de Molecular Imaging no Imperial College, Londres, http://www.news-medical.net/?id=25076.

8. Salim Yusuf, Steven Hawken et al. "Obesity and the Risk of Myocardial Infarction in 27,000 Participants from 52 Countries; A Case-Control Study", *Lancet*, 366 (2005):1640-49.
9. "Modest Gain in Visceral Fat Causes Dysfunction of Blood Vessel Lining in Lean Healthy Humans; Shedding Weight Restores Vessel Health", apresentado pela equipe da Mayo Clinic na American Heart Association's Scientific Sessions, novembro de 2007, http://www.sciencedaily.com/releases/2007/11/071105121934.htm.

Capítulo 3

1. S. J. Nicholls, P. Lundman, J. A. Harmer, B. Cutri, K. A. Griffiths, K. A. Rye, P. J. Barter e D. S. Celermajer, "Consumption of Saturated Fat Impairs the Anti-inflammatory Properties of High-Density Lipoproteins and Endothelial Function", *Journal of the American College of Cardiology*, 48, n° 4 (2006):715-20.
2. David Kritchevsky, "History of Recommendations to the Public about Dietary Fat", *The Journal of Nutrition*, 128, n° 2 (1998):449S-452S.
3. National Advisory Committee on Nutrition Education. A Discussion Paper on Proposals for Nutritional Guidelines for Health Education in Britain. Londres: Health Education Council, 1983.
4. Department of Health. Nutritional Aspects of Cardiovascular Disease. Report of the Cardiovascular Review Group of the Committee on Medical Aspects of Food Policy. Report on Health and Social Subjects 46. Londres: HMSO, 1994.
5. DEFRA (2001) National Food Survey 2000. The Stationery Office. Londres.
6. A. Keys, C. Aravanis, H. W. Blackburn, F. S. Van Buchem, R. Buzina, B. D. Djordjevic, A. S. Dontas, F. Fidanza, M. J. Karvonen, N. Kimura, D. Lekos, M. Monti, V. Puddu e H. LTaylor, "Epidemiological Studies Related to Coronary Heart Disease: Characteristics of Men Aged 40-59 in Seven Countries", *Acta Medica Scandinavica Supplementum*, 460 (1966):1-392.
7. M. D. Kontogianni, D. B. Panagiotakos, C. Chrysohoou, C. Pitsavos, A. Zampelas e C. Stefanadis, "The Impact of Olive Oil Consumption Pattern on

the Risk of Actute Coronary Syndromes: The CARDIO2000 Case-Control Study", *Clinical Cardiology*, 30, n° 3 (2007):125-9.

8. H. M. Roche, A. Zampelas, J. M. Knapper, D. Webb, C. Brooks, K. G. Jackson, J. W. Wright, B. J. Gould, A. Kafatos, M. J. Gibney e C. M. Williams, "Effect of Long-Term Olive Oil Dietary Intervention on Postprandial Triacylglycerol and. Factor VII Metabolism", *American Journal of Clinical Nutrition*, 68, n° 3 (1998):552-60.

9. W. R. Archer, B. Lamarche, A. C. St-Pierre, J. F. Mauger, O. Deriaz, N. Landry, L. Corneau, J. P. Despres, J. Bergeron, J. Couture e N. Bergeron, "High Carbohydrate and High Monounsaturated Fatty Acid Diets Similarly Affect LDL Electrophoretic Characteristics in Men Who Are Losing Weight", *Journal of Nutrition*, 133, n° 10 (2003):3124-9.

10. L. J. Appel, F. M. Sacks, V. J. Carey, E. Obarzanek, J. F. Swain, E. R. Miller III, P. R. Conlin, T. P. Erlinger, B. A. Rosner, N. M. Laranjo, J. Charleston, P. McCarron e L. M. Bishop, OmniHeart Collaborative Research Group, "Effects of Protein, Monounsaturated Fat, and Carbohydrate Intake on Blood Pressure and Serum Lipids: Results of the Omniheart Randomized Trial", *The Journal of the American Medical Association*, 294, n° 19 (2005):2455-64.

11. P. M. Kris-Etherton, T. A. Pearson, Y. Wan, R. L. Hargrove, K. Moriarty, V. Fishell e T. D. Etherton, "High-Monounsaturated Fatty Acid Diets Lower Both Plasma Cholesterol and Triacylglycerol Concentrations", *American Journal of Clinical Nutrition*, 70, n° 6 (1999):1009-15.

12. R. Estruch, M. A. Martinez-Gonzalez, D. Corella, J. Salas-Salvado, V. Ruiz-Gutierrez, M. I. Covas, M. Fiol, E. Gomez-Gracia, M. C. LopezSabater, E. Vinyoles, F. Aros, M. Conde, C. Hahoz, J. Lapetra, G. Saez e E. Ros, PREDIMED Study Investigators, "Effects of a Mediterranean--Style Diet on Cardiovascular Risk Factors: A Randomized Trial", *Annals of Internal Medicine*, 145, n° 1 (2006):1-11.

13. J. A. Paniagua, A. Gallego de la Sacristana, I. Romero, A. Vidal-Puig, J. M. Latre, E. Sanchez, P. Perez-Martinez, J. Lopez-Miranda e F. Perez-Jimenez, "Monounsaturated Fat-Rich Diet Prevents Central Body Fat Distribution and Decreases Postprandial Adiponectin Expression Induced by a Carbohydrate-Rich Diet in Insulin-Resistant Subjects", *Diabetes Care*, 30, n° 7 (2007):1717-23.

14. B. Gumbiner, C. C. Low e P. D. Reaven, "Effects of a Monounsaturated Fatty Acid-Enriched Hypocaloric Diet on Cardiovascular Risk Factors in Obese Patients with Type 2 Diabetes", *Diabetes Care*, 21, n° 1 (1998):9-15.
15. C. Romero, E. Medina, J. Vargas, M. Brenes e A. De Castro, "In Vitro Activity of Olive Oil Polyphenols against *Helicobacter pylori*", *Journal of Agriculture and Food Chemistry*, 55, n° 3 (2007):680-686.
16. G. Zhao, T. D. Etherton, K. R. Martin, S. G. West, P. J. Gillies e P. M. Kris-Etherton, "Dietary Alpha-Linolenic Acid Reduces Inflammatory and Lipid Cardiovascular Risk Factors in Hypercholesterolemic Men and Women', *Journal of Nutrition*, 134 (2004):2991-2997.
17. N. Z. Unlu, T. Bohn, S. K. Clinton e S. J. Schwartz, "Carotenoid Absorption from Salad and Salsa by Humans Is Enhanced by the Addition of Avocado or Avocado Oil", *The Journal of Nutrition*, 135, n° 3 (2005):431-436.
18. L. Berglund, M. Lefebre, H. N. Ginsberg, P. M. Kris-Etherton, P. J. Elmer, P. W. Stewart, A. Ershow, T. A. Pearson, B. H. Dennis, P. S. Roheim, R. Ramakrishnan, R. Reed, K. Stewart e K. M. Phillips, DELTA Investigators, "Comparison of Monounsaturated Fat with Carbohydrates as a Replacement for Saturated Fat in Subjects with a High Metabolic Risk Profile: Studies in the Fasting and Postprandial States', *American Journal of Clinical Nutrition*, 86, n° 6 (2007):611-20.
19. J. Salas-Salvado, A. Garcia-Arellano, F. Estruch, F. Marquez-Sandoval, D. Corella, M. Fiol, E. Gomez-Gracia, E. Vinoles, F. Aros, C. Herrera, C. Lahoz, J. Lapetra, J. S. Perona, D. Munoz-Aguado, M. A. Martinez-Gonzalez e E. Ros, "Components of the Mediterranean-Type Food Pattern and Serum Inflammatory Markers among Patients at High Risk for Cardiovascular Disease", *European Journal of Clinical Nutrition*, data de publicação antecipada online: 10.1038/sj.ejcn.1602762 (18 April 2007), www.nature.com/ejcn/journal/vaop/ncurrent/abs/1602762a.html.
20. K. Esposito, R. Marfella, M. Ciotola, C. Di Palo, F. Giugliano, G. Fiugliano, M. D'Armiento, F. D'Andrea e D. Giugliano, "Effect of a Mediterranean-Style Diet on Endothelial Dysfunction and Markers of Vascular Inflammation in the Metabolic Syndrome: A Randomized Trial", *The Journal of the American Medical Association*, 292, n° 12 (2004):1440-6.
21. A. Wolk, R. Bergstrom, D. Hunter, W. Willett, H. Ljung, L. Holmberg, L. Bergkvist, A. Bruce e H. O. Adami, "A Prospective Study of Association of

Monounsaturated Fat and Other Types of Fat with Risk of Breast Cancer", *Archives of Internal Medicine*, 158, n° 1 (1998):41-5.
22. V. Solfrizzi, F. Panza, F. Torres, F. Mastroianni, A. Del Parigi, A. Venezia e A. Capurso, "High Monounsaturated Fatty Acids Intake Protects against Age-Related Cognitive Decline", *Neurology*, 52, n° 8 (1999):1563-9.
23. F. Panza, V. Solfrizzi, A. M. Colacicco, A. D'Introno, C. Capurso, F. Torres, A. Del Parigi, S. Capurso e A. Capurso, "Mediterranean Diet and Cognitive Decline", *Public Health Nutrition*, 7, n° 7 (2004):959-63.
24. V. Solfrizzi, A. D'Introno, A. M. Colacicco, C. Capurso, R. Palasciano, S. Capurso, F. Torres, A. Capurso e F. Panza, "Unsaturated Fatty Acids Intake and All-Causes Mortality: A 8.5-Year Follow-Up of the Italian Longitudinal Study on Aging', *Experimental Gerontology*, 40, n° 4 (2005):335-43.
25. J. A. Paniagua, A. Gallego di la Sacristana, I. Romero, A. Vidal-Puig, J. M. Latre, E. Sanchez, P. Perez-Martinez, J. Lopez-Miranda F. Perez-Jimenez, "Monounsaturated Fat-Rich Diet Prevents Central Body Fat Distribution and Decreases Postprandial Adiponectin Expression Induced by a Carbohydrate-Rich Diet in Insulin-Resistant Subjects", *Diabetes Care*, 3, n° 7 (2007):1717-23.
26. L. S. Piers, K. Z. Walker, R. M. Stoney, M. J. Soares e K. O'Dea, "The Influence of the Type of Dietary Fat on Postprandial Fat Oxidation Rates: Monounsaturated (Olive Oil) vs. Saturated Fat (Cream)', *International Journal of Obesity and Related Metabolic Disorders*, 26, n° 6 (2002):814-21.

Capítulo 4

1. Doreen Virtue, *Constant Craving A-Z* (Carlsbad, CA: Hay House, 1999).
2. Jennifer A. Linde, Robert W. Jeffery, Simone A. French, Nicolaas P. Pronk e Raymond G. Boyle, "Self-Weighing in Weight Gain Prevention and Weight Loss Trials", *Annals of Behavioral Medicine*, 30, n° 3 (2005):210-16.
3. http://www.foodandmood.org/Pages/sh-survey.html
4. Mikko Laaksonen, Sirpa Sarlio-Lähteenkorva, Päivi Leino-Arjas, Pekka Martikainen e Eero Lahelma, "Body Weight and Health Status: Importance of Socioeconomic Position and Working Conditions", *Obesity Research*, 13 (2005):2169-77.

5. Jos A. Bosch, Eco J. C. de Geus, Angele Kelder, Enno C. I. Veerman, Johan Hoogstraten e Arie V. Nieuw Amerongen, "Differential Effects of Active versus Passive Coping on Secretory Immunity", *Psychophysiology*, 38, n° 5 (2001), doi:10.1111/1469-8986.3850836.
6. Ann Hettinger, "Rest Assured", *Prevention*, 59, n° 12 (dezembro de 2007):48.
7. Ann Hettinger, "Rest Assured", *Prevention*, 59, n° 12 (dezembro de 2007):48.
8. D. L. Sherrill, K. Kotchou S. F. Quan, "Association of Physical Activity and Human Sleep Disorders", *Archives of Internal Medicine*, 158, n° 17 (28 de setembro de 1998):1894-98, http://archinte.ama-assn.org/cgi/reprint/158/17/1894.

Capítulo 5

1. Philip S. Chua, "Air Travel: Medical Tips", *Heart to Heart Talk*, CEBU Cardiovascular Center (2003), http://www.cebudoctorsuniversity.edu/hospital/cardio/chua2.html.
2. J. W. Pennebaker, J. K. Kiecolt-Glaser e R. Glaser, "Disclosure of Traumas and Immune Function: Health Implications for Psychotherapy", *Journal of Consulting and Clinical Psychology*, 56 (1988):239-45.

Capítulo 7

1. Steven Reinberg, "Excess Pounds Raise Women's Cancer Risk", *Health Day* (7 de novembro de 2007), http://body.aol.com/condition-center/breast-cancer/news/article/_a/excess-pounds-raise-womens-cancer-risk/n20071107090309990041.

Capítulo 9

1. Giannopoulou, L. L. Ploutz-Snyder, R. Carhart, R. S. Weinstock, B. Fernhall, S. Goulopoulou e J. A. Kanaley, "Exercise Is Required for Visceral Fat Loss in Postmenopausal Women with Type 2 Diabetes", *Journal of Clinical Endocrinology & Metabolism*, 90, nº 3 (2005):1511-18.
2. S. K. Park, J. H. Park, Y. C. Kwon, H. S. Kim, M. S. Yoon e H. T. Park, "The Effect of Combined Aerobic and Resistance Exercise Training on Abdominal Fat in Obese Middle-Aged Women", *Journal of Physiological Anthropology and Applied Human Science*, 22, nº 3 (May 2003):129-35.
3. Melinda L. Irwin, Yutaka Yasui, Cornelia M. Ulrich, Deborah Bowen, Rebecca E. Rudolph, Robert S. Schwartz, Michi Yukawa, Erin Aiello, John D. Potter e Anne McTiernan, "Effect of Exercise on Total and Intra-abdominal Body Fat in Postmenopausal Women", *JAMA*, 289 (2003):323-30.
4. "Depression and Anxiety: Exercise Eases Symptoms", *MayoClinic.com* (23 de outubro de 2006), http://www.mayoclinic.com/health/depression-and-exercise/MH00043.
5. Anne J. Blood e Robert J. Zatorre, "Intensely Pleasurable Responses to Music Correlate with Activity in Brain Regions Implicated in Reward and Emotion", *Proceedings of the National Academy of Sciences*, 98, nº 20 (25 de setembro de 2001):11818-23.
6. Charles F. Emery, Evana T. Hsiao, Scott M. Hill e David J. Frid, "Short-Term Effects of Exercise and Music on Cognitive Performance among Participants in a Cardiac Rehabilitation Program", *Heart & Lung: The Journal of Acute and Critical Core*, 32, issue 6 (novembro/dezembro de 2003):368-73.

Capítulo 10

1. "With Obesity on the Rise, Dieting a Constant Concern", *Calorie Control*, 29 (outubro de 2007), http://www.caloriecontrol.org/pdf/ccc%20comm%20fall07_3.pdf.
2. Willard Bishop, "Making Healthy Eating Easier", *Shopping for Health 2006*, pesquisa feita para a revista *Prevention* (2006).

3. M. L. Irwin, Y. Yasui, C. M. Ulrich, D. Bowen, R. E. Rudolph, R. S. Schwartz, M. Yukawa, E. Aiello, J. D. Potter, A. McTiernan, "Effect of Exercise on Total and Intra-abdominal Body Fat in Postmenopausal Women: A Randomized Controlled Trial", *JAMA,* 289, n° 3 (15 de janeiro de 2003):323-30, http://jama.ama-assn.org/cgi/content/full/289/3/323?ijkey=2ffd96d98l677fb09007213el8cda542e6ed4cc0.

Este livro foi composto na tipologia Baskerville, em corpo 12/18,5, impresso em papel polén soft 80g/m^2 na Yangraf.